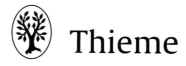

Kompendium der Läsionen des peripheren Nervensystems

Herausgegeben von
Marco Mumenthaler
Manfred Stöhr
Hermann Müller-Vahl

Mit Beiträgen von

U. Gamper
H. Millesi
H. Müller-Vahl
M. Mumenthaler
M. Schröder
M. Stöhr
E. van der Zypen

238 Abbildungen
38 Tabellen

Georg Thieme Verlag
Stuttgart · New York

Bibliographische Information Der Deutschen Bibliothek

Die Deutsche Bibliothek verzeichnet diese Publikation in der Deutschen Nationalbibliographie; detaillierte bibliographische Daten sind im Internet über http://dnb.ddb.de abrufbar

Wichtiger Hinweis: Wie jede Wissenschaft ist die Medizin ständigen Entwicklungen unterworfen. Forschung und klinische Erfahrung erweitern unsere Erkenntnisse, insbesondere was Behandlung und medikamentöse Therapie anbelangt. Soweit in diesem Werk eine Dosierung oder eine Applikation erwähnt wird, darf der Leser zwar darauf vertrauen, dass Autoren, Herausgeber und Verlag große Sorgfalt darauf verwandt haben, dass diese Angabe **dem Wissensstand bei Fertigstellung des Werkes** entspricht.

Für Angaben über Dosierungsanweisungen und Applikationsformen kann vom Verlag jedoch keine Gewähr übernommen werden. **Jeder Benutzer ist angehalten**, durch sorgfältige Prüfung der Beipackzettel der verwendeten Präparate und gegebenenfalls nach Konsultation eines Spezialisten festzustellen, ob die dort gegebene Empfehlung für Dosierungen oder die Beachtung von Kontraindikationen gegenüber der Angabe in diesem Buch abweicht. Eine solche Prüfung ist besonders wichtig bei selten verwendeten Präparaten oder solchen, die neu auf den Markt gebracht worden sind. **Jede Dosierung oder Applikation erfolgt auf eigene Gefahr des Benutzers.** Autoren und Verlag appellieren an jeden Benutzer, ihm etwa auffallende Ungenauigkeiten dem Verlag mitzuteilen.

© 2003 Georg Thieme Verlag
Rüdigerstraße 14
D-70469 Stuttgart
Telefon: + 49/0711/ 8931–0
Unsere Homepage: http://www.thieme.de

Printed in Germany

Zeichnungen: R. Schneider, Bern und P. & M. Gusta, Paris
Umschlaggestaltung: Thieme Verlagsgruppe
Umschlaggrafik: Martina Berge, Erbach unter Verwendung der Grafiken von Piotr Gusta
Satz: Fotosatz Buck, D-84036 Kumhausen
Druck: Druckhaus Köthen, D-96266 Köthen

ISBN 3–13–131511–3   1 2 3 4 5 6

Anschriften

Urs Gamper
Diplom-Physiotherapeut
Rehabilitationsklinik
7317 Valens
SCHWEIZ

Prof. Dr. med. Hanno Millesi
emerit. Leiter der klinischen Abteilung für
Plastische und Rekonstruktive
Chirurgie der Universität Wien,
Ordination
Langegasse 48/7A
1080 Wien
ÖSTERREICH

Prof. Dr. med. Hermann Müller-Vahl
Klinik und Poliklinik für Neurologie
der Medizinischen Hochschule
Hannover
Konstanty-Gutschow-Straße 8
30625 Hannover

Prof. Dr. med. Marco Mumenthaler
emerit. Direktor der Neurologischen
Universitätsklinik Bern
Witikonerstraße 326
8053 Zürich
SCHWEIZ

Prof. Dr. med. J. Michael Schröder
Direktor des Instituts für
Neuropathologie
Universitätsklinikum der RWTH
Pauwelsstraße 30
52074 Aachen

Prof. Dr. med. Manfred Stöhr
Direktor der Neurologischen Klinik
des Zentralklinikums
Stenglinstraße 2
86156 Augsburg

Prof. Dr. med. Eugen van der Zypen
emerit. Leiter der Abteilung für angewandte
und topographische Anatomie
Anatomisches Institut
Bühlstraße 26
3012 Bern
SCHWEIZ

Vorwort

Von den gleichen Autoren liegt die 8. Auflage eines Lehrbuches über die »Läsionen peripherer Nerven und radikulärer Syndrome« vor. Jenes Werk hat einen sehr detaillierten Textteil mit viel grundsätzlichen pathophysiologischen Ausführungen und Hinweisen zur klinisch-neurophysiologischen Diagnostik. Die einzelnen Aussagen sind durch Literaturhinweise belegt. Es umfasst 30 % mehr Abbildungen und Tabellen und enthält ein Literaturverzeichnis mit etwa 1500 Hinweisen. Das rund 600 Seiten umfassende Werk richtet sich somit an Fachneurologen, Nervenchirurgen und einige wenige weitere Spezialisten.

An die Autoren wurde der Wunsch herangetragen, ein kürzeres, weniger in die Details gehendes Werk für den Nichtfachspezialisten zu verfassen. Dieses Anliegen sollte das vorliegende Buch befriedigen. Der Text basiert zwar weitgehend auf jenem des Hauptwerkes. Es wurden aber daraus nur jene 30 % extrahiert, die für die nicht spezialistische Praxis relevant sind. Die Akzente der Kurzfassung liegen auf dem anatomischen Verständnis der Lähmungsbilder und auf der praktisch-funktionellen Diagnostik. Aber auch das therapeutische Vorgehen wurde dargelegt, ohne auf operativ-technische Einzelheiten einzugehen. Von den Abbildungen und Tabellen wurden zwei Drittel übernommen. Auch hier verzichtete man auf Seltenes. Auch auf eine Zitierung von Literatur wurde verzichtet und der diesbezüglich speziell interessierte Leser kann entsprechende Hinweise im Hauptwerk finden.

So soll diese Kurzfassung das Informationsbedürfnis des Allgemeinarztes und des Internisten, des Traumatologen, des Notfallarztes, des Allgemeinchirurgen und all jener Kollegen befriedigen, die in ihrer Praxis doch immer wieder mit Läsionen peripherer Nerven und der Nervenwurzeln konfrontiert werden. Auch der Jungarzt in der Weiterbildung im Krankenhaus kann es nutzen, ebenso der besonders interessierte Student.

Die Herausgeber möchten den Autoren dafür danken, dass sie ihnen freie Hand bei der unvermeidlichen, oft drastischen Beschneidung des Textes gelassen haben. Dem Verlag und besonders Frau Anne C. Repnow und Frau Ursula Biehl-Vatter sei für die gute Zusammenarbeit bei der Gestaltung des Werkes herzlich gedankt.

Zürich, Augsburg
und Hannover
im Sommer 2003

Marco Mumenthaler
Manfred Stöhr
Hermann Müller-Vahl

Inhaltsverzeichnis

1 Die Untersuchung bei Läsionen peripherer Nerven ... 1

1.1 Klinische Untersuchung ... 1

1.1.1 Motorische Ausfälle ... 1
Allgemeines und Prinzipien ... 1
Quantifizierung motorischer Ausfälle ... 1
1.1.2 Reflexstörungen ... 1
Topische Zuordnung der wichtigsten
Reflexe zu Segmenten (radikulär) und
zu peripheren Nerven ... 1
1.1.3 Sensibilitätsstörungen ... 1
Bewertung der anamnestischen Angaben ... 1
Untersuchungsmethoden ... 6
Quantifizierung von Sensibilitäts-
störungen ... 7

1.1.4 Vegetative Ausfälle und Störungen
der Trophik ... 8
1.1.5 Verlauf, Reizerscheinungen und
Schmerzen nach Läsionen und bei
Regeneration peripherer Nerven ... 9
Die Regeneration nach Läsion
eines peripheren Nervs ... 9
Abweichungen vom »normalen« Verlauf
der Regeneration ... 9
Schmerz- und Irritationssyndrome ... 10

1.2 Indikationen zur elektrophysiologischen Diagnostik bei peripheren Nervenläsionen ... 13

1.3 Sonstige neurophysiologische Untersuchungsmethoden ... 13

1.4 Weitere Hilfsuntersuchungen bei Läsionen des peripheren Nervensystems ... 14

1.4.1 Bildgebende Verfahren ... 14

2 Grundsätzliches zu den pathogenetischen Mechanismen und zur Ätiologie peripherer Nervenläsionen ... 16

2.1 Mechanische Einwirkungen ... 16

2.1.1 Druckeinwirkung von außen ... 16
2.1.2 Engpasssyndrome ... 16
2.1.3 Multiple Engpasssyndrome/
Double-Crush-Syndrom ... 16

2.1.4 Zugwirkungen am peripheren Nerv ... 17
2.1.5 Schussverletzungen ... 17
2.1.6 Vibrationsschäden ... 17

2.2 Nervenschäden durch Punktion und Injektion ... 17

2.2.1 Ischämische Fernschäden peripherer Nerven nach intraarterieller Injektion ... 18

2.2.2 Verlauf von injektionsbedingten
Nervenschädigungen ... 18

2.3 Nervenschäden durch Ischämie ... 19

2.3.1 Allgemeines ... 19
2.3.2 Kompartmentsyndrome ... 19

2.3.3 Chronisches Kompartmentsyndrom
(intermittierendes reversibles
Kompartmentsyndrom) ... 20

2.4   Erregerbedingte Läsionen _____ 20

2.4.1   Neuroborreliose ....   20 | 2.4.4   HIV-Infektion   21
2.4.2   Lepra (Morbus Hansen) ....   20 | 2.4.5   Mononeuropathia multiplex   21
2.4.3   Herpesviren ....   21 |

2.5   Immunologisch bedingte Schäden _____ 22

2.6   Thermische Schädigung _____ 22

2.7   Abkühlung/Frostschaden _____ 22

2.8   Elektrotrauma/Blitzschlag _____ 22

2.9   Elektromagnetische Wellen _____ 23

2.10   Ionisierende Strahlen _____ 23

2.10.1 Allgemeines ....   23 | 2.10.2 Abhängigkeit radiogener Nervenlä-
                                                    | sionen von der Bestrahlungstechnik   23

2.11   Genetische Faktoren _____ 23

3   Allgemeines zur Therapie peripherer Nervenläsionen   24

3.1   Konservative Therapie _____ 24

3.2   Grundsätzliches zur operativen Behandlung peripherer Nervenläsionen _____ 24

4   Klinik der Läsionen der Spinalnervenwurzeln   26

4.1   Anatomie und Grundsätzliches _____ 26

4.1.1   Anatomie ....   26 | 4.1.2   Metamerie   28

4.2   Allgemeine Charakteristika der Wurzelsyndrome _____ 29

4.3   Spezifische Charakteristika einzelner Wurzelsyndrome _____ 30

4.3.1   Zervikale Wurzeln ....   30 | 4.3.4   Lumbale und sakrale Wurzeln   34
4.3.2   Mehrwurzelige Syndrome im | 4.3.5   Zwei- oder mehrwurzelige Syndrome
        Zervikalbereich ....   33 | im Lumbosakralbereich   36
4.3.3   Thorakale Wurzeln ....   33 | 4.3.6   Kaudaläsionen   37

4.4   Klinische Krankheitsbilder der Wurzelläsionen _____ 40

4.4.1   Bandscheibenerkrankung/Spondylose ...   40 | Bandscheibenerkrankungen im
        Allgemeines ....   40 | *Lumbalbereich*   45
        Bandscheibenerkrankungen im | *Trauma im Brustwirbelsäulenbereich*   52
        Zervikalbereich ....   41 | *Trauma im Lumbalbereich*   52
        Bandscheibenerkrankungen im | *Sakrumfrakturen*   53
        Thorakalbereich ....   44 |

4.4.2   Tumoren 53
4.4.3   Zystische Raumforderungen 54
4.4.4   Infektionen 56
        Herpes zoster 56
        Borreliose, Meningoradikulitis nach
        Zeckenstich 56
        Spinaler epiduraler Abszess 58
        Polyradikulopathie bei HIV-Infektion 58
        Weitere spinale Infektionen 58
4.4.5   Vaskuläre Erkrankungen 58
4.4.6   Stoffwechselerkrankungen 59
4.4.7   Entzündliche rheumatologische
        Erkrankungen 59

4.4.8   Kongenitale Anomalien 59
        Kongenitale Anomalien der
        Halswirbelsäule 59
        Das Tethered-cord-Syndrom 60
4.4.9   Iatrogene Läsion von Nervenwurzeln 60
        Nervenwurzelläsionen durch Punktion
        und Injektion 60
        Operative Nervenwurzelläsionen 60
        Radiogene Amyotrophie (Strahlen-
        spätschädigung der Cauda equina) 60

4.5   Die pseudoradikulären Syndrome und andere, nicht radikuläre Schmerzsyndrome _____ 61

5   Klinik der Läsionen peripherer Nerven

5.1   Läsionen des Plexus cervico-brachialis _____ 64

5.1.1   Anatomie des Hals- und Armplexus 64
        Aufteilung der Spinalnerven 64
        Plexus cervicalis und seine Äste 65
        Plexus brachialis 67
5.1.2   Typen der Armplexusläsionen 70
        Art der Lähmung und klinische Bilder 70
5.1.3   Klinisch-topische Diagnostik der
        Armplexusläsionen und der zervikalen
        Wurzelausrisse 72
5.1.4   Elektrophysiologische Diagnostik 74
5.1.5   Ätiologische Typen der Armplexus-
        läsionen. Diagnostik und Therapie 74

        Traumatische Armplexusläsionen 74
        Geburtstraumatische Armplexusläsionen ... 76
        Kompressionssyndrome im Schulter-
        bereich 77
        Tumoren des Armplexus 82
        Entzündlich-allergische
        Armplexusläsionen 83
        Radiogene Armplexusparese 85
        Weitere Ursachen einer Armplexusparese ... 86
5.1.6   Differenzialdiagnose der Armplexus-
        läsionen und der Schmerzsyndrome
        im Schulter-Arm-Bereich 87

5.2   Läsionen einzelner Nerven im Schulter-Arm-Bereich _____ 89

5.2.1   Einzelne Nerven im Schulter-Arm-
        Bereich 89
        N. accessorius 89
        N. phrenicus 92
        N. dorsalis scapulae (C 3 – C 5) 94
        N. suprascapularis (C 4 – C 6) 95
        N. subscapularis (C 5 – C 6) 98
        N. thoracicus longus (C 5 – C 7) 99
        N. thoracodorsalis (C 6 – C 8) 101
        Nn. thoracales medialis et lateralis
        (C 5 – Th 1) 103
        N. axillaris (C 5 – C 6) 105
        N. musculocutaneus (C 5 – C 7) 108
        N. radialis (C 5 – Th 1) 112
        N. medianus (C 5 – Th 1) 120

        N. ulnaris (C 8 – Th 1) 133
5.2.2   Übrige Nerven der oberen Extremi-
        täten, insbesondere sensible Nerven 144
        N. subclavius 144
        Nn. intercostobrachiales 144
        N. cutaneus brachii medialis 144
        N. cutaneus brachii lateralis 144
        N. cutaneus antebrachii medialis 144
        N. cutaneus antebrachii lateralis 144
        N. cutaneus antebrachii posterior 144
        Kompressionssyndrome von Hautnerven ... 145
        Ischämische Kontrakturen an den
        oberen Extremitäten 145
5.2.3   Synoptische Tabelle der Nerven-
        läsionen an den oberen Extremitäten 145

5.3   Läsionen der Rumpfnerven _____ 152

5.3.1   Aufbau und Funktion der Rumpfnerven .. 152
5.3.2   Beschwerden und Befunde 152
5.3.3   Ursachen 153

5.3.4   Besondere Krankheitsbilder 154
        Läsionen des N. intercostobrachialis 154

M.-rectus-abdominis-Syndrom
(Neuropathie der Rr. cutanei mediales
der Interkostalnerven) 154

Mechanische Neuropathie der
Rr. dorsales (Notalgia paraesthetica) 154
Head-Zonen 155

5.4   Läsionen des Plexus lumbosacralis _____ 156

5.4.1   Bau und Funktion 156
5.4.2   Typen der Beinplexusläsionen 159
5.4.3   Ursachen von Beinplexusläsionen 160
        Intrapelvine Prozesse 161
        Strahlenspätsyndrome am Beinplexus 161
        Idiopathische Beinplexusneuropathie
        (Beinplexusneuritis) 162

Heroin-assoziierte Beinplexusläsion 163
Vaskulitis 163
Psoasabszesse 163
Diabetische Plexo-Radikulopathien 163

5.5   Läsionen einzelner Nerven im Beckenbereich und an den unteren Extremitäten _____ 166

5.5.1   N. iliohypogastricus sive
         N. iliopubicus (Th 12 und L 1) 166
5.5.2   N. ilioinguinalis (L 1) 167
         Ilioinguinalissyndrom 168
5.5.3   N. genitofemoralis (L 1 und L 2) 168
5.5.4   N. cutaneus femoris lateralis
         (L 2 und L 3) 170
5.5.5   N. femoralis (L 1 – L 4) 172
5.5.6   Isolierte N.-saphenus-Läsionen 177
5.5.7   N. obturatorius (L 2 – L 4) 178
5.5.8   N. gluteus superior (L 4 – S 1) 181
5.5.9   N. gluteus inferior (L 5 – S 2) 184
5.5.10   N. ischiadicus (L 4 – S 3) 187
5.5.11   Piriformis-Syndrom 191
         Injektionsschäden des N. ischiadicus 191
5.5.12   N. tibialis (L 4 – S 3) 193

(Hinteres) Tarsaltunnelsyndrom 196
Morton-Metatarsalgie 197
Läsion der Endäste digitaler Nerven 197
5.5.13   N. fibularis (peroneus) communis
         (L 4 – S 2) 199
         Vorderes Tarsaltunnelsyndrom 201
5.5.14   Übrige Nerven des
         Plexus lumbosacralis 203
         N. pudendus 203
         N. cutaneus femoris posterior (S 1 – S 3) 206
         N. suralis (S 1 – S 2) 206
5.5.15   Synoptische Tabelle der Nervenlä-
         sionen an den unteren Extremitäten 206
5.5.16   Kompartmentsyndrome und
         ischämische Muskelnekrosen 206

6   Läsionen des peripheren vegetativen Nervensystems   213

**7   Invaliditätsgrade bei Läsionen peripherer Nerven
       und von Nervenwurzeln**   217

7.1   Gutachterliche Einschätzungen _____ 217

1 Die Untersuchung bei Läsionen peripherer Nerven

1.1 Klinische Untersuchung

1.1.1 Motorische Ausfälle

Allgemeines und Prinzipien

Wie immer bei der neurologischen Untersuchung wird man sich zunächst fragen, ob objektivierbare Ausfälle vorliegen. Darunter versteht man wiederholt erhebbare, von der Mitarbeit des Patienten und seinen subjektiven Angaben unabhängige, konstante Befunde. Hierzu gehören im Besonderen Reflexanomalien, dann aber auch signifikante trophische Störungen, konstantes motorisches Defizit und angemessen geprüfte und konstant angegebene sensible Ausfälle (s. S. 6). Die Diagnose einer Läsion peripherer Nervenabschnitte setzt den Nachweis objektiv fassbarer Ausfälle innerhalb des motorischen oder/und sensiblen Innervationsbereiches der betreffenden Wurzel(n) oder des betreffenden peripheren Nervs voraus. Man darf sich nicht mit den Angaben des Patienten über irgendwelche Schmerzen oder Missempfindungen begnügen, es sei denn, diese werden ganz konstant innerhalb eines typischen Areals eines peripheren Nervs oder einer Spinalwurzel geschildert. Auch hier wird man aber gezielt nach objektiven Ausfällen suchen.

Quantifizierung motorischer Ausfälle

Für die schriftliche Fixierung des Ergebnisses der klinischen Funktionsprüfung einzelner Muskeln hat sich die folgende, vom British Medical Research Council empfohlene Skala bewährt:
- M 0 = keine Muskelaktivität,
- M 1 = sichtbare Kontraktion ohne Bewegungseffekt,
- M 2 = Bewegungsmöglichkeit unter Ausschaltung der Schwerkraft des abhängigen Gliedabschnittes,
- M 3 = Bewegungsmöglichkeit gegen die Schwerkraft,
- M 4 = Bewegungsmöglichkeit gegen mäßigen Widerstand,
- M 5 = normale Kraft.

Für die Registrierung eignet sich z. B. die Tab. 1.1.

1.1.2 Reflexstörungen

Topische Zuordnung der wichtigsten Reflexe zu Segmenten (radikulär) und zu peripheren Nerven

Die Abschwächung oder das Fehlen einzelner Reflexe ist oft ein wichtiger (Teil-) Befund, der meist zusammen mit anderen motorischen und/oder sensiblen Ausfällen einen Rückschluss auf die betroffene Wurzel oder den betroffenen peripheren Nerv erlaubt. Die Kenntnis dieser Zuordnung ist diagnostisch von großer Wichtigkeit. Tab. 1.2 gibt einen Überblick über die Muskeleigenreflexe.

1.1.3 Sensibilitätsstörungen

Bewertung der anamnestischen Angaben

Anamnestisch geben die Patienten Gefühllosigkeit, Schmerz oder Parästhesien (Kribbeln, Ameisenlaufen, Eingeschlafensein) an. Parästhesien sind stets neurogen. Treten sie symmetrisch auf, sind sie auf spinal-medulläre oder auch polyneuropathische Erkrankungen zu beziehen. Flüchtige oder permanente halbseitig angeordnete Parästhesien sprechen für eine zerebrale oder medulläre Ursache. Ihre häufigste Form, die flüchtigen oder andauernden Parästhesien einzelner Gliedabschnitte, sind fast immer auf Affektionen peripherer Nervenbahnen zu beziehen (Abb. 1.1).

Tabelle 1.1   Schema zur Eintragung der Ergebnisse der Muskelprüfung

Name:	Jg.:		Untersucher:	
R				**L**
Datum	**Muskel**			**Datum**
	Temporalis	V		
	Masseter	V		
	Pterygoidei	V		
	Stirn	VII		
	Orbicularis oculi	VII		
	Mund	VII		
	Platysma	VII		
	Weicher Gaumen	IX, X		
	Pharynx	IX, X		
	Sternokleidomastoideus	XI		
	Trapezius	XI		
	Zunge	XII		
	Zwerchfell	C 3 4 (5)		
	Levator scapulae	C 3 4		
	Rhomboidei	4 5		
	Serratus anterior	5 6 7		
	Supraspinatus	4 5 6		
	Infraspinatus	4 5 6		
	Pectoralis major	5 6 7		
	Subskapularis	5 6 7		
	Latissimus dorsi	6 7 8		
	Teres major	5 6 7		
	Deltoideus	5 6		
	Bizeps und Brachialis	5 6		
	N. radialis			
	Trizeps	C 6 7 8		
	Brachioradialis	5 6		
	Ext. carpi rad. longus	6 7 (8)		
	Ext. carpi rad. brevis	6 7 (8)		
	Supinator	5 6 7		
	Ext. digitorum comm.	6 7 8		
	Ext. digiti minimi	7 8		
	Ext. carpi ulnaris	7 8		
	Abd. pollicis longus	7 8		
	Ext. pollicis longus	7 8		
	Ext. pollicis brevis	7 8		
	Ext. indicis	7 8		
	N. medianus			
	Pronator teres	C 6 7		
	Flexor carpi radialis	6 7		
	Palmaris longus	7 8 Th 1		
	Flexor dig. superficialis	7 8		
	Flex. dig. prof. II, III	7 8		
	Flex. pollicis longus	7 8		
	Pronator quadratus	7 8		
	Abductor pollicis brevis	7 8		
	Opponens pollicis	7 8		
	Flex. poll. brevis (Caput superfic.)	8 (Th 1)		

$\rightarrow$

Fortsetzung Tabelle 1.1

R Datum	Muskel		L Datum
	N. ulnaris		
	Flexor carpi ulnaris	C 7 8 Th 1	
	Flex. dig. prof. IV, V	7 8 1	
	Hypothenar	C 8 Th 1	
	Palmaris brevis	1	
	Interossei	1	
	Adductor pollicis	1	
	Flex. poll. brevis (Caput prof.)	1	
	Rücken		
	Abdomen	Th 6–12	
	Iliopsoas	L 1 2 3 4	
	Adduktoren	2 3 4	
	Abduktoren (Glut. med.)	4 5 S 1	
	Innenrotation Oberschenkel	4 5 1	
	Außenrotation Oberschenkel	4 5 1 2	
	Glutaeus maximus	5 1 2	
	Quadriceps femoris	2 3 4	
	Kniebeuger, innere	4 5 1 2	
	Biceps femoris (äußere Kniebeuger)	5 1 2	
	N. fibularis		
	Tibialis anterior	L 4 5	
	Ext. digitorum longus	L (4) 5 S 1	
	Ext. hallucis longus	(4) 5 (1)	
	Fibulares	(4) 5 1	
	Ext. digitorum brevis	(4) 1	
	N. tibialis		
	Gastroknemius, Soleus	5 S 1 2	
	Tibialis posterior	5 1	
	Zehenflexoren	5 1 2	

0 = keine Aktivität, 1 = sichtbare Kontraktion ohne motorischen Effekt, 2 = Bewegungen unter Ausschaltung der Schwerkraft, 3 = Bewegungen gegen die Schwerkraft, 4 = Bewegungen gegen Widerstand, 5 = normal

			Datum		
Kopf von Kissen abheben					
Kopf vorwärtsneigen					
Kopf rückwärtsneigen					
Arm seitwärts hoch	re/li				
Arm vorwärts hoch	re/li				
Hand in den Nacken	re/li				
Aufrichten aus Rückenlage					
Aufstehen vom Stuhl					
Hinaufsteigen auf Stuhl	re				
	li				
Aufstehen aus Hocke					
Trendelenburg					
Fußspitzengang	re/li				
Hackengang	re/li				

Tabelle 1.**2**   Spinale Reflexe. Beziehung zu peripheren Nerven und Segmenten (nach Bronisch, Mumenthaler sowie Veraguth und Brändli)

Reflex	Auslösung	Ergebnis	Muskel(n)	Peripherer Nerv	Segment(e)
Skapulohumeralreflex	Schlag auf medialen Rand der unteren Skapulahälfte	Adduktion und Außenrotation des herabhängenden Armes	Infraspinatus und Teres minor	Supraskapularis und Axillaris	C 4 – C 6
Bizepsreflex	Schlag auf Bizepssehne bei gebeugtem Ellenbogen	Beugung im Ellenbogen	Biceps brachii	Muskulokutaneus	C 5 – C 6
Brachioradialisreflex („Supinatorreflex"; „Radius-Periost-Reflex")	Schlag auf distales Radiusende bei leicht gebeugtem Ellenbogen und proniertem Vorderarm	Flexion im Ellenbogen	Brachioradialis (+ Biceps brachii und Brachialis)	Radialis (Muskulokutaneus)	C 5 – C 6
Trizepsreflex	Schlag auf Trizepssehne bei gebeugtem Ellenbogen	Extension im Ellenbogen	Triceps brachii	Radialis	C 7 – C 8
Daumenreflex	Schlag auf Sehne des Flexor pollicis longus am distalen Drittel des Vorderarmes	Flexion der Daumenendphalanx	Flexor pollicis longus	Medianus	C 6 – C 8
Handgelenksreflex	Schlag auf Dorsum des Handgelenkes, proximal vom Radiokarpalgelenk	Extension von Hand und Fingern (inkonstant)	Hand- und lange Fingerextensoren	Radialis	C 6 – C 8
Mayerscher Fingergrundgelenkreflex (Fremdreflex)	Forcierte passive Beugung des Grundgelenkes von Mittel- und Ringfinger	Adduktion und Oppositionsbewegung des ersten Metakarpale	Adduktor und Opponens pollicis	Ulnaris und Medianus	C 6 – Th 1
Fingerflexorenreflex	Schlag auf den Daumen des Untersuchers, welcher in die Handvola des Patienten gelegt wird. Oder: Schlag auf die Beugersehnen volar am Handgelenk	Beugung der Langfinger (Flexion Handgelenk)	Flexor digitorum superficialis (Flexores carpi)	Medianus (Ulnaris)	C 7 – C 8 (Th 1)
Trömner-Reflex	herunterhängende Patientenhand am Mittelfinger gehalten. Schlag von volar gegen Mittelfingerendglied	Flexion der Fingerendglieder (einschließlich Daumen)	Flexores digitorum (profundi)	Medianus (Ulnaris)	C 7 – C 8 (Th 1)
Epigastrischer Reflex (Fremdreflex)	rascher Nadelstrich von Mamilla abwärts	Einziehen des Epigastriums	Oberste Fasern des Transversus abdominis	Interkostalnerven	Th 5 – Th 6

$\rightarrow$

Fortsetzung Tabelle 1.2

Reflex	Auslösung	Ergebnis	Muskel(n)	Peripherer Nerv	Segment(e)
Bauchhaut-reflexe (Fremd-reflexe)	rasches Bestrei-chen der Bauch-haut von lateral gegen die Mittel-linie	Verschiebung der Bauchhaut und des Nabels zur ge-reizten Seite hin	Abdominalmusku-latur	Interkostalnerven, Hypogastrikus und Ilioinguinalis	Th 6 – Th 12
Kremasterreflex (Fremdreflex)	Bestreichen der Haut an oberer In-nenseite des Ober-schenkels (Knei-fen, proximale Adduktoren)	Hochsteigen der Testes	Kremaster	R. genitalis des Genitofemoralis	L 1 – L 2
Adduktoren-reflex	Schlag auf media-len Kondylus des Femurs	Adduktion des Beines	Adduktoren	Obturatorius	L 2 – L 4
Quadriceps-fe-moris-Reflex („Patellarseh-nenreflex")	Schlag auf Quadri-zepssehne unter-halb Patella, leicht flektiertes Knie	Extension im Knie	Quadriceps femoris	Femoralis	(L 2) L 3 – L 4
Triceps-surae-Reflex („Achil-lessehnen-reflex")	Schlag auf Achillessehne	Plantarflexion des Fußes	M. triceps surae	N. tibialis	S 1
Glutäalreflex (Fremdreflex)	Bestreichen der Haut über Glut-aeus maximus	Kontraktion des Glutaeus maximus (inkonstant)	Glutaeus medius und maximus	Glutaeus superior und inferior	L 4 – S 1
Tibialis-poste-rior-Reflex	Schlag auf Sehne des Tibialis poste-rior hinter dem Malleolus medialis	Supination des Fu-ßes (inkonstant)	Tibialis posterior	Tibialis	L 5
Tibialis-anterior-Reflex	Schlag auf Sehne des Muskels am Fußrücken	Dorsalextension des Fußes	M. tibialis anterior	N. fibularis	L 5
Peronäusmus-kelnreflex (Fußextenso-renreflex)	Fuß leicht flektiert und supiniert. Fin-ger des Untersu-chers über distale Metatarsalia. Schlag darauf, be-sonders Metatar-salia 1–2	Dorsalextension und Pronation des Fußes	lange Fuß- und Zehenextensoren, Fibulares	Fibularis	L 5 – S 1
Ischiokruralis-muskelnreflex	Pat. in Bauchlage, Schlag (auf Finger des Unters.) unter-halb des Tuber ossis ischii	Flexion des Unter-schenkels	M. semitendino-sus, semimembra-nosus und Biceps femoris	N. ischiadicus	L 5

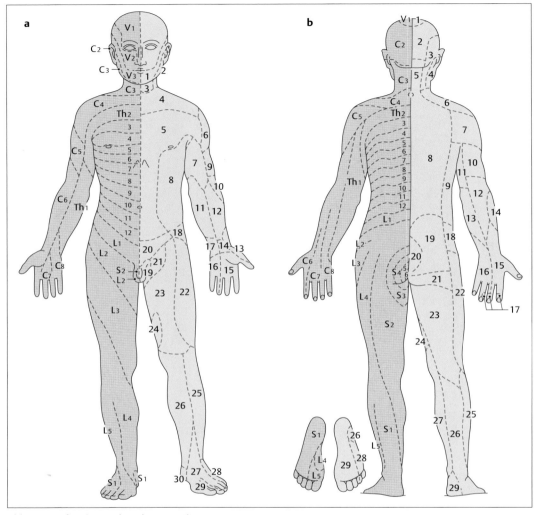

Abb. 1.**1a** u. **b**   (Legende siehe Seite 7)

Untersuchungsmethoden

Die Prüfungen der sensiblen Oberflächenqualitäten können mit einfachsten Mitteln durchgeführt werden, erfordern aber von Seiten des Untersuchers Sorgfalt und Geduld und setzen ein gewisses Minimum an Mitarbeit seitens des Patienten voraus.

Man testet mit den beabsichtigten Reizen zunächst ein Gebiet, in welchem wahrscheinlich keine Störung der Oberflächensensibilität vorliegt, um dem Patienten Gelegenheit zu geben, die Normal-

empfindung zu erleben. Dann setzt man die Reize im Zentrum des wahrscheinlich gestörten Bezirkes, um den Unterschied zur Normalempfindung deutlich zu machen. Von diesen Extremunterschieden ausgehend, arbeitet man sich nun allmählich nach allen Seiten hin an die Grenzen des gestörten Bezirkes heran, und zwar sowohl vom Normalbezirk her als auch von der gestörten Zone ausgehend. Die Befunde sind stets sorgfältig auf der Haut aufzuzeichnen. Sie sollten wiederholt kontrolliert werden. Erst aus der mehrfach festgestellten konstanten Begren-

◁ Abb. 1.**1a** u. **b** Die Hautsensibilität. Radikuläre und periphere sensible Innervation.
a Ansicht von vorn. Rechte Körperseite: radikuläre, linke Körperseite: periphere Innervation.
b Ansicht von hinten. Rechte Körperseite: periphere, linke Körperseite: radikuläre Innervation.
1 N. trigeminus
2 N. auricularis magnus
3 N. transversus colli
4 Nn. supraclaviculares
5 Rr. cutanei anteriores nn. Intercostalium
6 N. cutaneus brachii lateralis superior (N. axillaris)
7 N. cutaneus brachii medialis
8 Rr. mammarii laterales nn. Intercostalium
9 N. cutaneus brachii posterior (N. radialis)
10 N. cutaneus antebrachii posterior
11 N. cutaneus antebrachii medialis
12 N. cutaneus antebrachii lateralis
13 R. superficialis n. radialis
14 R. palmaris n. mediani
15 N. medianus
16 Nn. digitales palmares communes
17 R. palmaris n. ulnaris
18 N. iliohypogastricus (R. cut lat.)
19 N. ilioinguinalis (Nn. scrotales anteriores)
20 N. iliohypogastricus (R. cutaneus anterior)
21 N. genitofemoralis (R. femoralis)
22 N. cutaneus femoris lateralis
23 N. femoralis (Rr. cutanei anteriores)
24 N. obturatorius (R. cut.)
25 N. cutaneus surae lateralis
26 N. saphenus
27 N. fibularis superficialis
28 N. suralis

29 N. fibularis profundus
30 N. tibialis (Rr. calcanei)

Abb. 1.**1b**
1 N. frontalis (V$_1$)
2 N. occipitalis major
3 N. occipitalis minor
4 N. auricularis magnus
5 Rr. dorsales nn. cervicalium
6 Nn. supraclaviculares
7 N. cutaneus brachii lateralis superior (N. axillaris)
8 Rr. dors. nn. spin. cervic., thorac., lumb.
9 Rr. cutanei laterales nn. intercostalium
10 N. cutaneus brachii posterior
11 N. cutaneus brachii medialis
12 N. cutaneus antebrachii posterior
13 N. cutaneus antebrachii medialis
14 N. cutaneus antebrachii lateralis
15 R. superficialis n. radialis
16 R. dorsalis n. ulnaris
17 N. medianus
18 N. iliohypogastricus (R. cut. lat.)
19 Nn. clunium superiores
20 Nn. clunium medii
21 Nn. clunium inferiores
22 N. cutaneus femoris lateralis
23 N. cutaneus femoris posterior
24 N. obturatorius (R. cut.)
25 N. cutaneus surae lateralis
26 N. plantaris lateralis
27 N. saphenus
29 N. plantaris medialis
14 Rr. calcanei mediales

zung einer Sensibilitätsstörung ergibt sich ein in gewissem Maße objektiver Befund.

────── **Objektive Untersuchungsverfahren**

Gelegentlich sind objektive Tests wünschenswert. Durch die Bestimmung der sensiblen Leitfähigkeit kann z. B. ein Befund objektiviert werden. Ein Patient mit normaler sensibler Leitfähigkeit muss eine gewisse Sensibilität haben, wobei allerdings die elektrophysiologische Untersuchung über die Qualität nichts aussagt. Umgekehrt kann bei fehlender elektrischer Leitfähigkeit eine Sensibilität vorhanden sein.

Der Ninhydrin-Test nach Moberg gibt Aufschluss, ob die efferenten Fasern, die die Sekretion der Schweißdrüsen stimulieren und die in den peripheren Nerven verlaufen, durch eine Nervenverletzung unterbrochen wurden bzw. inwieweit sie nach einer

Nervenwiederherstellung regeneriert sind. Diese Funktion geht keineswegs immer mit den sensiblen Funktionen parallel. Der Ninhydrin-Test ist daher kein objektiver Sensibilitätstest.

────── **Quantifizierung von Sensibilitätsstörungen**

Eine Quantifizierung ist nötig, um den entstandenen funktionellen Nachteil zu erkennen und zu bewerten. Eine solche Bewertung dient auch als Ausgangspunkt für die Beobachtung einer allfälligen Nervenregeneration und schließlich zur Erfassung eines Endzustandes mit Bewertung des bleibenden Funktionsverlustes.

Zur schriftlichen Fixierung wird z. B. von Seddon folgende Skala empfohlen:
• S0 = keinerlei Sensibilität,

- S1 = tiefe kutane Sensibilität (Schmerzempfindung) in der autonomen Zone,
- S2 = eine gewisse oberflächliche kutane Schmerzempfindung und taktile Sensibilität in der autonomen Zone,
- S3 = oberflächliche kutane Schmerzempfindung sowie Berührungsempfindung in der ganzen autonomen Zone, Verschwinden der beim Regenerationsvorgang vorher vorhandenen Überempfindlichkeit,
- S3+ = wie S3, dazu auch eine gewisse 2-Punkte-Diskrimination in der automen Zone,
- S4 = normale Sensibilität.

Für die Handfunktion von grundlegender Bedeutung ist zumindest das Vorhandensein einer Schutzsensibilität. Unter diesen Umständen kann der Patient die Hand unter der Kontrolle des Auges verwenden, er kann allerdings bestimmte, feine Arbeiten nicht oder nur unvollkommen ausführen.

1.1.4 Vegetative Ausfälle und Störungen der Trophik

Man nimmt an, dass der Muskel vom Neuron her mit einem direkt oder indirekt trophisch wirkenden Stoff beliefert wird. Auch ohne Muskelkontraktion werden dauernd Azetylcholinquanten aus den Vesikeln der Axonenden freigesetzt und spielen für die Trophik eine Rolle. Vieles spricht dafür, dass Azetylcholin die Substanz ist, welche für die trophischen Funktionen zumindest der motorischen Nerven eine entscheidende Rolle spielt.

Jede länger dauernde Blockierung einer peripheren motorischen Nervenfaser führt zu einer Atrophie der ihr zugehörigen motorischen Einheit. Wenn eine genügend große Zahl von Axonen betroffen ist, bewirkt dies eine makroskopisch sichtbare Muskelatrophie, die z. B. bei einer traumatischen Läsion in der Regel 3 Wochen nach der Verletzung des Nervs sichtbar wird.

Bei chronischer Reizung motorischer Nervenwurzeln finden sich selten isolierte Hypertrophien einzelner Muskeln, die zum Innervationsgebiet der betroffenen Wurzeln gehören. Dies ist besonders nach lumbalen Wurzelläsionen im Rahmen von Diskopathien für die Wade und den M. tibialis anterior beschrieben worden. Dass auch sensible Nervenanteile trophische Einflüsse vermitteln, geht aus den sichtbaren Veränderungen von Haut und Hautanhangsgebilden nach Nervenläsionen hervor (s. u.). Die sudori-

sekretorischen Fasern verlaufen mit den sensiblen Nervenfasern zur Peripherie. Ein Durchtrennen dieser Fasern hat wegen der fehlenden adrenergen Impulse einen Ausfall der Schweißsekretion zur Folge.

Wenn Haut und Unterhautgewebe sensibel denerviert und von ihren vegetativen Versorgungszentren abgeschnitten werden, so erleiden sie ähnlich wie die Muskulatur bei Läsionen im zweiten motorischen Neuron schwere trophische Veränderungen.

Derartige Störungen sind besonders ausgeprägt bei Läsionen der peripheren Nervenstämme und wirken sich an den Akren der Extremitäten am Stärksten aus. Die Atrophie ist am Eindrucksvollsten an den Fingerspitzen. Die Finger erscheinen zugespitzt, gleichsam *abgelutscht*. Die Papillarleisten der Fingerbeeren und der Palma bzw. Planta sind weniger prominent, die Haut wird dünn, glatt (*glossy skin*) und lässt sich bei seitlicher Kompression Zigarettenpapier ähnlich fälteln.

Die Nägel zeigen eine stärkere Querwölbung als die der vergleichbaren normal innervierten Finger. Sehr charakteristisch ist das so genannte Nagelbettzeichen von Alföldi (Abb. 1.2), bei welchem die unmittelbar unter dem Nagelende befindliche Haut

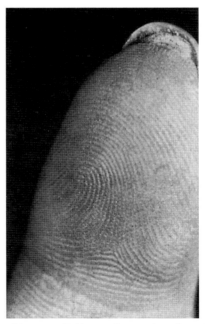

Abb. **1.2** Alföldi-Nagelbettzeichen bei Ulnarisparese (aus M. Mumenthaler: Die Ulnarisparesen. Thieme, Stuttgart 1961).

leistenartig verdickt und nach vorn gezogen erscheint.

In den denervierten Gliedabschnitten findet man Störungen der Vasomotorik. Diese können sich über die ganze Extremität erstrecken wie beim Sudeck-Syndrom, sie können sich aber auch auf das betroffene Nervenareal beschränken. Im Beginn besteht eine Hyperämie mit Rötung und erhöhter Hauttemperatur. Später entsteht in zunehmendem Maße eine venöse Stase und als Folge davon eine tiefe Zyanose mit verminderter Hauttemperatur.

1.1.5 Verlauf, Reizerscheinungen und Schmerzen nach Läsionen und bei Regeneration peripherer Nerven

Die Regeneration nach Läsion eines peripheren Nervs

Ist eine umschriebene Nervenverletzung erwiesen oder wurde eine Primärnaht eines Nervs vorgenommen, so stellt sich früher oder später die Frage, ob eine ungestörte Regeneration des Nervs stattfindet oder ob das Ausbleiben der Regeneration eine operative Revision erforderlich macht. Die Entscheidung ergibt sich aus einer kontinuierlichen Verlaufsbeobachtung in Abständen von 3–5 Wochen.

Die Anzahl der Tage, die von einer Nervenläsion oder Nervennaht bis zur Funktionsrückkehr vergehen, entspricht der Länge des zu regenerierenden Nerventeils in Millimetern. Die Wiederherstellung der Sensibilität, der Motorik und der vegetativen Funktionen wird somit um so später eintreten, je länger die aufzubauende Nervenstrecke ist. Deshalb sind jene Zeichen von besonderer Wichtigkeit, die am Nervenstamm selbst erkennbar sind, noch bevor die aussprossenden Axone ihr Erfolgsorgan erreicht haben.

Tinel-Hoffmann-Zeichen. Nach Hoffmanns Methode beklopft man den Verlauf des betroffenen Nervenstammes mit dem gestreckten Mittelfinger. Es entstehen primär nur beim Beklopfen der Verletzungsstelle, später aber auch weiter distal, je nach Länge der bereits ausgewachsenen Axone, Parästhesien, die in das periphere Areal des Nervs einstrahlen. Der distalste Punkt, von welchem aus durch Beklopfen noch Parästhesien im peripheren Ausbreitungsgebiet des Nervs ausgelöst werden können,

wird als der Ort betrachtet, bis zu dem die rascher auswachsenden Axone gelangt sind (distaler Tinel).

Wenn das Tinel-Hoffmann-Zeichen an der Stelle der Neurorrhaphie über längere Zeit positiv bleibt, spricht dies dafür, dass nur ein Teil der Axonsprossen in den distalen Stumpf gelangt ist, die anderen aber an der Nahtstelle festgehalten werden und sich nicht an der Regeneration beteiligen können. Wenn an der Nahtstelle durch Schrumpfungsvorgänge Axone zugrunde gehen, kann das Tinel-Hoffmann-Zeichen auch rückläufig sich bewegen, bis es wieder am proximalen Stumpf nachweisbar wird, als Ausdruck dafür, dass die Regeneration gescheitert ist.

Das Tinel-Hoffmann-Zeichen kann aber auch ohne Trauma an Stellen entstehen, an denen Axone zugrunde gegangen sind und neue aussprossen, z. B. beim Karpaltunnelsyndrom, beim Syndrom des N. ulnaris im Ellenbogenbereich usw. Es entwickelt sich auch dort, wo eine Fibrose zum Zugrunde gehen von Nervenfasern geführt hat.

Eine Wiederkehr der Empfindungsqualitäten erfolgt für die einzelnen Sinnesqualitäten nicht einheitlich. Etwa gleichzeitig mit der Schmerzempfindung kehrt die Funktion der Schweißdrüsen zurück, oft lange Zeit überschießend. Dieses Wiederauftreten der Schweißsekretion nach Totalunterbrechung und Naht beweist zuverlässig, dass eine gute Regeneration im Gange ist. Es beweist auch, dass sich die Sensibilität wiederhergestellt hat, zumindest die Schmerzempfindlichkeit.

Die Motorik kehrt selbstverständlich immer zuerst in den proximal gelegenen Muskeln zurück. Elektromyographische Untersuchungen der Willküraktivität in den Muskeln und der Aktivität nach elektrischer Reizung des Nervs können bei klinisch noch fraglicher Reinnervation des Muskels eine beginnende Regeneration beweisen.

Abweichungen vom „normalen" Verlauf der Regeneration

Unzureichende sensible Regeneration

Eine vollständige ideale Wiederherstellung aller Empfindungsqualitäten wird bei Läsionen größerer Nervenstämme praktisch nie erreicht. Fehlprojektionen und Ausstrahlungen sensibler Reize, Nachempfindungen, gleichzeitige taktile Empfindung an einer anderen als der berührten Stelle (Synästhesien), Störungen der 2-Punkte-Diskrimination und der Stereognose bleiben zurück. Im Bereich der

Hand kann dies dann zur Folge haben, dass zwar die Sensibilität wieder vorhanden ist, die Hand aber dennoch für feinere Funktionen taktil blind bleibt.

Wenn A-Deltafasern in die periphere Bahn von A-Betafasern einsprossen, werden Berührungsreize als Schmerz empfunden (Allodynie).

Unzureichende motorische Reinnervation

Nach Läsionen peripherer Nerven suchen sich die neu auswachsenden Axone entlang dem von der Läsionsstelle aus in die Peripherie verlaufenden Anteile des Nervenstammes ihren Weg zu den Muskeln bzw. zu den sensiblen Endorganen. Manche der neu aussprossenden Axone werden nicht die ihnen ursprünglich zugehörigen Muskeln, sondern andere, dem gleichen peripheren Nerv zugeordnete Muskeln erreichen. Wir bezeichnen dies als Fehlsprossung. Die Ganglienzellen des Rückenmarkvorderhornes bleiben aber zunächst muskelspezifisch. Die entsprechenden Entladungen der Vorderhornganglienzellen erreichen somit über das falsch ausgesprossene Axon einen ihnen ursprünglich nicht zugedachten Muskel. Dadurch kommt es zu einer obligaten Mitinnervation von Muskeln, deren Aktivierung nicht beabsichtigt war.

Tatsächlich ist die Wiederherstellung der motorischen Funktion kaum je völlig defektfrei möglich, insbesondere nicht nach Totalunterbrechungen großer Nervenstämme. Diese leiten oft auch antagonistisch wirkende Funktionen.

Ein besonders eindrücklichen Beispiel ist die Masseninnervation nach Läsion des peripheren N. facialis. Eine solche Fehlsprossung kann sich besonders auch im Bereich der differenziert miteinander interagierenden kleinen Handmuskeln nach Durchtrennen und Naht des Ulnarisstammes sehr störend auswirken.

Störungen im Bereich vegetativer Fasern

Wenn es zu einem fehlerhaften Aussprossen von Fasern des vegetativen Systems in C-Fasern (Schmerz) oder umgekehrt kommt, entstehen Schmerzreize, die Ausgangspunkt für Schmerzsyndrome darstellen.

Die Unterbrechung der sekretorischen Fasern für die Schweißsekretion führt zum Sistieren der Schweißsekretion, was wegen der Austrocknung der Haut der Fingerkuppen einen funktionellen Nachteil beim Greifakt darstellt. Bei Regeneration kommt es manchmal zu einer überschießenden Schweißsekretion mit ungleicher Verteilung über das Versorgungsgebiet. Ausfälle im Bereich der Gefäßnerven führen zu einer mangelhaften Adaptation des Gefäßsystems des betroffenen Gliedes im Hinblick auf Lageveränderungen und Temperatur. Es entsteht eine Kälteempfindlichkeit und bei Herabhängen eine Zyanose des betreffenden Gliedes, die erst nach einiger Zeit wieder vergeht. Die Anpassung des vasomotorischen Systems an Lageänderungen und trophische Anforderung erfolgt nicht oder verzögert. Dies kann auch zu Ödembildung führen.

Schmerz- und Irritationssyndrome

Terminologie

Die wichtigsten Definitionen betreffend die Klassifizierung chronischer Schmerzen sind in der Tab. 1.3 wiedergegeben.

Das schmerzhafte Neurom

Regenerationsneurome führen in der Regel nicht zu einem schmerzhaften Neurom. Wenn ein Regenerationsneurom allerdings an einer exponierten Stelle liegt und ständigen mechanischen Reizen ausgesetzt ist, verursacht es Beschwerden. Dies ist vor allem bei Amputationsstümpfen der Fall. Die Nervenendigungen müssen daher an eine Stelle verlagert werden, die keinen Irritationen ausgesetzt ist. Normalerweise verschwinden damit auch die Beschwerden. Unabhängig davon gibt es aber Fälle, bei denen auch ohne mechanische Irritation ein Neurom zu einem Schmerzsyndrom führen kann.

Am häufigsten entwickeln sich schmerzhafte Neurome in subkutan verlaufenden sensiblen Nerven.

Die allgemein übliche Behandlung eines schmerzhaften Neuroms ist die Resektion des Neuroms, die langstreckige Verschorfung des Stumpfes mit Diathermie und die Verlagerung des Nervenendes an eine weitab der ursprünglichen Lokalisation gelegene Stelle, die keiner mechanischen Belastung ausgesetzt ist. Die beste Methode der Behandlung eines

Tabelle 1.**3**   Glossar der Begriffe bei Schmerzanalyse und Schmerzsyndromen (nach der Task-Force on Taxonomy [Merskey et al. 94])

Begriff	Definition
Schmerz	**Unangenehme Empfindung und emotionale Regung, die mit aktueller oder potentieller Gewebsschädigung assoziiert ist**
Allodynie	Schmerz, der durch einen Reiz verursacht wird, der üblicherweise keinen Schmerz verursacht.
Analgesie	Fehlen von Schmerzempfindung bei einem Stimulus, der üblicherweise Schmerzen verursacht.
Anästhesie	Fehlen jeglicher Berührungsempfindung.
Anaesthesia dolorosa	Schmerzen in einer Region, die anästhetisch ist.
Dysästhesie	Abnorme unangenehme Sensation, spontan oder provoziert.
Hyperalgesie	Übermäßige Reaktion auf einen Reiz, der üblicherweise schmerzhaft ist.
Hyperästhesie	Übertriebene Empfindlichkeit auf einen Reiz (unter Ausschluss der Sinnesorgane).
Hyperpathie	Abnorme schmerzhafte Reaktion auf einen Reiz (besonders ein wiederholter Reiz).
Hypalgesie	Verminderte Schmerzempfindung auf einen üblicherweise schmerzhaften Reiz.
Hypästhesie	Verminderte Empfindlichkeit auf einen Reiz (unter Ausschluss der Sinnesorgane).
Kausalgie	Langdauernde brennende Schmerzsensation, Allodynie und Hyperpathie nach einer traumatischen Nervenläsion.
Neuralgie	Schmerz im Ausbreitungsgebiet eines oder mehrerer peripherer Nerven.
Neuritis	Entzündung eines oder mehrerer peripherer Nerven.
Neuropathie	Funktionsstörung oder pathologisches Geschehen eines oder mehrerer peripherer Nerven.
Parästhesien	Abnorme Sensationen, spontan oder provoziert.
Schmerz, neurogener	Schmerz, der durch eine primäre Schädigung oder Funktionsstörung des peripheren oder zentralen Nervensystems verursacht wird.
Schmerz, neuropathischer	Schmerz, der durch eine primäre Schädigung oder Funktionsstörung des Nervensystems verursacht wird.
Schmerz, zentraler	Schmerz, der durch eine primäre Schädigung oder Funktionsstörung des zentralen Nervensystems verursacht wird.
Schmerzschwelle	Niedrigster Schmerzreiz, der vom Individuum als Schmerz wahrgenommen wird.
Schmerztoleranz	Höchste schmerzhafte Reizschwelle, die ein Individuum aushalten kann.

schmerzhaften Neuroms ist die Wiederherstellung der Kontinuität durch Nerventransplantation, da man auf diese Weise dem Trend der Axonsprossen entgegenkommt und ihnen eine Richtung, in der sie vorwachsen können, gibt.

Das irritative Schmerzsyndrom

Diesen Ausdruck hat Seddon vorgeschlagen, während Foerster den Ausdruck Hyperpathie benützte.

Auch der Ausdruck Neuralgie ist gebräuchlich. Der Begriff wird rein deskriptiv für einen Ruhe- oder evozierbaren Schmerz verwendet, der überwiegend im Innervationsgebiet eines Nervs wahrgenommen wird. Der Schmerz kann als tiefer oder oberflächlicher (Hyperpathie) Schmerz empfunden werden. Er wird als brennend, elektrisierend oder ziehend beschrieben. Der Schmerz kann als Dauerschmerz bestehen oder durch Berührung, Bewegung oder Lageveränderung ausgelöst werden, wobei die Berührung selbst nicht als Schmerz empfunden wird. Im Gegensatz dazu kann eine Allodynie vorliegen, bei der eine an sich nicht schmerzhafte Berührung Schmerzempfindung auslöst.

Parästhesien und Dysästhesien bestehen häufig. Die Haut ist in der Regel trocken und kühl. Hyperthermie und verstärkte Schweißsekretion fehlen. Man wird in diesen Fällen nach einer chirurgisch fassbaren Ursache für das Schmerzsyndrom suchen, die in einer äußeren Fibrose, in einer inneren Fibrose des Nervs, in Adhäsion und in extremen Fällen in einer Integumentstenose bestehen kann. Ist eine kausale Therapie nicht möglich bzw. blieb sie erfolglos, wird eine entsprechende Basistherapie durchgeführt. Je nach Art der Schmerzen werden trizyklische Antidepressiva oder Antikonvulsiva, im besonderen eine Einstellung mit Carbamazepin oder Gabapentin empfohlen. Auch die transkutane elektrische Nervenstimulation und – bei Allodynie und Hyperalgesie – ergotherapeutische Dekonditionierungsverfahren haben sich bewährt.

Schmerzsyndrome – unterhalten durch das sympathische Nervensystem

In diese Gruppe gehören die sympathische Reflexdystrophie (SRD oder Morbus Sudeck, Sudeck-Atrophie, Algodystrophie). und die Kausalgie. Beide Krankheitsbilder werden unter dem Begriff *komplexes regionales Schmerzsyndrom, complex regional pain syndrome, CRPS* nach Bennett zusammengefasst.

Diese Krankheitsbilder treten am häufigsten nach Frakturen der oberen und unteren Extremität, nach Nervenoperationen wie beim Karpaltunnelsyndrom oder nach Operationen wegen Dupuytren-Kontraktur auf. Sie kommen aber auch nach Bagatelltraumen vor. In seltenen Fällen entwickeln sich solche Syndrome nach entzündlich-rheumatischen Erkrankungen, nach Erkrankungen des zentralen Nervensystems und in einzelnen Fällen auch nach kardialen Erkrankungen. In 5–10 % ist keine Ursache bekannt. Das Auftreten eines derartigen Schmerzsyndroms hat nichts mit einer eventuell fehlerhaft durchgeführten Operation oder Behandlung zu tun.

Während des amerikanischen Sezessionskrieges beschrieb S. W. Mitchell ein nach Schussverletzung auftretendes Schmerzsyndrom, das als *Kausalgie* bezeichnet wurde.

Die Krankheit tritt häufig schon Stunden nach der Verletzung auf und wird durch heftige Schmerzwellen von brennendem Charakter bestimmt, die den distalen Extremitätenabschnitt betreffen und durch äußere Reize ausgelöst werden. Dies können taktile, aber auch akustische oder emotionelle Reize sein. Die Kranken sind dadurch äußerst gequält, sie bemühen sich, das betroffene Extremitätenende durch kühle, feuchte Umschläge zu schützen und vermeiden alle Reize, die nach ihren Erfahrungen die Schmerzattacken auslösen. Die Schmerzen erreichen nach einigen Wochen ihren Höhepunkt, der dann wochen- oder monatelang unverändert anhalten kann. Es kommt aber allmählich zu einem spontanen Abklingen. Es bestehen regelmäßig schwere Störungen des sympathischen Nervensystems, weshalb das Krankheitsbild auch als Sonderform des CRPS angesehen wird.

Andere periphere Schmerzsyndrome

Deafferenzierungsschmerzen. Sie treten häufig nach iatrogener Nervenschädigung (Exhärese, Thermo- oder Alkoholneurolyse, Spritzenschaden) auf und entwickeln sich auch nach Verlust einer Extremität.

Phantomsensationen. Häufig haben Patienten nach Amputation Phantomsensationen, d. h. sie spüren das nicht mehr vorhandene Glied. Solche Sensationen kommen auch bei Patienten nach kompletten Plexusläsionen vor, wobei die durch Phantomsensationen empfundene Lage des Gliedes nicht mit der tatsächlichen übereinstimmt. Das Phantomglied kann kleiner werden (Teleskopeffekt).

Phantomschmerz. Im Gegensatz zu Phantomsensationen wird der Phantomschmerz eher als umschrieben empfunden und entspricht häufig Schmerzen, die bereits vor der Amputation vorhanden waren, wie z. B. Ischämieschmerz (Schmerzgedächtnis). Dem Phantomschmerz liegt pathophysiologisch wahrscheinlich eine Kortikale Reorganisation im sensiblen Repräsentationsgebiet der entsprechenden Gliedmasse aufgrund abnormer Impulse zugrunde.

Sekundärer Phantomschmerz. Hierbei handelt es sich um Schmerzempfindungen im amputierten Glied, die das Nervensystem des nicht mehr vorhandenen Gliedes betreffen (ausstrahlender Schmerz in den amputierten linken Arm nach Herzinfarkt bzw. radikuläre Schmerzen im amputierten Glied bei entsprechender Wurzelsymptomatik).

Stumpfschmerz. In Amputationsstümpfen können lokal bedingte Schmerzen, sei es durch eine Gefäßerkrankung, eine Osteomyelitis oder Osteitis auftreten, die chronifizieren.

Bei Läsionen des Plexus brachialis, insbesondere bei mehrfachen Wurzelaustritten, treten schwere Schmerzsyndrome auf, die die Charakteristika aller hier beschriebenen Schmerzsyndrome aufweisen können. Die Schmerzen sind für den Patienten oft quälend. In der Mehrzahl der Fälle kommt es aber im Lauf von Jahren zu einer Besserung insofern, als der Schmerz zunehmend weiter peripher in der Extremität lokalisiert wird, bis er schließlich die Hand und die Fingerspitzen erreicht und sistiert. Vereinzelt sprachen sie auf eine Koagulation der Hinterwurzeleintrittszone an. Bei besonders schweren Fällen ist eine zentrale Schmerzausschaltung in Erwägung zu ziehen.

1.2 Indikationen zur elektrophysiologischen Diagnostik bei peripheren Nervenläsionen

Viele Nerven- und Nervenwurzel-Läsionen lassen sich durch eine sorgfältige Exploration und klinische Untersuchung diagnostizieren. Trotzdem ist in vielen Fällen eine ergänzende elektrophysiologische Diagnostik sinnvoll, da hiermit wichtige Zusatzinformationen zu gewinnen sind. Die elektrophysiologischen Untersuchungen erlauben folgende Feststellungen:

- Feststellung des Schädigungstyps,
- Feststellung und Quantifizierung der sensomotorischen Ausfallssymptome,
- Erfassung klinisch latenter Paresen,
- Untersuchung von klinisch nicht prüfbaren Muskeln,
- lokalisatorische Zuordnung sensibler Ausfälle.

1.3 Sonstige neurophysiologische Untersuchungsmethoden

Genauere Informationen sind durch die Ableitung somatosensibel evozierter Potentiale (SEP) bzw. motorisch evozierter Potentiale nach Magnet- oder Hochvolt-Stimulation (MEP) zu erhalten. In der Diagnostik von Erkrankungen des peripheren Nervensystems sind besonders die im Armplexus entspringenden Reizantwortpotentiale vom Erbschen Punkt und die der unteren Nackenpartie, die im kaudalen Halsmark generiert werden, von Bedeutung. Bei einer Läsion des Armplexus oder distal davon resultiert in Abhängigkeit vom Schweregrad eine Amplitudenminderung oder ein Ausfall des EP-Potentials. Betrifft die Schädigung dagegen die zugehörigen Zervikalwurzeln, bleibt das EP-Potential unverändert, während die Komponente N13a erniedrigt oder ausgefallen ist.

Motorisch evozierte Potentiale MEP können von proximalen und distalen Muskeln abgeleitet werden, wobei die *Magnetstimulation* spinal und kortikal vorgenommen wird, um die peripheren und die zentralen motorischen Bahnen getrennt beurteilen zu können.

1.4 Weitere Hilfsuntersuchungen bei Läsionen des peripheren Nervensystems

1.4.1 Bildgebende Verfahren

Bildgebende Verfahren sind dann indiziert, wenn mittels Klinik und Neurophysiologie eine Nerven- oder Nervenwurzelläsion festgestellt und lokalisiert wurde, jedoch die Schädigungsursache unklar bleibt. Allerdings gibt es eine große Zahl mechanischer, entzündlicher, toxischer oder metabolischer Nervenläsionen, bei denen bildgebende Verfahren nicht weiterhelfen.

Sonographie

Mittels Sonographie mit hochauflösenden Geräten gelingt die Erkennung von Hämatomen und Abszessen z. B. in der Psoasloge oder in der Axilla, die zur Kompression benachbarter Nervenstrukturen führen. Sowohl im Bereich der Gliedmaßen als auch im Beckenbereich lassen sich primäre und metastatische Tumoren sowie Ganglien nachweisen (Abb. 1.3). In der Diagnostik des Karpaltunnel-Syndroms und anderer Engpass-Syndrome wird die So-

nographie möglicherweise als Ergänzung zur Elektrophysiologie eine diagnostische Bedeutung gewinnen.

Computertomografie CT

Eine Domäne der CT sind Nervenläsionen im Zusammenhang mit knöchernen Veränderungen. Im Bereich der Wirbelsäule lassen sich Nervenwurzelkompressionen durch prolabiertes Bandscheibengewebe, knöcherne Veränderungen oder Wirbelmetastasen nachweisen (s. z. B. Abb. 4.**19** und 4.**21**). Bei unbefriedigender Nativdiagnostik kann man die diagnostische Aussage durch vorherige Kontrastmitteleingabe in den Liquorraum verbessern (Myelo-CT).

Sehr zuverlässig ist die Computertomografie außerdem bei der Erkennung intrapelviner Prozesse wie Einblutungen z. B. Psoas- und Iliakushämatome, (s. Abb. 5.**5.13**), Abszessen, primären und metastatischen soliden Tumoren sowie Veränderungen an den großen Gefäßen. Eine neuere Technik ist die dreidimensionale Rekonstruktion von Knochenbildern, die eine sehr bildhafte plastische Darstellung knöcherner Strukturen ermöglicht.

Magnetresonanztomographie MRT

In der MRT erscheinen Nerven hyperintens gegenüber Knochen, Sehnen und Liquor, hingegen hypointens gegenüber Fettgewebe, das die Nerven über weite Verlaufsstrecken begleitet. Eine bessere Sichtbarmachung nervaler Strukturen durch Verwendung spezieller Spulen und Techniken z. B. T_2-gewichtete, Fett supprimierte *fast spin-echo*-Sequenzen als *MR-Neurographie* ist in die Diagnostik peripherer Nervenläsionen eingeführt worden. Mittels MRT können z. B. hypertrophische Nervenwurzeln (Abb. 1.**4**) sichtbar gemacht werden.

Beim Karpaltunnel-Syndrom z. B. erscheint eine MRT-Untersuchung allenfalls bei Verdacht auf einen raumfordernden Prozess innerhalb des Karpaltunnels indiziert, sofern dessen Nachweis nicht schon sonografisch erfolgen konnte.

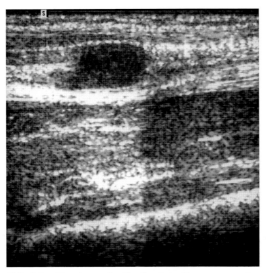

Abb. 1.**3**   Neurinom des N. ulnaris im Sonogramm. Sonographische Darstellung einer echoarmen glatt begrenzten Raumforderung (7,4 x 6,8 mm). (Dr. K. Scheglmann, Klinikum Augsburg).

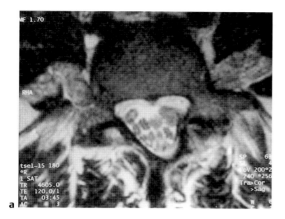

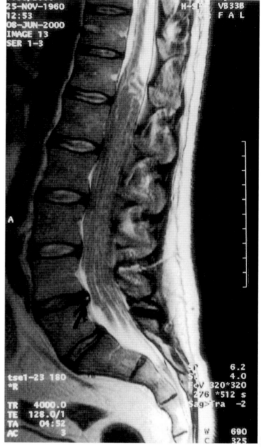

Abb. 1.**4a** u. **b**   Hypertrophische lumbasakrale Nervenwurzeln bei HMSN III (Déjérine-Sottas).
a Querschnitt
b Längsschnitt.

2 Grundsätzliches zu den pathogenetischen Mechanismen und zur Ätiologie peripherer Nervenläsionen

2.1 Mechanische Einwirkungen

2.1.1 Druckeinwirkung von außen

Periphere Nerven können akuten oder chronischen Druckeinwirkungen ausgesetzt sein. Das Ausmaß des Schadens wird von der Höhe des Drucks wie von der Wirkdauer bestimmt.

Manche Nerven sind durch ihre anatomische Lage für Druckschäden disponiert, weil sie oberflächlich auf einer unnachgiebigen Unterlage verlaufen, wie der N. ulnaris im Sulkusbereich. Nerven mit großen Faszikeln und spärlichem Epineuralgewebe sind empfindlicher als Nerven mit kleineren Faszikeln, die in reichliches Epineuralgewebe eingebettet sind (Abb. 2.1). Nervenwurzeln fehlt ein Perineurium und sie verfügen nur über ein sehr spärliches epinerales Bindegewebe. Dies begründet ihre besondere Vulnerabilität gegenüber mechanischen Einwirkungen.

2.1.2 Engpasssyndrome

An Orten, an denen periphere Nerven anatomische Engen passieren, die von rigiden Strukturen begrenzt werden, kann es zur Kompression der Nerven kommen, die biomechanisch einer chronischen Druckläsion entspricht. Makroskopisch ist der Nerv am Ort der Kompression verdünnt. Proximal und weniger deutlich distal besteht eine Schwellung, ein sog. Pseudoneurom, welches auf einem Stau des axonalen Transports sowie einer entzündlichen Reaktion mit Steigerung der Gefäßpermeabilität und Ödem beruht.

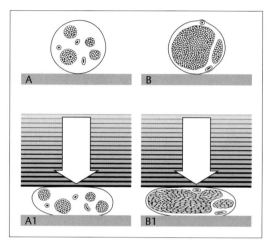

Abb. 2.**1** Schematische Darstellung von 2 Nervenquerschnitten unterschiedlicher Struktur.
A: Nerv mit dünnen Faszikeln und reichlich epineuralem Füllgewebe.
B: Nerv mit großen Faszikeln und spärlichem Epineuralgewebe. Bei Kompression verändert sich in der Situation A nur die Lage der Faszikel innerhalb des deformierten Querschnitts, in der Situation B dagegen auch die Form der Faszikel selbst mit Auswirkung auf die Nervenfasern und die Gefäße.

2.1.3 Multiple Engpasssyndrome/ Double-Crush-Syndrom

Gelegentlich kommen bei einzelnen Patienten mehrere Engpasssyndrome gleichzeitig vor. Hierfür gibt es mehrere Erklärungsmöglichkeiten.

Upton und McComas stellten 1973 die Hypothese auf, dass bei einem Kompressionssyndrom eines Nervs die Vulnerabilität gegenüber einer weiteren Kompression in den distalen Nervenabschnitten zunimmt. Nach der umfassenden Analyse von Wilbourn und Gilliat hält die Double-Crush-Hypothese aber einer kritischen Überprüfung nicht Stand.

2.1.4 Zugwirkungen am peripheren Nerv

Die peripheren Nerven der Extremitäten sind bei den Bewegungen des täglichen Lebens ständig Dehnungsbeanspruchungen ausgesetzt. Hierauf sind sie durch ihre anatomische Struktur gut vorbereitet.

Die Kompensierbarkeit von Zugbelastungen hängt von deren Ausmaß, Dauer und zeitlichem Verlauf ab. Allmähliche Dehnung wird besser toleriert als abrupte Zugbelastung. Erhebliche Nervenverlängerungen werden ohne Funktionsausfall toleriert, wenn leichte Zugkräfte über lange Zeiträume wirken. Die Dehnungstoleranz ist vermindert, wenn der Nerv durch Vorschäden mit der Umgebung fixiert und seine Gleitfähigkeit beeinträchtigt ist. Die Prognose der schweren Zerrungsschäden ist auch bei erhaltener Kontinuität ungünstiger als bei scharfen Verletzungen, die einer operativen Therapie besser zugänglich sind.

2.1.5 Schussverletzungen

Geschosse zerreißen das Weichteilgewebe innerhalb des Schusskanals. Um diesen herum entstehen gleichzeitig infolge einer Druckwelle Gewebsschäden, deren Ausmaß proportional der Masse und der Geschwindigkeit des Geschosses ist. Bei einer Nervenläsion nach einer Schussverletzung kann der Nerv unmittelbar zerrissen sein. In der Mehrzahl der Fälle aber ist die Läsion durch Druck und Dehnung im Rahmen der Druckwelle entstanden mit der Möglichkeit einer spontanen Remission.

2.1.6 Vibrationsschäden

Bei etwa der Hälfte aller Personen mit jahrelangen Tätigkeiten an vibrierenden Arbeitsinstrumenten wie etwa am Presslufthammer entstehen anhaltende Beschwerden in den Händen. Bei einem Teil von ihnen treten Raynaud-artige vaskuläre Störungen auf. Noch häufiger klagen die Patienten über ein Taubheitsgefühl oder über schmerzhafte Parästhesien, über eine Ungeschicklichkeit oder eine vorzeitige Ermüdbarkeit der Hände. Der Schwerpunkt der Strukturveränderungen ist in den distalen Nervenverzweigungen gelegen.

2.2 Nervenschäden durch Punktion und Injektion

Ein Anstechen eines Nervs durch eine Injektionsnadel oder Punktionskanüle kommt besonders dann vor, wenn der Nerv vorwiegend aus einzelnen dicken Faszikeln mit spärlichem epineuralem Bindegewebe zusammengesetzt ist. Sofern eine Injektion nachfolgt, stellt zusätzlich die intraneurale Applikation eine Gefährdung für den Nerv dar.

Die Nervenkompression durch ein benachbartes Hämatom unterscheidet sich vom direkten Nadeltrauma durch eine freies Intervall zwischen Einstich und Symptombeginn. Die wichtigsten Ursachen sind Arterienpunktionen, v. a. im Zusammenhang mit Arteriographien, mit zu geringer oder zu kurzer Kompression der Punktionsstelle nach dem Eingriff. Ebenfalls nach einem zeitlichen Intervall setzen Nervenschäden infolge Entwicklung eines Pseudoaneurysmas ein.

Die größte praktische Bedeutung unter den Spritzenlähmungen besitzen die toxischen Nervenschäden nach intra- und perineuraler Injektion. Entscheidend für die chemotoxische Schädigung der Nervenfasern sind Konzentration, pH-Wert und Gewebeverträglichkeit des Pharmakons bzw. Lösungsmittels. Wegen der bevorzugten intraglutäalen Verabreichung der meisten genannten Medikamente dominieren Schädigungen des N. ischiadicus, gefolgt von denen der Nn. glutaei.

Sofern ein sensibler oder gemischter Nerv betroffen ist, verspüren die Patienten einen Sofortschmerz, der in das sensible Innervationsgebiet ausstrahlt und oft als *Stich* oder *Stromschlag* charakterisiert wird. In unmittelbarem zeitlichen Zusammenhang mit der Injektion entwickeln sich sensomotorische Ausfallserscheinungen, die das gesamte Versorgungsgebiet betreffen können, jedoch häufig auf Teile desselben begrenzt bleiben, sodass wie ausgestanzt wirkende Ausfälle resultieren. Im weiteren Verlauf treten häufig kausalgiforme Schmerzen hinzu.

2.2.1 Ischämische Fernschäden peripherer Nerven nach intraarterieller Injektion

Versehentliche intraarterielle Injektionen kristalliner oder vasotoxischer Lösungen führen zu Spasmen und/oder Thrombosen der betroffenen Arterie. Die Folge sind Durchblutungsstörungen in hiervon versorgten Nerven, z. B. des N. ischiadicus nach Einspritzung in die A. glutaealis inferior (Nicolau-Syndrom). In den meisten Fällen resultieren außer ischämischen Nervenläsionen auch Ernährungsstörungen in benachbarten Weichteilen bis hin zur Ausbildung schwerer Haut- und Muskelnekrosen.

2.2.2 Verlauf von injektionsbedingten Nervenschädigungen

Für den Verlauf und die Prognose sind nicht nur die akuten Schädigungsmechanismen von Bedeutung (Tab. 2.1), sondern auch das Ausmaß und die räumliche Ausdehnung der resultierenden endo- und perineuralen Fibrose. In der Regel ist die Narbenbildung bei ausgeprägten Nervenläsionen nicht auf den unmittelbaren Ort der Schädigung begrenzt, sondern breitet sich nach distal und besonders proximal aus. Eine ausgeprägte intra- und perifunikuläre Fibrose kann durch Konstriktion von Nervenfasern und -gefäßen zur Spätschädigung von Neuriten führen.

Tabelle 2.**1**   Übersicht über die pathogenetisch unterscheidbaren Formen von Spritzenlähmungen (aus M. Stöhr: Iatrogene Nervenläsionen. Injektion, Operation, Lagerung, Strahlentherapie. 2. Aufl. Thieme, Stuttgart/New York 1996 [p. 20])

Pathomechanismus	Eingriff	Nervenläsion
Nadeltrauma	• Venenpunktion	R. superficialis n. radialis Hautnerven in der Ellenbeuge Plexus cervicobrachialis
	• Arterienpunktion	N. medianus (in der Axilla oder Ellenbeuge) N. femoralis
	• Leitungsblockade (im Rahmen einer Lokalanästhesie bzw. Neuraltherapie)	Armplexus (bzw. daraus entspringende Armnerven) Nervenwurzeln Trigeminus- und Fazialisäste
Hämatom oder Pseudoaneurysma	Arterienpunktion bei • Brachialisangiographie • Axillarisangiographie • Femoralisangiographie • Punktion oder Injektion bei Gerinnungsstörungen	 N. medianus Armplexus bzw. davon abzweigende Armnerven N. femoralis, N. genitofemoralis diverse Nerven und Nervenwurzeln (einschließlich Cauda equina) in Abhängigkeit vom Injektionsort
Toxische Schädigung	• intraglutäale Injektion • sonstige intramuskuläre und paravenöse Injektionen	N. ischiadicus, Nn. glutaei, N. cutaneus femoris posterior Nn. iliohypogastricus und ilioinguinalis diverse Arm- und Beinnerven in Abhängigkeit vom Injektionsort
Ischämische Fernschädigung (nach intraarterieller Injektion)	• Injektionen im Gesicht (A. carotis-externa-Äste) • Injektion in die A. brachialis • Injektion in eine Glutäalarterie (bei Neugeborenen in die A. umbilicalis)	Amaurose, Diplopie Nn. medianus, ulnaris et radialis (neben Haut- und Muskelnekrosen) Beinplexus N. ischiadicus

2.3 Nervenschäden durch Ischämie

2.3.1 Allgemeines

Periphere Nerven sind stark vaskularisierte Strukturen mit separaten, aber ausgiebig miteinander kommunizierenden mikrovaskulären Systemen im Epineurium, Perineurium und Endoneurium. Aus diesem Grunde sind sie im allgemeinen einer umschriebenen isolierten Ischämie durch Ausfall einzelner zuführender Gefäße gegenüber weitgehend resistent und überstehen schadlos das Durchtrennen dieser Gefäße über zahlreiche Zentimeter. Unter bestimmten Umständen sind dennoch akute oder chronisch-ischämische Mononeuropathien möglich. Häufig treten umschriebene ischämische Nervenschäden im Rahmen von Kompartmentsyndromen auf. Gelegentlich kommen sie nach unbeabsichtigter intraarterieller Injektion toxischer Substanzen als Folge einer Schädigung der Vasa nervorum vor, etwa im Rahmen eines Nicolau-Syndroms nach intramuskulärer Injektion (s. o.). Nach Anlage einer A.-v.-Fistel zur Durchführung einer Dialyse kann eine Nervenschädigung in distalen Extremitätenabschnitten infolge einer chronischen Minderperfusion entstehen.

Umschriebene Nervenschäden können vorrangiges Symptom von Vaskulitiden sein.

2.3.2 Kompartmentsyndrome

Der Begriff Kompartmentsyndrom umfasst alle Krankheitszustände, bei denen durch Druckerhöhung innerhalb eines Kompartments, einer Muskelloge, eine Störung der Mikrozirkulation mit Schädigung von Muskeln und Nerven entsteht. Die straffen Hüllstrukturen, in denen die Muskelgruppen an den Extremitäten angeordnet sind, können einer Druckerhöhung nur in beschränktem Umfang nachgeben. Ein stärkerer Anstieg des Gewebsdrucks führt zu einer Störung der Mikrozirkulation. Die Entwicklung eines Kompartmentsyndroms stellt eine Notfallsituation dar, weil nur durch rasche Diagnose und Therapie innerhalb von 12–24 Stunden eine Nekrose von Muskeln und Nerven vermieden werden kann.

Die verhängnisvolle Druckerhöhung innerhalb einer Muskelloge kann auf sehr vielfältige Weise entstehen: durch Vermehrung des Kompartmentinhalts, durch Druckeinwirkung von außen oder aber durch Verkleinerung des Kompartments. In Tab. 2.2 sind in Anlehnung an eine Übersicht von Matsen wichtige Ursachen des Kompartmentsyndroms dargestellt.

Leitsymptome des akuten Kompartmentsyndroms sind Schmerzen und Schwellung. Die Schmerzen werden durch passive Dehnung der betroffenen Muskeln verstärkt. Die Muskulatur ist prall gespannt und druckschmerzhaft. Es können progrediente sensible und motorische Lähmungen im distaleren Innervationsgebiet der durch die Kompartments verlaufenden peripheren Nerven hinzukommen. Der subfasziale Gewebsdruck, der bei Gesunden in Ruhe 5 mmHg (0,7 kPa) beträgt, steigt stark an. Als kritischer Grenzwert werden 30–40 mmHg (5 kPa) angesehen. Da die Erhöhung des Gewebsdrucks meist nicht den Druck in den großen Arterien erreicht, bleiben in den meisten Fällen die peripheren Pulse erhalten. Als Folge des

Tabelle 2.2   Pathogenetische Mechanismen des Kompartment-Syndroms (nach Matsen)

I. Vermehrung des Kompartmentinhalts
1. Blutung
   - Gefäßverletzung
   - Antikoagulationstherapie
   - hämorrhagische Diathese
2. Vermehrte Kapillarpermeabilität
   - postischämische Schwellung
   - Trauma
   - Überbeanspruchung der Muskulatur
   - Verbrennung/Erfrierung
   - intraarterielle Injektion
   - chirurgische Eingriffe
3. Erhöhter Kapillardruck
   - Überbeanspruchung der Muskulatur
   - venöse Stauung
4. Verminderung der Serumosmolarität (nephrotisches Syndrom)
5. Intramuskuläre Infusion oder Injektion

II. Druck von außen
1. Beengende Verbände
2. Langanhaltende lagerungsbedingte Druckeinwirkung bei Bewusstlosigkeit oder Operation

III. Verkleinerung des Kompartments
1. Verschluss von Fasziendefekten
2. Übermäßige Extension von Knochenfrakturen

Muskelzerfalls entstehen eine exzessive Erhöhung der Kreatininkinase, eine Myoglobinurie und Elektrolytstörungen, und schließlich kann es zum Nierenversagen kommen (Crush-Syndrom).

Die konservative Behandlung zielt auf eine Beseitigung der für das Kompartmentsyndrom ursächlichen Faktoren ab. Ursachen für eine Verminderung des lokalen und systemischen Blutdrucks bedürfen konsequenter Behandlung. Beengende Verbände müssen entfernt werden. Wenn das klinische Vollbild eines Kompartmentsyndroms vorliegt, ist die unverzügliche Dekompression durch operative Faszienspaltung die Therapie der Wahl.

2.3.3 Chronisches Kompartmentsyndrom (intermittierendes reversibles Kompartmentsyndrom)

Das sog. chronische Kompartmentsyndrom ist v. a. von Leistungssportlern, aber auch von Handwerkern bekannt und betrifft Kompartments des Unterschenkels sehr viel häufiger als die Arme. Nach anhaltender Beanspruchung der Muskulatur wie beim Langlauf treten zunehmend Schmerzen und Schwellung im Bereich eines Kompartments auf. Parästhesien und sensible Ausfälle im Versorgungsgebiet des jeweiligen Kennnervs kommen gelegentlich hinzu. Ruhe bringt diese Beschwerden innerhalb von Minuten zum Verschwinden. Nur ausnahmsweise kommt es zum Übergang in ein akutes Kompartmentsyndrom mit eingreifender ischämischer Schädigung der Muskulatur.

Die Diagnose eines chronischen Kompartmentsyndroms wird gesichert durch den Nachweis eines abnormen Anstiegs des subfaszialen Druckes durch Messung mit Drucksonden bei Belastungsversuchen. Therapeutisch reicht es oft aus, die körperliche Belastung entsprechend einzuschränken. Die chirurgische Therapie besteht in einer Fasziotomie des betroffenen Kompartments.

2.4   Erregerbedingte Läsionen

Erregerbedingte umschriebene Nervenläsionen können durch Bakterien, Viren oder Parasiten verursacht werden. Ihre Häufigkeit tritt hierzulande hinter den mechanisch bedingten Nervenschäden weit zurück. Von den erregerbedingten Nervenläsionen sind oft Nervenwurzeln betroffen.

2.4.1 Neuroborreliose

Schäden peripherer Nerven treten mit einer zeitlichen Latenz von durchschnittlich 6 Wochen nach der Infektion durch einen Zeckenstich in Erscheinung. Das klinische Bild entspricht zumeist einer asymmetrischen Läsion von mehreren Nervenwurzeln und/oder einer ein- oder beidseitigen Fazialislähmung (s. S. 56). Seltener entwickeln sich periphere Nervenschäden unter dem Bild einer Mononeuropathia multiplex, einer Schädigung des Plexus brachialis, thorakaler Wurzeln mit Bauchwandparesen (s. Abb. 5.**3.2**), des Plexus lumbosacralis oder eines Guillain-Barré-Syndroms.

2.4.2 Lepra (Morbus Hansen)

Das Mycobacterium leprae befällt als einzig bekanntes Bakterium die Schwann-Zellen und ruft je nach Resistenzlage des Patienten eine mehr oder weniger heftige Immunreaktion hervor. Der neuritische Prozess steigt von der Haut aus in den feinen sensiblen Nerven zentripetal auf. Je größer das Einflussgebiet eines Nervs in der Haut ist, desto eher und intensiver wird der Hauptstamm des Nervs betroffen. Je weiter distal sich dem Nerv motorische Fasern zugesellen, desto eher entstehen auch motorische Lähmungen.

Die lepröse Neuritis manifestiert sich zunächst oft jahrelang als Mononeuritis oder als Neuritis multiplex. Erst später und meist im Rahmen so genannter Leprareaktionen, d. h. von dramatisch bedrohlichen immunologischen Allgemeinreaktionen, kann das Bild einer systemischen Polyneuritis entstehen.

Diagnose

Neurologisch findet man zunächst vorwiegend Sensibilitätsausfälle an den Händen und Füßen mit Neigung zu neurotrophischen Ulzerationen. Die Nervenstämme sind verdickt und durckschmerzhaft, z. B. der N. ulnaris im Sulkus. Auch dann, wenn objektivierbare z. B. sensible Ausfälle noch fehlen, kann ein Befall des betreffenden Nervs mit entsprechender Leitungsverzögerung bei der elektrophysiologischen Untersuchung nachgewiesen werden. Am Rumpf sind bei sorgfältiger Suche unterschiedlich große, meist polyzyklisch begrenzte, leicht depigmentierte Flecken zu sehen, die bei Dunkelhäutigen auffällig sind, bei Hellhäutigen erst nach UV-Bestrahlung aufgrund von Photosensibilität erkennbar werden. Diese Flecken sind analgetisch und thermanästhetisch. Sie sind auch anhidrotisch und zeigen keine Piloarrektion.

Der Lepromim-Hauttest ist nur bei der tuberkuloiden Form positiv, nicht bei der bösartigen anergen lepromatösen Form der Lepra.

2.4.3 Herpesviren

Im Rahmen der Windpocken-Erkrankung persistiert das Genom des Varicella-zoster-Virus in den Spinalganglienzellen. Der Zoster entsteht durch Reaktivierung meist viele Jahre später. Prädestiniert sind Patienten mit Immundefekten, zytostatischer oder immunsuppressiver Therapie sowie konsumierenden Erkrankungen. Das Zoster-Virus breitet sich entlang den sensiblen Nervenfasern zur Haut aus, in deren Epithelzellen es die charakteristischen Efflorenszenzen hervorruft.

2.4.4 HIV-Infektion

Bei etwa der Hälfte aller HIV-Infizierten treten Erkrankungen des peripheren Nervensystems auf. Neben Polyneuropathien kann es zu umschriebenen Nervenschäden kommen. Im Frühstadium der Infektion auftretende mono- oder multifokale Neuropathien, bei denen neurophysiologisch eine axonale Läsion nachweisbar ist, bleiben auf einzelne Nerven beschränkt und bilden sich spontan zurück. Die bei weit fortgeschrittener Immunsuppression auftretende Mononeuritis multiplex, der ebenfalls eine axonale Schädigung zugrunde liegt, verläuft meist rasch progredient. Fast immer ist hier eine disseminierte Zytomegalie-Virus-Infektion vorhanden, und in Nervenbiopsien sind nekrotisierende Zytomegalie-Virus-Einschlusskörperchen vorhanden. In fortgeschrittenen Krankheitsstadien auftretende radikuläre Läsionen werden am häufigsten durch opportunistische Infektionen hervorgerufen, und zwar Läsionen einzelner Wurzeln durch Herpes zoster, polyradikuläre Läsionen am häufigsten durch Zytomegalie, seltener durch andere Erreger wie Mycobacterium tuberculosis oder Herpes simplex.

2.4.5 Mononeuropathia multiplex

Man spricht von einer Mononeuropathia multiplex, wenn gleichzeitig oder mit zeitlichem Verzug Läsionen von mehreren Spinal- oder Hirnnerven in unterschiedlichen Körperregionen auftreten. Dies kann durch verschiedene internistische oder neurologische Erkrankungen hervorgerufen werden.

Eine Mononeuropathia multiplex ist die klassische klinische Manifestationsform einer Vaskulitis. Charakteristisch ist das akute Auftreten von Nervenschäden, die oft mit heftigen Schmerzen verbunden sind. Die Läsionen sind außerhalb der bekannten Nervenengpässe gelegen. Beinnerven sind häufiger betroffen als Armnerven, und nur sehr selten kommt es zu Hirnnervenschäden.

2.5 Immunologisch bedingte Schäden

Der akuten, nicht unmittelbar traumatischen Armplexusläsion, der sog. neuralgischen Schultermyatrophie, gehen oft besondere Ereignisse wie virale oder bakterielle Infektionen, Impfungen, Traumen voran. Zumindest teilweise liegt ursächlich eine Immunreaktion gegen Nervengewebe vor.

2.6 Thermische Schädigung

Schäden peripherer Nerven durch Einwirkung von Wärme bzw. Hitze kommen bei Unfällen wie Verbrennung, Elektrotrauma, Blitzschlag vor. Zu iatrogenen Schäden kann es bei der Elektrokoagulation von Gefäßen, selten bei Anwendung des Lasers in der Chirurgie kommen. Auch beim Bohren und Fräsen von Knochen oder bei der Polymerisation von Knochenzement wird Wärme frei, die zu Nervenschäden führen kann.

2.7 Abkühlung/Frostschaden

Schon eine mäßige Abkühlung eines peripheren Nervs führt zu einer anhaltenden Schädigung, sofern sie hinreichend lange erfolgt. Klinische Erfahrungen mit Nervenschäden infolge Abkühlung stammen v.a. aus Beobachtungen an verwundeten Soldaten aus den letzten beiden Weltkriegen, deren Extremitäten über Stunden in kaltem Seewasser oder im Morast von Schützengräben gelegen hatten (*immersion foot* bzw. *trench foot*). Schädigungen des N. phrenicus kommen in einer Häufigkeit von 5 % bis zu mehr als der Hälfte nach Operationen am offenen Herzen vor, bei denen das Myokard abgekühlt wird.

2.8 Elektrotrauma/Blitzschlag

Die Nervenschäden bei Starkstromunfällen werden v.a. durch die Hitzeentwicklung verursacht. Die durch den elektrischen Strom gebildete Wärme ist proportional dem Gewebswiderstand, der Dauer des Stromflusses sowie dem Quadrat der Stromstärke. Da Starkstromunfälle oft zu ausgedehnten Weichteilschäden und dadurch zur Entwicklung eines Kompartmentsyndroms führen, können Nervenschäden auch in diesem Rahmen entstehen. Sekundäre Nervenschäden können ferner als Folge einer Konstriktion durch perineurale Narben und durch eine Myositis ossificans hervorgerufen werden.

Die Prognose von primären Nervenschäden durch Elektrotraumen ist nicht ungünstig. In der Mehrzahl kommt es unter konservativer Behandlung zu einer vollständigen oder weitgehenden Remission.

Beim Blitzschlag wirken wahrscheinlich direkte Effekte auf die Nerven wie auch die Folgen von Gefäßschäden zusammen.

2.9   Elektromagnetische Wellen

Der von verschiedenen Energiequellen ausgehende Wärmeeffekt wird genutzt, um im Rahmen therapeutischer Maßnahmen Nervenfasern zu markieren. Sowohl die Wirkung von Ultraschall als auch die Wirkung von Radiowellen am Nerv beruhen auf einer Erwärmung des Gewebes. Laserstrahlen verursachen in Abhängigkeit von der applizierten Energie sehr unterschiedliche Effekte an peripheren Nerven.

2.10   Ionisierende Strahlen

2.10.1 Allgemeines

Bei jeder Strahlentherapie werden im Bestrahlungsfeld gelegene gesunde Gewebe und Organe in Mitleidenschaft gezogen. Dabei kann auch eine Schädigung des peripheren Nervensystems eintreten. Das Risiko einer radiogenen Nervenläsion ist dabei um so größer, je enger ein Nerv oder Nervenplexus dem jeweiligen Bestrahlungsort benachbart ist, d. h. je höher die resultierende Nerven- oder Plexusherddosis liegen. Am häufigsten sind Armplexuslähmungen nach Strahlentherapie von Mammakarzinomen, Morbus Hodgkin usw., gefolgt von Beinplexus-, Cauda-equina- und Femoralisparesen, während die Läsionen anderer (weiterer) Arm- und Beinnerven selten sind.

Zum weitaus größten Teil handelt es sich hierbei um Spätschäden, die mit Latenzen von Monaten bis Jahren nach dem Bestrahlungsabschluss manifest werden. Dabei ist die Latenzzeit in der Regel um so kürzer, je höher die am peripheren Nervensystem wirksame Herddosis war. Die Ausfälle können mit Schmerzen einhergehen, aber auch völlig schmerzlos sein. Es können sensible Ausfälle im Vordergrund stehen, oder aber auch eine schlaffe motorische Parese, die als Amyotrophie imponieren kann.

2.10.2 Abhängigkeit radiogener Nervenläsionen von der Bestrahlungstechnik

Bei der Entstehung von Strahlenschäden ist die Gesamtdosis der Bestrahlung der wichtigste Faktor. Da außerdem deren Fraktionierung und der Bestrahlungszeitraum bedeutsam sind, wurde von Ellis das Konzept der nominalen Standarddosis, ausgedrückt in RET (*radiation equivalent therapy*), entwickelt. Diese Ergänzung der Strahlendosis durch Zeit- und Fraktionierungsfaktoren ermöglicht eine recht exakte Festlegung von Toleranzdosen für gesundes Gewebe.

2.11   Genetische Faktoren

Die *Hereditäre Neuropathie mit Neigung zu Druckläsionen* ist eine autosomal dominant vererbte Erkrankung. Als zugrunde liegender genetischer Defekt wurde eine Veränderung am Chromosom 17 nachgewiesen, eine Deletion 17p11.2. Sie äußert sich in phänotypisch unterschiedlicher Weise. Sie manifestiert sich am häufigsten während des 2. und 3. Lebensjahrzehnts mit rezidivierenden schmerzlosen Druckläsionen peripherer Nerven, charakteristischerweise ohne vorangehendes adäquates Trauma. Am häufigsten sind der N. peroneus und der N. ulnaris betroffen. Elektroneurographisch lassen sich auch an klinisch nicht betroffenen Nerven und bei asymptomatischen Familienangehörigen eine mäßige Verlangsamung der motorischen und sensiblen Leitgeschwindigkeit und eine Verminderung der Amplitude der Reizantwortpotentiale nachweisen. In der Nervenbiopsie finden sich neben Zeichen einer segmentalen Demyelinisierung und Remyelinisierung umschriebene tomakulöse oder wurstartige Markscheidenverdickungen. Hereditäre Neuritis mit Bevorzugung des Armplexus s. S. 85.

3 Allgemeines zur Therapie peripherer Nervenläsionen

3.1 Konservative Therapie

Physiotherapeutische Maßnahmen bei Läsionen peripherer Nerven. Bei peripheren Nervenläsionen ist die konservative Therapie zunächst die Methode der Wahl. Die Physiotherapie verlangt immer Geduld von Seiten der Patienten und der Behandler. Während der langen Behandlungszeit erhält der Therapeut eine wichtige Funktion in der Patientenedukation. Die zu erreichenden Ziele werden gemeinsam mit dem Patienten festgelegt und terminiert. Zu den Behandlungszielen gehören die Verhütung von Kontrakturen der funktionsfähigen Antagonisten, eine Verhütung der Überdehnung der gelähmten Muskulatur, das Vermeiden von Gelenksversteifungen und Vermeiden der Entstehung trophischer Ulzera in den sensibilitätsgestörten Hautbezirken. Die Gelenke müssen sorgfältig durch gezielte Bewegungsübungen bewegt werden. Man achtet darauf, dass die gelähmten Muskelgruppen besonders bei Fibularis- und Radialislähmungen nicht ständig überdehnt werden, was sich durch eine entsprechende Schienung vermeiden lässt.

Zuverlässige Messungen über den klinischen Effekt einer Elektrotherapie auf die Nervenregeneration gibt es nur im Tierversuch. Beim Menschen liegen solche Untersuchungen nicht vor.

Hilfsmittel oder Schienen. Hilfsmittel oder Schienen dienen der Ruhigstellung, der Vermeidung dauernder Überdehnung und der Verhinderung von Kontrakturen sowie dem Ersatz verlorener Funktionen. Oftmals kommen die Patienten mit kompensatorischen Trickbewegungen besser zurecht als mit dem Hilfsmittel.

Das Schienenmaterial sollte leicht, genügend stabil und einfach verformbar sein. Gefährdete Stellen können mit Lammfell unterpolstert werden um trophische Hautschäden zu vermeiden. Dank der verbesserten Verarbeitungseigenschaft neuer Schienenmaterialien ist dies heute kaum mehr notwendig. Schienen werden immer individuell angefertigt und laufend auf die richtige Passform hin kontrolliert und, wenn nötig, angepasst.

3.2 Grundsätzliches zur operativen Behandlung peripherer Nervenläsionen

Allgemeine Bemerkungen. Die Wiedererlangung der durch die Nervenläsion verloren gegangenen Funktion durch chirurgische Maßnahmen kann auf verschiedene Weise erreicht werden.

1. Bei Kontinuitätsverlust:
   - Wiederherstellung der Kontinuität, um den denervierten peripheren Teil des verletzten Nervs und damit die Erfolgsorgane zu neurotisieren.

2. Bei Verlust des proximalen Stumpfes (z. B. Wurzelausriss bei Plexus brachialis Läsion):
   - Transfer von Nervenfasern von einem Spendernerv, sei es durch End-zu-End oder End-zu-Seit Koaptation, um den peripheren Teil des verletzen Nervs zu neurotisieren.

3. Bei Verlust des distalen Stumpfes:
   - Durch Einpflanzen einer motorischen Nervenendigung den denervierten Muskel durch Nerven-Muskel Neurotisation neurotisieren.

4. Bei erhaltener Kontinuität des verletzten Nervs ist das Ausmaß der Schädigung festzustellen und zu korrigieren.
5. Bei Teilregeneration kann die endgültige Funktion durch Muskelverlagerungen verbessert werden.
6. Besteht keine Aussicht, dass gelähmte Muskeln ihre Funktion wieder aufnehmen, z. B. nach zu langer Denervationszeit, sind die verloren gegangenen Funktionen durch Muskelverlagerungen zu ersetzen.

4 Klinik der Läsionen der Spinalnervenwurzeln ──────

4.1 Anatomie und Grundsätzliches ──────────────

4.1.1 Anatomie

Die vorderen Wurzeln der Spinalnerven (Abb. 4.1) verlassen das Rückenmark in Form von 4–7 relativ dicht gruppierten Wurzelfäden (Filae radicularia). Die hinteren Wurzeln teilen sich dagegen vor dem Eintritt in das Rückenmark fächerartig in 3–10 Wur-zelfäden auf, die in einer kontinuierlichen Reihe in den Sulcus posterolateralis einstrahlen. Kurz vor der Vereinigung mit der vorderen Wurzel trägt die hin-tere Wurzel das Spinalganglion.

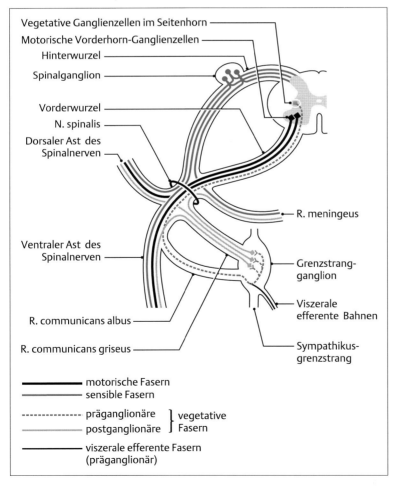

Abb. 4.1   Schematische Darstellung der Spinalnerven-wurzeln und ihrer Äste.

Vegetative Ganglienzellen im Seitenhorn

Motorische Vorderhorn-Ganglienzellen

Hinterwurzel

Spinalganglion

Vorderwurzel

N. spinalis

Dorsaler Ast des Spinalnerven

R. meningeus

Ventraler Ast des Spinalnerven

Grenzstrang-ganglion

Viszerale efferente Bahnen

R. communicans albus

R. communicans griseus

Sympathikus-grenzstrang

──── motorische Fasern
──── sensible Fasern
------------ präganglionäre ⎤ vegetative
──── postganglionäre ⎦ Fasern
──── viszerale efferente Fasern (präganglionär)

Der größte Teil der Spinalnervenwurzeln und das Ganglion spinale liegen intradural. Ihre Anfangsstrecken werden von Pia bedeckt. Die Arachnoidea begleitet die Wurzeln bis in die von der Dura gebildeten Wurzeltaschen, die an den dorsalen Wurzeln weiter peripherwärts reichen und hinter dem Spinalganglion in das epineurale Gewebe übergehen. Auch die Arachnoidea verliert sich im epineuralen Gewebe, während der Liquorraum mit Lymphspalten im perineuralen Gewebe kommuniziert. Die Wurzeln treten noch vor ihrer Vereinigung zum Spinalnerv in getrennten Öffnungen durch die Dura, ihre Vereinigungsstelle liegt extradural. Die Spinalnerven und ihre Wurzeln werden von Blutgefäßen begleitet. Spinale Äste der Aa. vertebrales, interkostales und lumbales schließen sich im Foramen intervertebrale der ventralen Seite der Spinalnerven an und geben radikuläre Äste ab, welche die Dura durchbohren und entlang der hinteren und vorderen Wurzel das Gefäßnetz an der Oberfläche des Rückenmarkes erreichen. Die Venen folgen den Nervenwurzeln und münden in die Plexus venosi vertebrales interni.

Verlauf und Länge der Spinalnervenwurzeln ändern sich infolge der Wachstumsverschiebung zwischen Rückenmark und Wirbelsäule von kranial nach kaudal beträchtlich. Der Conus terminalis des Rückenmarkes liegt beim Erwachsenen auf Höhe der Mitte oder des unteren Randes des 2. Lendenwirbelkörpers. Auf die Dornfortsätze bezogen liegen die Rückenmarkssegmente im Halsbereich einen Wirbel höher, dem Dornfortsatz C 6 entspricht also das Segment C 7. Zwischen dem 1. und 6. Brustwirbeldorn beträgt die Verschiebung bereits 2, vom 7. – 10. thorakalen Processus spinosus sogar 3 Segmenthöhen. In Höhe des 11. und 12. Brustwirbeldorns projizieren sich die Rückenmarkssegmente L 2 – L 5, der 1. Lendendorn überlagert die Sakralsegmente des Rückenmarkes. Durch diese Verschiebung verlaufen die Spinalnervenwurzeln immer mehr nach kaudal und lateral absteigend zu ihrer Austrittsstelle durch das Foramen intervertebrale. Gleichzeitig nimmt die Länge der Wurzeln von wenigen Millimetern bis auf etwa 25 cm zu. Die 1. Zervikalwurzel zieht noch leicht ansteigend nach lateral, die 2. und 3. horizontal. Die Lumbal- und Sakralwurzeln bilden unterhalb von L 2 die Cauda equina. Diese Verhältnisse sind in der Abb. 4.2 festgehalten.

Kraniokaudale Unterschiede bestehen auch in der Lage der Spinalganglien in Bezug auf die Dura und das Foramen intervertebrale. Während sich die zervikalen und thorakalen Spinalganglien innerhalb

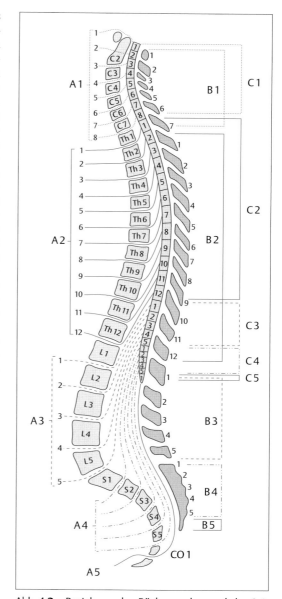

Abb. 4.2   Beziehung des Rückenmarkes und der Spinalwurzeln zu den Wirbelkörpern und den Dornfortsätzen beim Erwachsenen. Man beachte die nach kaudal zunehmende Verschiebung (nach Hintzsche sowie Hansen u. Schliack).

des Foramen intervertebrale befinden, verlagern sich die Spinalganglien von L 2 an nach medial. Das Ganglion von L 5 liegt an der inneren Öffnung des Foramen intervertebrale, die kaudal folgenden sogar im Sakralkanal selbst. Anomalien der lumbalen Nervenwurzeln finden sich in einigen wenigen Promille der Fälle. So können 2 Wurzeln benachbarter Segmente gemeinsam durch ein Wirbelloch hindurchtreten, können auch eine gemeinsame Durascheide aufweisen, oder es kommt zu einer präganglionären Anastomose zweier benachbarter Wurzeln bzw. zu einem rechtwinkligen Austritt einer Wurzel aus dem Duralsack.

Praktisch bedeutsame Konsequenzen ergeben sich aus dem Einbau der Spinalnerven im Zwischenwirbelloch, dem Foramen intervertebrale. An der Begrenzung dieser Öffnungen beteiligen sich außer den Wirbelkörpern und den Gelenkfortsätzen auch die Kapsel der Wirbelgelenke und die Bandscheiben. Periost, Gelenkkapsel und die äußersten Lamellen des Anulus fibrosus bilden eine kräftige, bindegewebige Wandauskleidung. Die Spinalnerven und die Arterien werden durch Fettgewebe und Venengeflechte gegen die Wandung abgepolstert.

In der Halswirbelsäule reichen die Bandscheiben anfänglich nicht bis unmittelbar an die Begrenzung des Zwischenwirbelloches. Im Zusammenhang mit der Ausbildung der seitlich der kranialen Wirbeldeckplatte aufsitzenden Processus uncinati sind die Halswirbelbandscheiben aber frühzeitig Veränderungen unterworfen, die mit transversal eingestellten Spaltbildungen einhergehen. Die lateralen Lamellen des Anulus fibrosus reißen, werden flach nach außen umgelegt und wandeln sich in Faserknorpel um. Es bildet sich eine Art von Halbgelenken, die sog. Unkovertebralgelenke. Die zunehmende Lockerung innerhalb der Bandscheiben löst eine reaktive Knochenbildung entlang der Randleisten der Halswirbelkörper aus, welche eine verstärkte laterale Ausladung der Processus uncinati zur Folge haben kann. Diese ist gegen den Inhalt der Foramina intervertebralia gerichtet.

Noch wechselnder gestalten sich die Verhältnisse im Lumbalbereich. Der Durchmesser der Foramina intervertebralia nimmt von L 1 – L 5 kontinuierlich ab, während umgekehrt das Kaliber der Nervenwurzeln um ein Mehrfaches ansteigt. Der steil absteigende Verlauf der Nervenwurzeln hat überdies zur Folge, dass nicht nur die gleichnamigen, sondern auch die nächstfolgenden Wurzeln in Kontakt mit einer Bandscheibe kommen können. So wird es verständlich, dass dorsolaterale Diskushernien der Bandscheibe L 4/L 5 vorwiegend den 5. Lumbalnerv, solche der letzten Bandscheibe den 1. Sakralnerv gefährden, während die kranial im Foramen intervertebrale gelegenen, eigentlichen Seg-

mentnerven außerhalb der Kompressionszone bleiben können (s. Abb. 4.**22**).

Unter den Nachbargebilden des äußeren Mündungsgebietes des Canalis intervertebralis ist im Halsbereich die A. vertebralis zu nennen, die begleitet von den Vv. vertebrales und dem vegetativen Plexus vertebralis in den Foramina transversaria des 1. – 6. Halswirbels verläuft und die Spinalnerven ventral überlagert. Im Brustbereich springen die Wirbel-Rippen-Gelenke gegen den unteren Teil der Foramina intervertebralia vor und drängen die Spinalnerven in den freien oberen Abschnitt.

Die proximalen Abschnitte der Nervenwurzeln weisen bei Vergleich mit den distaleren Nervenverläufen histologische Besonderheiten auf. Die Axone sind in einem einzigen Faszikel angeordnet. Der Gehalt an Kollagen im Endoneuralraum ist fünfmal geringer als in peripheren Nerven. Ein Perineurium fehlt, und das Epineurium ist nur spärlich ausgebildet. Die intraradikulären Gefäße verfügen nicht über Kollateralen mit der Umgebung. Dies macht Nervenwurzeln anfällig für verschiedenartige endogene Noxen.

4.1.2 Metamerie

Die segmentale Innervation von Haut und Muskulatur stellt ein pylogenetisch altes Einteilungsprinzip dar. Im Gegensatz hierzu ist die Entwicklung der peripheren Nervenstämme rezent und artspezifisch. Die Spinalnerven folgen erst sekundär dieser Ordnung, bilden aber später den einzigen bleibenden Hinweis auf die ursprüngliche Segmentierung.

Das Einflussgebiet eines einzelnen Spinalnervs wird Segment genannt. Hierbei ist das Dermatom die Einflusszone der sensiblen Spinalnervenfasern in der Haut, das Myotom das Einflussgebiet der motorischen Spinalnervenfasern innerhalb der Skelettmuskulatur, während wir das Einflussgebiet der viszero-sensiblen Spinalnervenfasern in den Eingeweiden als Enterotom bezeichnen. Auch die Knochenstrukturen sind segmental geordnet (Sklerotom), ohne dass deren klinische Relevanz bekannt ist.

Erfahrungsgemäß werden radikuläre Syndrome und periphere Nervenläsionen nicht selten miteinander verwechselt, v. a. bei partiellen Läsionen. Zur Differenzierung ist eine genaue Kenntnis des Einflussgebietes der einzelnen Wurzeln erforderlich. Die wissenschaftlichen Erkenntnisse über die segmentale Innervation gründen sich auf umfangreiche klinische Beobachtungen bei Patienten mit

Läsionen einzelner Nervenwurzeln etwa durch Traumen oder Diskushernien. Wesentlichen Aufschluss über die Dermatome verdanken wir den Untersuchungen über die Anordnung der Hauteffloreszenzen beim Herpes zoster. Foerster bestimmte die sensible Innervation einzelner Nervenwurzeln bei Patienten, bei denen zur Behandlung einer Spastik sensible Wurzeln durchtrennt wurden. Viele offene Fragen zur Anordnung der Myotome und Dermatome wurden durch neurophysiologische Studien geklärt. Aufgrund dieser Untersuchungen wurden Regeln für die segmentale Innervation von Muskeln und Haut ermittelt. Es ist aber zu beachten, dass in beträchtlichem Umfang individuelle Variationen einschließlich Asymmetrien vorkommen.

Die Topik der Myotome und der Dermatome weicht an vielen Stellen stark voneinander ab. Man kann sich leicht davon überzeugen, wenn man das Dermatomschema mit der segmentalen Ordnung der Muskulatur vergleicht. Am Rumpf liegen die Myotome jeweils unter der gleichnamigen Rippe durchweg höher als die entsprechenden Dermatome. Diese Verschiebung vergrößert sich nach kaudal immer mehr. Besonders deutlich ist die Verschiebung von Dermatomen gegenüber Myotomen im Bereich der Schultermuskulatur. So schiebt sich der von zervikalen Segmenten innervierte M. latissimus dorsi bis unter die untersten Thorakaldermatome. Auch die zur Haut ziehenden efferenten vegetativen Nervenfasern, die über den Grenzstrang des Sympathikus laufen, die sudorisekretorischen und die vasokonstriktorischen Fasern sowie die Nerven der Piloarrektoren, halten sich nicht an die spinale segmentale Ordnung, die uns vom Dermatomschema her geläufig ist (s. S. 216).

4.2 Allgemeine Charakteristika der Wurzelsyndrome

Es gibt nur sehr selten radikulär bedingte motorische oder sensible Paresen, die nicht zumindest zu Beginn von einem zervikalen Schmerzsyndrom oder einer Brachialgie bzw. von Kreuzschmerzen oder einer Ischialgie begleitet waren. Die Schmerzausstrahlungen erstrecken sich entlang den Dermatomstreifen. Es können oft als atypisch angesehene Schmerzprojektionen in das zugehörige Myotom oder Sklerotom hinzukommen, etwa Leistenschmerzen bei einem L 5 – oder seltener bei einem S 1-Syndrom.

Die Sensibilitätsstörung betrifft bei Läsion einer einzelnen Wurzel ausschließlich, bei mehrwurzeligen Syndromen am ausgeprägtesten die Algesie. Dies ist darauf zurückzuführen, dass die gegenseitige Überlappung der Dermatome für den Schmerzsinn viel weniger ausgeprägt ist als für andere Gefühlsqualitäten, sodass jedes Segment lediglich für die Algesie eine autonome Innervationszone hat. Der analgetische Streifen im Rahmen eines monoradikulären Ausfallssyndroms ist viel schmaler als das dysästhetische Band, das bei einem monoradikulären Reizsyndrom zu erwarten ist (Abb. 4.3).

Die Muskelatrophien sind bei monoradikulären Syndromen isoliert und passen bei mehrwurzeligen

Ausfällen in keinen peripheren Nervenverband. Bei chronischer Wurzelreizung ist als Rarität eine Hypertrophie der Kennmuskeln beschrieben worden.

Klinisch fassbare Störungen der vegetativen Innervation wie Schweißsekretion, Piloarrektion und Vasomotorik kommen bei reinen Wurzelläsionen nicht vor.

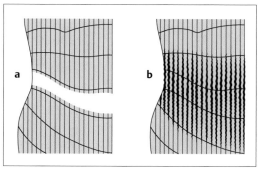

Abb. 4.**3a** u. **b** Während ein monoradikuläres Ausfallssyndrom (**a**) durch einen schmalen analgetischen Streifen gekennzeichnet ist, findet sich bei einem monoradikulären Reizsyndrom (**b**), wie es z. B. bei den Head-Zonen gegeben ist, ein breites dysästhetisches Band.

4.3 Spezifische Charakteristika einzelner Wurzelsyndrome

4.3.1 Zervikale Wurzeln

C 1 – C 3. Gemeinsam innervieren die Wurzeln C 1, C 2 und C 3 mit ihren Rr. dorsales die tiefen Nackenmuskeln und die Haut des Hinterkopfes einschließlich der Ohrregion und des Nackens und bilden mit den Rr. ventrales den Plexus cervicalis. Das sensible Dermatom der Wurzel C 3 umfasst die Haut über und hinter dem Ohr, die Unterkiefer- und die Nackenregion (Abb. 4.4). Die Patienten klagten über Schmerzen mit Ausstrahlung zum Ohr, oft auch in die Orbita, die durch Bewegungen und lokalen Druck provoziert wurden. Zudem nimmt die Wurzel C 3 in variablem Umfang an der Innervation des Zwerchfells teil (Kennmuskel). Nach den Untersuchungen an Zosterkranken erstreckt sich das Dermatom C 3 bis zum oberen Sternumrand. Bei einer Läsion der Wurzel C 2 sind Sensibilitätsstörungen in der Mitte des Hinterkopfes zu erwarten. Eine Unterscheidung von einer distal gelegenen Läsion (N. occipitalis major) ist indessen nicht möglich. Ein sensibles Syndrom der Nervenwurzel C 1 ist nicht bekannt.

Eigentliche Hernien der kranialsten Bandscheibe, jener zwischen C 2 und C 3, werden im angelsächsischen Sprachgebrauch als *uppermost disc protrusion* bezeichnet. Solche Patienten können nach einem evtl. banalen Trauma subokzipitale Schmerzen, Parästhesien am Hals und Gesicht sowie seitlichen Oberarm aufweisen und haben manchmal eine motorische Behinderung von Arm und Hand.

C 4 (Abb. 4.**5**). Eine Läsion dieser Wurzel verursacht Schmerzen in der Nacken-Schulter-Gegend und motorische Störungen im Bereich des Zwerchfells. Die Lokalisation der Schmerzen und der evtl. nachweisbaren Hypalgesie ergibt sich aus dem Dermatomschema (s. Abb. 1.**1**). Gleichartig lokalisierte Schmerzen kommen als *referred pain*, als übertragener Schmerz, bei Erkrankungen innerer Organe in den dazugehörigen Head-Zonen vor. Besonders zwerchfellnahe Krankheitsprozesse wie akute Gallenblasenerkrankungen, Magenperforationen und subphrenische Abszesse bewirken häufig Schmerzausstrahlungen in den Schulterbereich. Das Zwerchfell stellt den Kennmuskel für C 4 dar. Zwerchfellinnervationsstörungen können zu umschriebenen Relaxationen führen, die röntgenologisch bei der Inspirati-

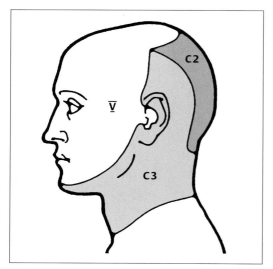

Abb. 4.**4**   C 2- und C 3-Syndrom.

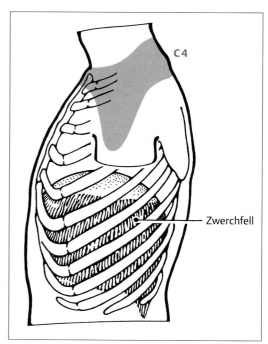

Abb. 4.**5**   C 4-Syndrom, Dermatom C 4 rot. Kennmuskel: Zwerchfell.

on eine sog. paradoxe Beweglichkeit zeigen. Das Zwerchfell wird in der Mehrzahl der Fälle überwiegend von C 4, seltener überwiegend von C 3 aus innerviert. Beim C 4-Syndrom können darüber hinaus Störungen der Schulterbeweglichkeit auftreten (Schulterblattmuskeln und M. deltoideus). Reflexausfälle, die man klinisch verwerten könnte, sind für dieses Syndrom nicht bekannt.

C 5 (Abb. 4.**6**). Auch hier treten Schulterschmerzen auf, die mehr lateral und dorsal über der Wölbung des M. deltoideus gelegen sind. Paresen betreffen den Deltoideus (C 5 – C 6) gelegentlich den M. biceps brachii (C 5 – C 6). Elektromyographisch lassen sich zudem auch im M. infraspinatus und M. brachioradialis sowie in den Mm. rhomboidei Zeichen einer neurogenen Läsion nachweisen. Der Bizepsreflex ist beim C 5-Syndrom meist verwertbar abgeschwächt.

C 6 (Abb. 4.**7**). Die Schmerzen bei einem C 6-Syndrom strahlen in den ganzen Arm aus. Sie beginnen am hinteren Rand des M. deltoideus ziehen über den radialen Condylus und über die Radialseite des Unterarmes abwärts bis in den Daumen hinein. Im gleichen Bereich, besonders in den distalen Abschnitten, kann eine Hypalgesie vorhanden sein. Deutliche Muskelatrophien sind bei diesem Syndrom nicht bekannt. Immerhin können klinisch manifeste Funktionsstörungen des M. biceps brachii und des M. brachioradialis vorkommen. Der Bizepsreflex ist i. d. R. stark abgeschwächt oder erloschen. Elektromyographisch sind bei einem Teil der Patienten ähnliche Muskeln betroffen wie beim C 5-Syndrom, bei anderen wie beim C 7-Syndrom. Bei der Wurzelläsion C 6 sind Denervationen im M. pronator teres nachweisbar.

Differentialdiagnostisch muss eine Läsion des N. musculocutaneus ausgeschlossen werden, die je-

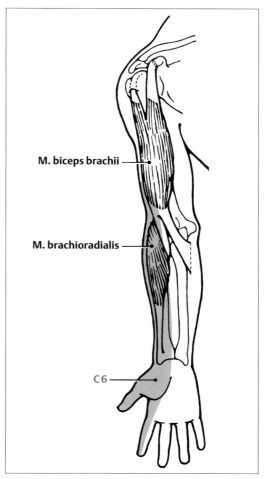

M. biceps brachii

M. brachioradialis

C 6

M. deltoideus

M. biceps brachii

C 5

Abb. 4.**6** C 5-Syndrom. Dermatom C 5 rot. Parese des M. deltoideus, gelegentlich M. biceps.

Abb. 4.**7** C 6-Syndrom. Dermatom C 6 schraffiert. Kennmuskeln: M. biceps brachii und M. brachioradialis.

doch niemals Innervationsstörungen im M. brachioradialis oder im M. pronator teres verursacht und nicht zu Sensibilitätsstörungen des Daumens führt.

C 7 (Abb. 4.**8**). Das C 7-Syndrom verursacht Schmerzen, die bis in den 2., 3. und 4. Finger ausstrahlen. Es findet sich eine Hypalgesie, die sowohl volar als auch dorsal die Finger II bis IV und einen Streifen über der Mittelhand umfasst, dorsal auch noch weiter nach proximal streifenförmig am Unterarm und an der Außenseite des Oberarmes nachweisbar ist. Es bestehen i. d. R. eine deutliche Trizepsschwäche, eine Parese des M. pectoralis major (mittlere Portion) (Abb. 4.**9**), eine motorische

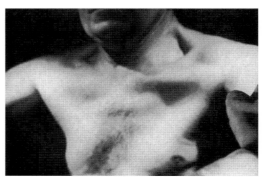

Abb. 4.**9**   Atrophie des mittleren Anteils des M. pectoralis major links bei Läsion der 7. Zervikalwurzel.

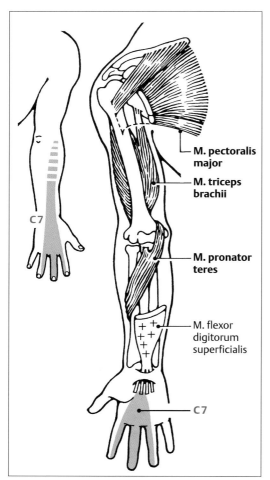

M. pectoralis major

M. triceps brachii

C7

M. pronator teres

M. flexor digitorum superficialis

C7

Abb. 4.**8a** u. **b**   C 7-Syndrom. Dermatom C 7 schraffiert. Kennmuskel: M. triceps brachii. Innervationsstörungen auch im M. pronator teres.

Schwäche der langen Fingerbeuger sowie auch des M. pronator teres. Gelegentlich findet sich auch eine Teillähmung des M. serratus anterior, besonders seiner kaudalen Anteile mit Scapula alata. Der Trizepsreflex ist immer abgeschwächt oder aufgehoben. Trotz einer meist deutlichen Hypotonie des M. triceps findet sich nur selten eine signifikante Atrophie dieses Muskels.

Ein C 7-Syndroms muss gegenüber einer Medianusläsion differentialdiagnostisch abgegrenzt werden. Beide Innervationsareale in Haut und Muskulatur sind distal recht ähnlich. Eine streifenförmige Sensibilitätsstörung auch dorsal an der Hand oder Funktionsstörungen des M. triceps sprechen für eine Läsion der Wurzel C 7.

C 8 (Abb. 4.**10**). Bei dem seltenen C 8-Syndrom finden sich Parästhesien im 4. und 5. Finger sowie Innervationsstörungen vorwiegend in den Muskeln des Kleinfingerballens. Das Syndrom muss deshalb besonders gegenüber einer Ulnarisläsion abgegrenzt werden. Die Sensibilität ist im ulnaren Unterarm- und Handbereich sowie in den Fingern IV und V gestört. Die bei Ulnarisparesen fast immer sehr deutliche Begrenzung des Sensibilitätsausfalls in der Mitte des Ringfingers kann man bei der radikulär bedingten Störung i. d. R. nicht nachweisen. Eine Funktionsstörung des M. triceps brachii kommt nur ausnahmsweise vor. Elektromyographisch finden sich häufig auch Zeichen einer neurogenen Läsion in den Mm. extensor indices proprius sowie im M. interosseus dorsalis I und im M. abductor digiti minimi.

Eine Atrophie und Parese einzelner Mm. interossei und besonders der Hypothenarmuskulatur ist weniger ausgeprägt als dies bei Ulnarisparesen zu sein pflegt. Störungen der Pupilleninnervation kön-

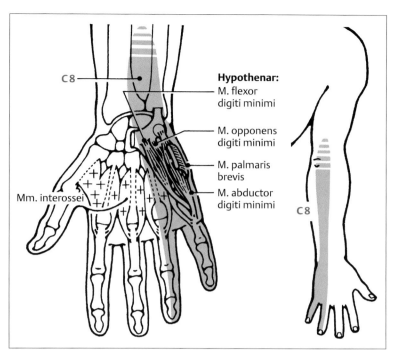

Abb. 4.**10a** u. **b**   C 8-Syndrom. Dermatom C 8 schraffiert. Kennmuskeln: vorwiegend Kleinfingerballenmuskeln, in geringem Maße Mm. interossei.

Labels in figure:

C 8

Hypothenar:
M. flexor digiti minimi

M. opponens digiti minimi

M. palmaris brevis

M. abductor digiti minimi

Mm. interossei

C 8

nen gelegentlich in Form einer Reizmydriasis bei einem akuten C 8-Syndrom auftreten.

Ein C 8-Syndrom ist von einer beginnenden spinalen progressiven Muskelatrophie zu unterscheiden. Unter den Myopathien sind die distal beginnende (beidseitige) Myotrophia myotonica Steinert sowie die seltenere Myopathia distalis tarda hereditaria (Welander) abzugrenzen. Auch die Syringomyelie geht nicht selten mit Atrophien von Handmuskeln einher und kann bei oberflächlicher Betrachtung im Beginn mit zervikalen Wurzelläsionen verwechselt werden.

4.3.2 Mehrwurzelige Syndrome im Zervikalbereich

In der Zervikalregion verlaufen die Nervenwurzeln von ihrem Ursprung bis zum Foramen intervertebrale annähernd waagerecht bzw. nur wenig absteigend (s. Abb. 4.**2**). Durch Veränderungen einer einzelnen Bandscheibe wird deshalb jeweils nur eine einzige Wurzel und somit ein einzelnes Myotom betroffen. Bei schwersten ausgedehnten spondylarthrotischen Veränderungen der Halswirbelsäule

können allerdings mehrere Wurzeln zugleich lädiert werden. Derartige Syndrome bereiten oft beträchtliche diagnostische Schwierigkeiten. Sie können v. a. mit motorischen Systemerkrankungen, mit einer Syringomyelie oder einer Plexusläsion verwechselt werden. Umgekehrt werden gar nicht selten beginnende motorische Systemerkrankungen fälschlich als polyradikuläre Syndrome interpretiert. Dies ist um so eher der Fall, als sie wie z. B. die amyotrophe Lateralsklerose nicht selten asymmetrisch beginnen. Nur wenn der Röntgen- bzw. Kernspintomographiebefund mit den objektivierbaren radikulären Ausfällen topisch übereinstimmt, erhält er diagnostisches Gewicht.

4.3.3 Thorakale Wurzeln

Die Symptomatologie der thorakalen Nervenwurzeln erschöpft sich im allgemeinen in typisch lokalisierten gürtelförmigen Schmerzen und gelegentlich diskreten Störungen der Algesie, deren Topik sich aus dem Dermatomschema ergibt.

Läsion der 1. thorakalen Wurzel. Eine isolierte Läsion der 1. thorakalen Wurzel ist eine Rarität. Sie kann zum Beispiel durch eine seltene Diskushernie Th 1/2 verursacht werden. Sie manifestiert sich durch eine Schwäche des Daumenabduktors, eine diskrete Schwäche der Interossei und einen sensiblen Ausfall an der ulnaren Arm- und Handpartie sowie der vorderen Axillarfalte.

Die Th 4/5-Grenze liegt in Höhe der Mamillen, Th 10 zieht zum Nabel, L 1 liegt über dem Leistenband. Die dorsalen Verlaufsstrecken der Dermatome werden im Allgemeinen viel zu weit nach kranial verlegt. Abgesehen von den obersten Thorakaldermatomen erreichen sie nie den gleichnamigen Dornfortsatz. Das 11. thorakale Dermatom z. B. berührt mit seinem unteren Rand die Crista iliaca und verläuft in Höhe des 4. lumbalen Dornfortsatzes.

Analysen der Schweißsekretion können darüber Auskunft geben, ob die Läsion im Wurzelbereich liegt oder distal der Rr. communicantes. Nur in diesem Fall kommt es zu isolierten Störungen der Schweißsekretion. Gelegentlich zeigt eine segmental angeordnete Hyperhidrosis eine Alteration der Segment entsprechenden Grenzstrangganglien an.

4.3.4 Lumbale und sakrale Wurzeln

Die seltenen Syndrome der beiden obersten Lumbalwurzeln bieten gegenüber denjenigen der thorakalen Wurzeln kaum Besonderheiten. Der Kremasterreflex ist abgeschwächt. Elektromyographisch finden sich bei L 1- und L 2-Läsionen neurogene Veränderungen im M. iliopsoas, bei einer L 2-Läsion sind Veränderungen auch im M. vastus medialis zu erwarten. Weitaus größere Bedeutung haben die Syndrome der sich kaudal anschließenden Wurzeln.

L 3 (Abb. 4.11). Die Schmerzen und die hypalgetischen Felder liegen vorwiegend an der Streckseite des Oberschenkels, von der Region des medialen Condylus des Femurs aufwärts bis in die Gegend des Trochanter major. Das Gebiet des N. saphenus bleibt intakt, was differentialdiagnostisch gegenüber der Femoralisläsion wichtig ist. Man findet eine deutliche Parese des M. quadriceps femoris, niemals aber eine totale Lähmung. Der Patellarsehnenreflex ist meist erloschen, zumindest aber deutlich abgeschwächt. Eine Parese der Adduktorengruppe ist nur bei gezielter Prüfung erkennbar. Der Adduktorenreflex kann aber deutlich abgeschwächt sein. Zudem kann die elektromyographische Untersuchung

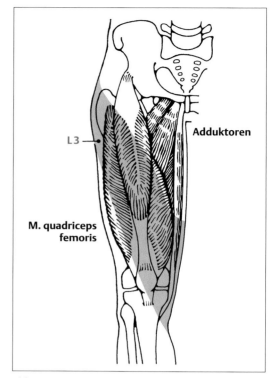

Abb. 4.11 L 3-Syndrom. Dermatom L 3 schraffiert. Kennmuskeln: Adduktoren und M. quadriceps femoris.

der Adduktoren diagnostisch hilfreich sein. Differentialdiagnostisch ist an die häufige Meralgia paraesthetica (s. S. 170) zu denken, bei der aber nie motorische Paresen oder Reflexstörungen vorkommen.

L 4 (Abb. 4.12). Beim L 4-Syndrom liegen die Schmerzen und Sensibilitätsstörungen am Oberschenkel lateral des L 3-Dermatoms. Sie haben ihren Schwerpunkt im vorderen inneren Quadranten des Unterschenkels bis zum inneren Fußrand, also über der tastbaren Tibiafläche. Die motorischen Störungen reiner L 4-Läsionen sind im M. quadriceps femoris weniger ausgeprägt als beim L 3-Syndrom. Klinische und neurophysiologische Untersuchungen sprechen dafür, dass an der Innervation des M. tibialis anterior die Wurzel L 5 meist den deutlich überwiegenden Anteil hat. Oft sind bei einem L 4-Syndrom zumindest elektromyographisch Zeichen einer neurogenen Läsion auch in den Adduktoren nachweisbar, was eine Differenzierung von einer Femoralisparese erleichtert.

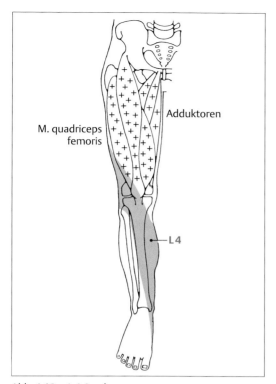

Abb. 4.**12**   L 4-Syndrom.

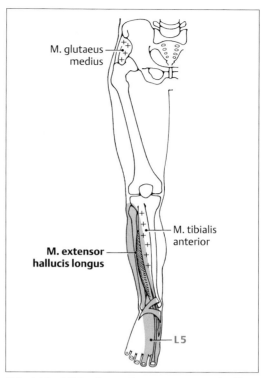

Abb. 4.**13**   L 5-Syndrom. Dermatom L 5 schraffiert. Kennmuskeln: M. extensor hallucis longus, M. tibialis anterior, M. glutaeus medius.

L 5 (Abb. 4.**13**). Die Schmerzeinstrahlung des sehr häufigen L 5-Syndroms verläuft von der Außenseite des Kniegelenks abwärts über den ventrolateralen Unterschenkel und den Fußrücken bis zur Großzehe. Der Streifen auf dem Fußrücken ist oft schmal und an der tibialen Seite gelegen. Kennmuskeln für L 5 sind der M. extensor hallucis longus, der M. tibialis anterior (Hackengang) und zudem der N. glutaeus medius, dessen Mitbeteiligung (positives Trendelenburg-Zeichen) eine Differenzierung gegenüber einer Peroneusparese erlaubt. Nicht selten, regelmäßig bei Mitbeteiligung der ersten Sakralwurzel, findet man Zeichen einer Innervationsstörung auch im M. extensor digitorum brevis (Abb. 4.**14**). Patellarsehnen- und Achillessehnenreflex bleiben bei isolierten L 5-Läsionen intakt, jedoch kann der Ausfall des Tibialis-posterior-Reflexes die Diagnose stützen. Der Reflex ist nur bei Personen mit relativ lebhafter Reflextätigkeit auslösbar. Sein Ausfall ist deshalb nur dann als Defektsymptom der 5. Lumbalwurzel verwertbar, wenn der Reflex auf der gesunden Gegenseite eindeutig vorhanden ist.

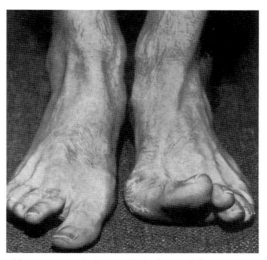

Abb. 4.**14**   Lumbaler Bandscheibenvorfall mit Läsion der Wurzeln L 5 und S 1 rechts. Parese des M. extensor hallucis longus und des M. extensor digitorum brevis (aus K. Hansen, H. Schliack: Segmentale Innervation, 2. Aufl. Thieme, Stuttgart 1962).

S 1 (Abb. 4.**15**). Das Dermatom liegt dorsolateral vom 5. Lumbaldermatom. Es erstreckt sich wesentlich weiter nach proximal und erreicht an der Beugeseite des Oberschenkels etwa die Gesäßfalte. Am Unterschenkel liegt es dorsolateral, zieht über oder hinter dem fibularen Malleolus zum lateralen Fußrand bis zur 3. – 5. Zehe. Der empfindlichste Parameter für ein S 1-Syndrom ist eine Abschwächung des Triceps-surae-Reflexes (Achillessehnenreflexes), der bei einer eingreifenden Wurzelkompression ausnahmslos und oft auf Dauer erloschen ist. Ei-

ne Parese des M. triceps surae zeigt sich oft nur durch eine vorzeitige Ermüdung oder ein Absinken beim Zehenstand oder beim Hüpfen. Auch eine Schwäche der Mm. peronaei ist bei einem ausgeprägten S 1-Syndrom meist nachweisbar. Differentialdiagnostisch wichtiger Kennmuskel ist zudem der M. glutaeus maximus. Eine Parese dieses Muskels in Form von einer Schwäche der Hüftstrecker oder als asymmetrische, tiefer stehende Glutäalfalte (Abb. 4.**16**) erlaubt eine Differenzierung gegenüber einer Tibialisläsion.

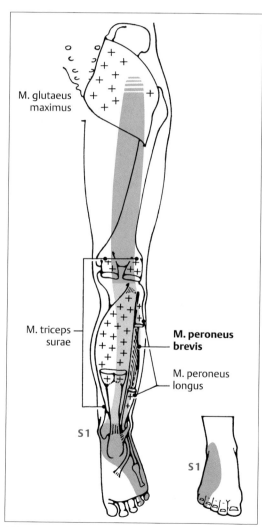

Abb. 4.**15**   S 1-Syndrom. Dermatom S 1 schraffiert. Kennmuskeln: M. triceps surae, M. glutaeus maximus und Mm. peronaei.

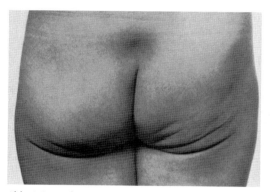

Abb. 4.**16**   Glutaeusparese links bei einer Läsion der Wurzel S 1 bei 47-jähriger Frau. Die Glutaealfalte links ist tiefer. Die linke Gesäßbacke zeigt nicht wie rechts die Konturen des aktiv stark innervierten M. glutaeus maximus (aus M. Mumenthaler: Didaktischer Atlas der klinischen Neurologie, 2. Aufl. Springer, Heidelberg, 1986).

Bei chronischer Schädigung der Wurzel S 1 kann ausnahmsweise eine Hypertrophie der Wade beobachtet werden.

4.3.5 Zwei- oder mehrwurzelige Syndrome im Lumbosakralbereich

Diese führen erfahrungsgemäß häufig zu Fehlbeurteilungen. So wird eine kombinierte Läsion der Wurzeln L 4 und L 5 gelegentlich als Peroneusparese verkannt; die Quadrizepsschwäche, die Abschwächung des Quadrizepsreflexes sowie die Sensibilitätsstörungen an der Vorderinnenseite des Unterschenkels können den Untersucher vor dieser Fehldiagnose bewahren (Abb. 4.**17**). Die kombinierte Schädigung der Wurzeln L 5 und S 1 führt zu sen-

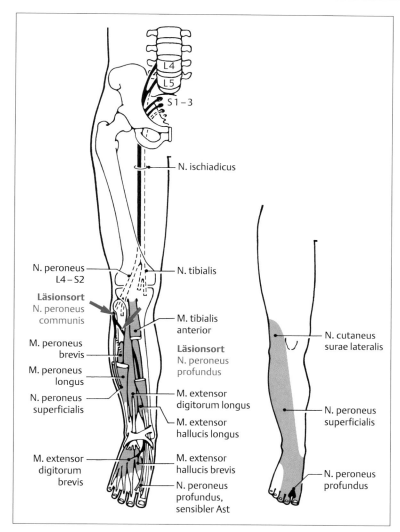

Abb. 4.**17a** u. **b**   Die „vertebrale Peronäuslähmung". Durch eine periphere Läsion des N. peronaeus communis (a) und durch eine Schädigung der Wurzeln L 4 und L 5 (b) können klinisch sehr ähnliche Ausfälle zustande kommen. Bei Peronäusläsionen sind alle von diesem Nerv versorgten Muskeln gleichmäßig paretisch. Bei der Wurzelläsion L 4/5 sind vor allem der M. extensor hallucis longus, weniger auch der M. tibialis anterior und die Mm. extensor digitorum longus und brevis betroffen.

somotorischen Ausfallserscheinungen, die einer N.-ischiadicus-Läsion ähneln können. Hier ist die sorgfältige klinische und ggf. elektromyographische Untersuchung der Glutäalmuskulatur hilfreich, die nur bei dem radikulären Läsionsort (bzw. einer Plexus-lumbosacralis-Parese) mitbetroffen ist. Außerdem kann auch hier der elektromyographische Nachweis von Denervierungsaktivität in der paravertebralen Muskulatur diagnostisch weiterhelfen.

4.3.6 Kaudaläsionen

Klassische Kaudaläsionen gehen mit nach oben hin scharf abgegrenzter Reithosenanästhesie, beidseitigen Lähmungen des M. triceps surae, der kleinen Fußmuskeln und manchmal auch proximalen Muskelgruppen mit Blasen- und Mastdarminsuffizienz sowie dem Segment entsprechenden Reflexausfällen einher. Die akuten, meist durch mediale lumbale Massenvorfälle verursachten Kaudaläsionen gehören zu den dringendsten neurochirurgischen Notfällen.

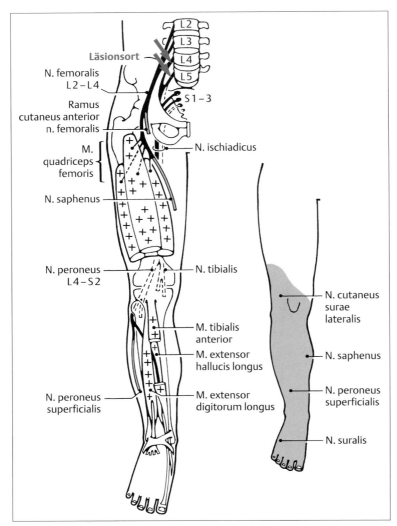

Abb. 4.**17b**

Viel schwieriger kann die Diagnose der schleichend-progredienten Kaudakompression sein, wie sie z. B. bei raumfordernden Prozessen vorkommt. Blasen- und Mastdarmstörungen können in diesen Fällen lange Zeit fehlen. Wichtig ist hier v. a. die sorgfältige Beobachtung der allmählich fortschreitenden Störung der lumbosakralen Muskeldehnungsreflexe. Gehen diese Reflexe bei therapieresistenter Ischialgie nach und nach verloren, so muss an einen Tumor im Kaudabereich gedacht werden, noch ehe deutliche Lähmungen oder Sphinkterfunktionsstörungen eintreten. Bei den Kaudaläsionen bleibt die Schweißsekretion an den Fußsohlen auch bei totaler Anästhesie intakt.

Die Unterscheidung zwischen einer Kaudaläsion und einer Erkrankung des kaudalen Rückmarkabschnitts, des Conus medullaris, ist nicht immer leicht. Bei Kaudaläsionen beherrschen oft Schmerzen das Krankheitsbild. Sorgsame Sensibilitätsuntersuchungen können hier weiterführen. Der Nachweis einer dissoziierten Sensibilitätsstörung beweist eine im Rückenmark liegende Schädigung. Bei der bildgebenden Diagnostik mit Kernspintomografie sollte bei entsprechender klinischer Konstellation der Wirbelkanal ausreichend hoch unter Einbeziehung des Konus dargestellt werden.

Der Ausfall der untersten Sakralwurzeln S 4 und S 5 bewirkt charakteristische eng umschriebene

Sensibilitätsstörungen mit Zentrum um die tastbare Steißbeinspitze herum, nicht etwa konzentrisch um den Anus. Reizerscheinungen dieser Wurzeln bewirken unter Umständen quälende Schmerzen vom Typ der Kokzygodynie. Die Sphinkterfunktionen werden erst durch beidseitige Läsionen der 3. Sakralwurzel gestört.

Tab. 4.1 enthält eine synoptische Darstellung der radikulären Syndrome. Tab. 1.2 auf S. 4 f. gab einen Überblick über die wichtigsten Muskeleigenreflexe und ihren Auslösungsmodus, deren Beziehung zu den peripheren Nerven, den Wurzeln und den Rückenmarksegmenten.

Tabelle 4.1   Synopsis der Wurzelsyndrome (nach Hansen u. Schliack)

Segment	Sensibilität (vgl. Abb. 1.1)	Kennmuskeln	Muskeldehnungsreflexe	Bemerkungen
C 4	Schmerz bzw. Hypalgesie in der medialen Schulterregion	Zwerchfell		partielle Zwerchfellparesen durch C 3 liegen mehr ventral, die durch C 4 mehr dorsal
C 5	Schmerz bzw. Hypalgesie lateral über die Schulter, etwa den M. deltoideus bedeckend	M. deltoideus und M. biceps brachii	Bizepsreflex	
C 6	Dermatom an der Radialseite des Ober- und Vorderarmes bis zum Daumen abwärts ziehend	M. biceps brachii und M. brachioradialis	Bizepsreflex	
C 7	Dermatom lateraldorsal vom C 6-Dermatom, zum 2. bis 4. Finger ziehend	M. triceps brachii, M. pronator teres, M. pectoralis major und gelegentlich Fingerbeuger oder ulnare Fingerstrecker	Trizepsreflex	Differentialdiagnose gegen das Karpaltunnelsyndrom: Beachtung des Trizepsreflexes
C 8	Dermatom lehnt sich dorsal an C 7 an, zieht zum Kleinfinger	Handmuskeln, besonders Kleinfingerballen	Trömner-Reflex	
L 3	Dermatom vom Trochanter major über die Streckseite zur Innenseite des Oberschenkels über das Knie ziehend	M. quadriceps femoris, Adduktoren	Quadrizepsreflex (Adduktorenreflex)	Differentialdiagnose gegen die Femoralislähmung: Das Innervationsareal des N. saphenus bleibt intakt, die Adduktoren können mitbefallen sein
L 4	Dermatom von der Außenseite des Oberschenkels über die Patella zum vorderen inneren Quadranten des Unterschenkels bis zum inneren Fußrand reichend	M. quadriceps femoris (Adduktoren)	Quadrizepsreflex (Adduktorenreflex)	
L 5	Dermatom oberhalb des Knies am lateralen Kondylus beginnend, abwärts ziehend über den vorderen äußeren Quadranten des Unterschenkels bis zur Großzehe	M. extensor hallucis longus, M. tibialis interior, M. glutaeus medius	Tibialis-posterior-Reflex	
S 1	Dermatom zieht von der Beugeseite des Oberschenkels im hinteren äußeren Quadranten des Unterschenkels über den äußeren Malleolus zur Kleinzehe	M. triceps surae, M. glutaeus maximus, Mm. peronaei	Trizeps-surae-Reflex	

4.4 Klinische Krankheitsbilder der Wurzelläsionen

Eine große Vielfalt von Krankheiten kommt als Ursache von Wurzelläsionen in Betracht. Die überwältigende Mehrheit wird durch degenerative Veränderungen der Wirbelsäule hervorgerufen, v. a. durch Bandscheibenerkrankungen. Dies verführt allzu häufig dazu, vorschnell einen Bandscheibenvorfall als Ursache einer Wurzelläsion oder überhaupt von Schmerzen mit Ausstrahlung in eine Extremität oder von Paresen anzunehmen. Eine frühzeitige Diagnose und Therapie ist um so wichtiger, als die Regenerationsfähigkeit von Nervenwurzeln im Vergleich mit peripheren Nerven schlechter ist. Bei den nachfolgenden Ausführungen über die einzelnen klinischen Krankheitsbilder folgen wir primär einer Einteilung nach der Ätiologie.

4.4.1 Bandscheibenerkrankung/ Spondylose

Allgemeines

Epidemiologie

In der Bundesrepublik Deutschland erfolgen 20 % aller krankheitsbedingten Arbeitsausfälle und 50 % der vorzeitig gestellten Rentenanträge wegen bandscheibenbedingter Erkrankungen. An behandlungsbedürftigen bandscheibenbedingten Erkrankungen leiden vorwiegend Menschen mittleren Alters. Als Risikofaktoren gelten neben erblichen Faktoren v. a. Tätigkeiten mit langem Stehen und Sitzen und Tätigkeiten an vibrierenden Arbeitsinstrumenten.

Pathogenese

Im Laufe des Lebens entwickeln sich bei jedem Menschen degenerative Veränderungen der Wirbelsäule. Deren Ausprägung ist in den durch hohe Mobilität und statische Belastung besonders beanspruchten unteren zervikalen und lumbalen Segmenten am stärksten. Durch Verminderung des Wassergehalts verlieren die Bandscheiben ihre Elastizität. Es kommt zu Einrissen in ihrem Faserring, durch die Teile des Gallertkerns hindurchtreten und sich gegen den Spinalkanal vorwölben (Protrusion). Durch einen Riss vorfallende Bandscheibenteile können das hintere Längsband perforieren (Diskushernie oder Diskusprolaps). Mitunter lösen sie sich vollständig von der Ursprungsbandscheibe (Sequester).

Die Masse des Nucleus pulposus nimmt nach kaudal hin immer mehr zu. Im Lumbalbereich kommt es deshalb sehr viel häufiger zu neurologischen Ausfällen durch einen Bandscheibenvorfall als zervikal. Das hintere Längsband weist im Lumbalbereich auch eine relativ geringe Stärke auf. Die Degeneration der Bandscheiben wirkt sich auch auf umgebende Strukturen aus. Die Einengung des Foramen intervertebrale ist mit einer Gefügelockerung und Fehlbelastung der Wirbelgelenke und Exostosen verbunden.

Diagnostik

Die Feststellung von Art, Ausdehnung und Höhe der Bandscheibenschädigung erfolgt in Ergänzung zu dem klinischen Untersuchungsbefund durch bildgebende Diagnostik, neurophysiologische Untersuchungen und evtl. Liquoruntersuchung. Die Basis der neuroradiologischen Diagnostik stellen Röntgen-Nativaufnahmen dar, die das Ausmaß spondylotischer Veränderungen wie z. B. eine Einengung der Foramina intervertebralia zeigen, und die eine Abgrenzung gegenüber nicht-degenerativen Erkrankungen wie z. B. Tumoren erlauben.

Eine aufwändige bildgebende Diagnostik ist bei einer Bandscheibenerkrankung nicht sogleich angezeigt. Bei typisch klinischem Bild kann zunächst der Verlauf unter konservativer Therapie abgewartet werden, der spontan meist günstig ist. Eine detaillierte neuroradiologische Diagnostik ist hingegen bei untypischen Beschwerden und Befunden oder wenn eine Operation zu erwägen ist, angezeigt, z. B. bei Anzeichen einer Rückenmarksschädigung, progredienter Wurzelschädigung oder Therapieresistenz.

Vor einer Überbewertung der neuroradiologischen Befunde ist zu warnen. Auch bei beschwerdefreien Menschen sind nicht nur auf Übersichtsaufnahmen beträchtliche spondylotische Veränderungen zu erwarten. Abhängig vom Alter ist bei ihnen im Myelogramm, Computertomogramm und Kernspintomogramm in 20–40 % der Befund eines Bandscheibenvorfalles nachweisbar. Selbst eindrucksvolle radiologische Befunde dürfen deshalb nicht ohne strenge klinische Korrelation als Ursache untypischer neurologischer Funktionsstörungen angesehen werden.

Bandscheibenerkrankungen im Zervikalbereich

Der akute zervikale Bandscheibenvorfall

Akute zervikale Bandscheibenvorfälle sind viel seltener als lumbale. Sie betreffen am häufigsten die Bandscheiben C 5/6 bzw. C 6/C 7, die Segmente mit der größten Beweglichkeit.

Klinik

Fast immer besteht eine hochgradige schmerzhafte Bewegungseinschränkung der Halswirbelsäule (akuter Torticollis). Die Schmerzausstrahlung erfolgt meist entsprechend dem Dermaton, kann aber auch diagnostisch unergiebig sein, wenn sie sich auf proximale Anteile der Schulter-Arm-Region beschränkt. Topisch wegweisend können Parästhesien in distalen Dermatomabschnitten sein.

Die radikuläre Ursache der Schmerzen bestätigt eine Verstärkung durch ein Dehnungsmanöver: Kopfdrehung zur betroffenen Seite bei gleichzeitiger Überstreckung der Halswirbelsäule. Die klinische Beurteilung der Motorik orientiert sich an den Kennmuskeln der zervikalen Wurzeln (s. Tab. 4.1). Stets ist gezielt auch nach Zeichen einer Rückenmarksschädigung zu fahnden.

In der bildgebenden Diagnostik des zervikalen Bandscheibenvorfalls kommt im allgemeinen der Kernspintomografie die größte Bedeutung zu (Abb. 4.18). Manchmal ist eine ergänzende CT-Myelographie zur besseren Abgrenzung zwischen Vorfall und dem Duralsack erforderlich (Abb. 4.19).

Therapie und Verlauf

Die Prognose des zervikalen Bandscheibenvorfalls ist günstig. Dies hängt mit der durch kernspintomographische Verlaufsuntersuchungen nachgewiesenen Neigung zur spontanen Resorption zusammen. Unter konservativer Therapie wird die große Mehrheit innerhalb von wenigen Wochen beschwerde-

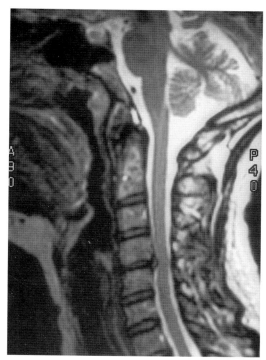

Abb. 4.**18**   Bandscheibenvorfall C 4/C 5 bei 47-jähriger Frau im T2-gewichteten MRT. Es lag eine Wurzelkompression C 5 rechts vor. (Abteilung Neuroradiologie der Medizinischen Hochschule Hannover, Prof. H. Becker).

frei oder erheblich gebessert. Diese Behandlung umfasst v. a. Ruhigstellung mit Hillfe von Glisson-Schlinge, Schanz-Stützverband, Wärmeapplikation und medikamentöse Schmerztherapie. Die Wirksamkeit einer Extensionsbehandlung ist allerdings umstritten. Chiropraktische Maßnahmen können sehr gefährlich sein, weil sie einen kleinen Prolaps zu einem Massenprolaps mit Rückenmarkskompression ausweiten können.

Eine operative Therapie ist bei Auftreten von Zeichen einer Rückenmarksschädigung oder bei zunehmenden radikulären Ausfällen angezeigt. Eine relative Indikation zu einer Operation besteht bei Therapieresistenz von heftigen Schmerzen. Die Wahl des günstigsten operativen Verfahrens, z. B. ventraler Zugang nach Cloward oder hinterer Zugang, ist vom Chirurgen zu entscheiden.

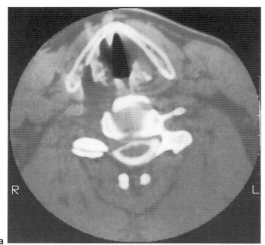

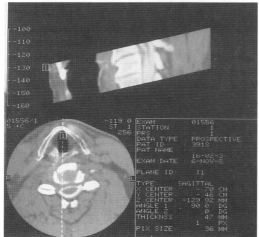

Abb. 4.**19a** u. **b**   Rechtsseitige Diskushernie C 5/6 im CT.
a Kompression der Wurzel und Obliteration der Wurzeltasche.
b Sagittalschnitt in der Rekonstruktion.

_____
Zervikale spondylotische Radikulopathie

Spondylotische Veränderungen in Form von knöchernen Randzacken und Leisten können zu einer Kompression von Nervenwurzeln im Spinalkanal und Foramen intervertebrale führen. Betroffen sind höhere Altersstufen, Männer häufiger als Frauen. Die Art der Beschwerden ist ähnlich wie beim zervikalen Bandscheibenvorfall. Der Beginn und die Intensität der Beschwerden sind jedoch weniger dra-

matisch. Die schmerzhafte Einschränkung der Kopfbewegungen ist weniger ausgeprägt als beim Bandscheibenvorfall. Durch Kopfbewegungen werden die Schmerzen verstärkt. Am häufigsten sind wiederum die Wurzeln C 6 und C 7 betroffen. Motorische oder sensible Ausfälle sind meist nur in geringem Umfang vorhanden.

Die konservative Behandlung folgt den gleichen Grundsätzen wie beim zervikalen Bandscheibenvorfall. Die Beschwerden sind einer Behandlung allerdings weniger zugänglich.

_____
Zervikale spondylotische Radikulomyelopathie (Myelopathie bei Zervikalspondylose)

Im Rahmen der zervikalen Spondylose kommt es bei einem kleinen Teil der meist älteren Patienten neben einer Schädigung von Nervenwurzeln auch zu einer zunehmenden Kompression des Rückenmarks. Zu der spinalen Stenose tragen v. a. bei: Höhenminderung und Vorwölbung von Bandscheiben, hyperostotische Randwülste an den Wirbelkörperkanten, Hypertrophie der kleinen Wirbelgelenke und Verdickung des Lig. flavum. Die Hypertrophie des Fazettengelenkes und des uncovertebralen Gelenkes führt zu einer Einengung des Foramen intervertebrale. Mit einer wesentlichen Kompression des Rückenmarks ist bei einer Einengung des zervikalen Wirbelkanals auf einen a. p. Durchmesser von < 13 mm zu rechnen. Wesentliche Vorbedingung ist ein anlagebedingt enger Spinalkanal.

Klinik

Das klinische Bild ist Ausdruck einer variablen Kombination radikulärer Ausfälle an den oberen Extremitäten und einer Rückenmarksschädigung. Fast ausnahmslos sind gesteigerte Muskeldehnungsreflexe sowie Pyramidenbahnzeichen vorhanden. Es bestehen Missempfindungen in den Beinen, und das Lhermitte-Zeichen ist oft positiv. Ein breitbasig-unsicherer Gang ist ein typisches und oft führendes Symptom. Bei etwa der Hälfte treten als Folge einer zervikalen Wurzel- oder einer segmentalen Rückenmarksschädigung motorische und sensible Ausfälle an den Armen auf, oft mit Atrophien und Paresen der Handmuskeln und einer Ungeschicklichkeit in den Händen z. B. beim Knöpfen. Radikuläre Schmerzen werden nur von etwa 1/3 angegeben.

Diagnostik

Neuroradiologische Untersuchungsverfahren sichern die klinische Verdachtsdiagnose. Computertomografie, CT-Myelografie und Kernspintomografie (Abb. 4.20) lassen knöcherne und nicht-knöcherne Stenosekomponenten erfassen. Sie zeigen zudem das Ausmaß der Verschmächtigung des Rückenmarks und eine intramedullär erhöhte Signalintensität, das Myelopathie-Signal. Zur Darstellung der knöchernen Anteile der Wirbelsäule eignet sich auch die dreidimensionale CT-Rekonstruktion, speziell bei Verwendung eines Spiral-CT.

Therapie und Verlauf

Die Krankheitsentwicklung ist sehr variabel. Am häufigsten ist eine episodenhafte Verschlechterung, die von oft langen stabilen Phasen gefolgt sein kann.

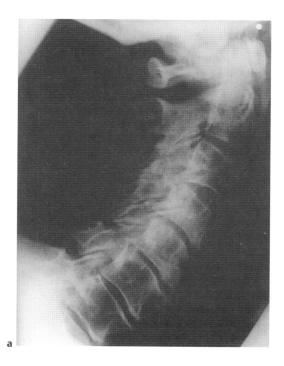

a

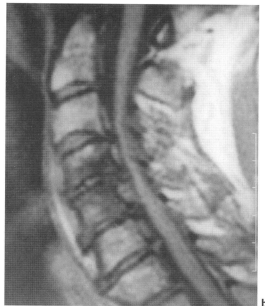

b

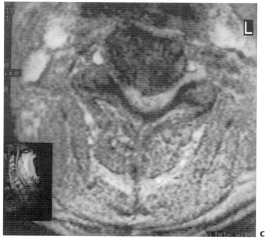

c

Abb. 4.**20a – c** 71-jähriger Patient. Myelopathie bei Zervikalspondylose. In (**a**) ist die Osteochondrose besonders der Bandscheibenräume C 5/C 6 und C 6/C 7 deutlich.
b u. **c** Im MR-Sagittalbild (**b**) in den T2-gewichteten Bildern ist die Einengung des Duralsackes auf diesen Höhen deutlich. Im Schnittbild auf Höhe C 5/C 6 (**c**) ist die hochgradige Kompression von Duralsack und Rückenmark (weiße Partie in Bildmitte) eindrücklich (Röntgeninstitut Klinik Hirslanden, Zürich, Chefarzt Dr. D. Huber)

Seltener sind protrahiert oder gar rasch zunehmende Funktionsstörungen. Der im Einzelfall kaum vorherzusehende Verlauf erschwert die Wahl der Therapie. Die konservative Behandlung umfasst eine vorübergehende Immobilisation der Halswirbelsäule in leichter Beugestellung in Form einer Halskrawatte, besonders nachts, nicht länger als 2 Wochen, vorübergehend auch symptomatische Therapie mit Analgetika.

Das physiotherapeutische Behandlungsregime für radikuläre Syndrome der Halswirbelsäule ähnelt im übrigen demjenigen der Lendenwirbelsäule (s. S. 47).

Bei Versagen der konservativen Therapie und progredienten neurologischen Ausfällen ist eine operative Therapie angezeigt. Lange bestehende neurologische Ausfälle, besonders neurologische Ausfälle an den Beinen, sprechen auf eine operative Dekompression nicht mehr an. Bei Vorliegen einer Indikation zur Operation sollte deshalb hiermit nicht zu lange gezögert werden.

Differentialdiagnostik

Die Abgrenzung gegenüber einer Armplexusläsion ist oft nötig, besonders gegenüber einer neuralgischen Schulteramyotrophie (s. S. 83), ebenso gegen eine Läsion eines peripheren Armnerven. Akzessoriuslähmungen, die mit heftigen Schulterschmerzen, einer Fehlstellung des Schultergürtels und einer Einschränkung der Abduktion im Schultergelenk verbunden sind, werden nicht selten als zervikaler Wurzelschaden fehlgedeutet. Weitere wichtige Differenzialdiagnosen sind u. a. Multiple Sklerose, intraspinaler Tumor, amyotrophische Lateralsklerose und Syringomyelie.

Bandscheibenerkrankungen im Thorakalbereich

Der thorakale Bandscheibenvorfall

Zwar sind asymptomatische thorakale Bandscheibenvorfälle bei 15–20 % aller Erwachsenen durch Kernspintomografie nachweisbar. Symptomatische Diskushernien sind hier jedoch viel seltener als im Zervikalbereich. Sie sind vorwiegend unterhalb des Segments Th 8 anzutreffen.

Die klinische Symptomatik ist variabler und die Diagnose schwieriger als bei zervikalen oder lumbosakralen Hernien. Die Schmerzen sind nur in etwa 20 % radikulär angeordnet. Viel häufiger kommt es allein zu lokalen oder entlang der Wirbelsäule ausstrahlenden Schmerzen. Anders als bei den lumbosakralen Vorfällen entwickeln sich die Schmerzen nicht selten allmählich progredient. Ihnen folgen später medulläre Symptome nach. Bei den medialen Bandscheibenvorfällen entwickeln sich Zeichen einer Rückenmarksschädigung als Erstsymptom. Der Verlauf ist hier oft fluktuierend, was zu der Fehldiagnose einer Multiplen Sklerose führen kann. Zum Nachweis dient v. a. das MRT (Abb. 4.**21**).

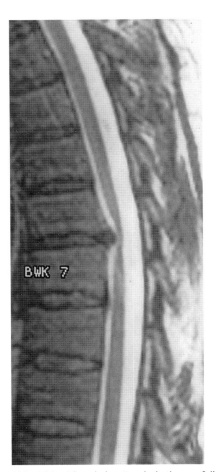

Abb. 4.**21**   Thorakaler Bandscheibenvorfall Th 6/Th 7 rechts mediolateral bei 48-jähriger Frau. Klinisch lag ein radikulärer Schmerz Th 6 vor. (Abteilung Neuroradiologie der Medizinischen Hochschule Hannover, Prof. H. Becker).

Bandscheibenerkrankungen im Lumbalbereich

Der lumbale Bandscheibenvorfall

Akute Diskushernien sind mit Abstand am häufigsten im Lumbalbereich, und hier wiederum in den beiden untersten Etagen. Etwa 95 % aller lumbosakralen Bandscheibenvorfälle betreffen die Segmente L 4/5 und L 5/S 1. Ein Bandscheibenvorfall trifft im lumbalen Wirbelkanal auf die fast vertikal abwärts ziehenden Fasern der Cauda equina. Die meisten Bandscheibenvorfälle sind mediolateral ausgerichtet und führen zu einer Läsion der Wurzel, die ein Segment tiefer austritt, d. h. bei Prolaps der Bandscheibe L 4/L 5 wird die zwischen dem 5. Lendenwirbel und dem Kreuzbein austretende 5. Lendenwurzel komprimiert (Abb. 4.22). Etwa 4–10 % aller lumbalen Bandscheibenvorfälle sind so weit lateral (intra- oder sogar extraforaminal) lokalisiert, dass die in gleicher Höhe austretende Wurzel getroffen wird, am Häufigsten die Wurzel L 4 bei einem Bandscheibenvorfall L 4/5. Die Mehrzahl der weit lateral gelegenen Bandscheibenvorfälle ist gleichzeitig nach kranial geschlagen. Ein großer Massenprolaps mit subtotalem Hervortreten ganzer degenerierter und sequestrierter Bandscheiben verursacht eine mehr oder weniger symmetrische Kompression des gesamten Duralsacks und führt zu einer klassischen Kaudalähmung. Ein im oberen LWS-Bereich gelegener medialer Vorfall kann isoliert die in der Kauda zentral verlaufenden sakralen Fasern komprimieren und die lateral gelegenen lumbalen Wurzeln aussparen. Umgekehrt können bilateral einzelne lumbosakrale Wurzeln isoliert geschädigt werden. In solchen Fällen liegt oft ein enger Spinalkanal, v. a. enge Recessus laterales infolge hypertrophierter Gelenkfortsätze vor. Diese Möglichkeiten sind bei der Höhenlokalisation zu beachten.

Lumbale Bandscheibenvorfälle betreffen am häufigsten das mittlere Lebensalter. Bei Kindern und Jugendlichen sind sie selten. Sie entstehen bei ihnen häufig durch Traumen. Sie sind zudem oft mit Anomalien der Wirbelsäule wie Lumbalisation von S 1 oder Spina bifida assoziiert. Immerhin kommen akute und chronische Lumbalgien sowie lumbale Diskushernien auch im Kindes- und Jugendlichenalter vor.

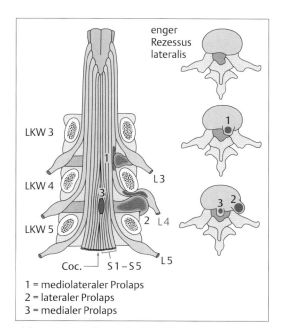

1 = mediolateraler Prolaps
2 = lateraler Prolaps
3 = medialer Prolaps

Abb. 4.22 Beziehung der lumbalen Bandscheiben zu den austretenden Nervenwurzeln (Mumenthaler/Mattle: Neurologie, 10. Aufl. Thieme, Stuttgart 1997, Abb. 10.1, 641).

Klinik

Anamnestisch gehen dem großen Prolaps mit radikulären Symptomen fast regelmäßig einige Schübe von akuter Lumbago (*Hexenschuss*) voraus. Eine harmlose mechanische Belastung, etwa Bücken oder Rumpfdrehung, löst die eindrucksvolle Symptomatik des akuten Bandscheibenvorfalls aus. Die Patienten können sich vor Schmerzen oft kaum mehr bewegen. Aus der Lokalisation der Schmerzausstrahlung lässt sich oft die betroffene Wurzel erkennen (Ausstrahlung zur Großzehe bei Läsion L 5, zum seitlichen Fußrand bei Läsion S 1).

Meist bestehen eine typische Haltungsanomalie der Wirbelsäule mit Abflachung der Lendenlordose und skoliotischer Fehlhaltung (Abb. 4.23) sowie eine schmerzhafte Bewegungsfixierung. Die Wirbelsäule ist über dem Vorfall klopfschmerzhaft, die paravertebrale Muskulatur ist mitunter bretthart verspannt. Bei der klinischen Untersuchung sind die auf S. 34 ff. beschriebenen Symptome der verschiedenen Wurzelläsionen nachweisbar.

Charakteristisch für eine bandscheibenbedingte lumbosakrale Wurzelirritation ist das so genannte Lasègue-Zeichen. Es beruht darauf, dass jede Dehnung der betroffenen Wurzel radikuläre Schmerzen

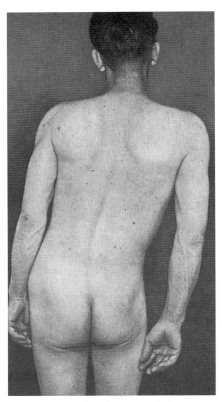

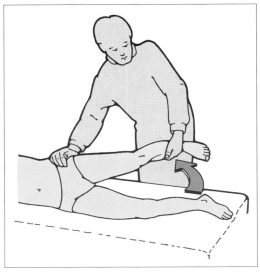

Abb. 4.**24**   Den umgekehrten Lasègue löst man durch Überdehnung des Beines im Hüftgelenk aus.

Abb. 4.**23**   Antalgische Zwangshaltung mit typischer Ausweichskoliose der Wirbelsäule bei lumbalem Bandscheibenvorfall (aus K. Hansen, H. Schliack: Segmentale Innervation, 2. Aufl. Thieme, Stuttgart 1962).

auslöst. Die Dehnung erfolgt bei der Untersuchung dadurch, dass man beim liegenden Patienten das gestreckte Bein langsam im Hüftgelenk beugt. Bei der Gegenprobe, dem Aufsetzen des Patienten im Untersuchungsbett bei gestreckten Beinen, müssen die gleichen Schmerzen auftreten. Ist dies nicht der Fall, stellt sich die Frage nach einer psychogenen Symptomverstärkung. Ein so genanntes umgekehrtes Lasègue-Zeichen findet sich bei Irritationen der Wurzeln L 3 und L 4. Diese radikulären Schmerzen lassen sich hier durch Überstrecken des Hüftgelenkes provozieren (Abb. 4.**24**). Ein positives Lasègue-Zeichen auf der Gegenseite mit Schmerzen im betroffenen Bein (gekreuztes Lasègue-Zeichen) spricht fast immer für einen großen Bandscheibenvorfall.

Diagnostik

Röntgen-Übersichtsaufnahmen der Wirbelsäule zeigen die Haltungsanomalien, häufig auch eine Verschmälerung des Zwischenwirbelraumes sowie spondylotische Veränderungen. Auch lassen sich Wirbelanomalien im lumbosakralen Übergang leicht erkennen. Diagnostische Methode der Wahl ist auch wegen der guten Verfügbarkeit die Computertomografie CT (Abb. 4.**25**). Bei unsicherer Höhendiagnostik ist eine Kernspintomografie zweckmäßiger, weil sie die Übersicht über die gesamte Lendenwirbelsäule erlaubt. Mit dem CT sind auch weit lateral gelegene Hernien nachweisbar (Abb. 4.**26**). Eine Myelographie wird nur noch selten zum Nachweis eines Diskusprolaps durchgeführt, evtl. bei gleichzeitigem Verdacht auf einen engen Spinalkanal. Sie sollte dann mit CT kombiniert werden. Bei anhaltenden postoperativen Beschwerden ist die Unterscheidung zwischen einem Hernienrezidiv und postoperativen Verwachsungen nicht leicht. Hinweise kann das Myelogramm geben. Das Verhalten nach Kontrastmittelgabe mittels Kernspintomografie erlaubt eine verlässliche Unterscheidung zwischen Rezidivvorfall und Narbengewebe, nur bei letzterem Enhancement.

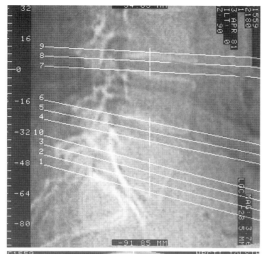

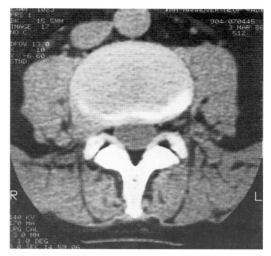

Abb. 4.**26** Rechtsseitige, weit lateral gelegene Diskushernie der Bandscheibe L 5/S 1 im Computertomogramm. Diese komprimiert die Wurzeln nach ihrem Austritt aus dem Zwischenwirbelloch und wäre im Kontrastmittelmyelogramm nicht sichtbar (aus der Abteilung für Neuroradiologie der Medizinischen Hochschule Hannover, Leiter Prof. Dr. H. Becker).

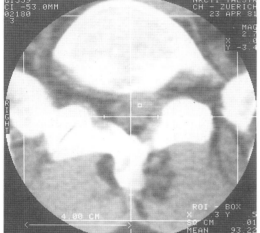

Abb. 4.**25** Große linksseitige Diskushernie der Bandscheibe L 5/S 1 im CT bei 47-jährigem Mann. Die Hernie im rechten oberen Quadranten des Bildes ist mit einem Viereck markiert (aus dem neuroradiologischen Institut Talstraße, Zürich, PD Dr. H. Spieß).

Konservative Therapie

Die Spontanprognose ist günstig. In den meisten Fällen gehen die Beschwerden unter einer konservativen Therapie innerhalb von Tagen oder Wochen vollständig oder weitgehend zurück. Diese Besserung ist teilweise darauf zurückzuführen, dass Bandscheibenvorfälle i. d. R. allmählich an Größe verlieren, zu einem beträchtlichen Teil bei späteren neuroradiologischen Untersuchungen sogar nicht mehr nachweisbar sind. Es wird eine große Anzahl verschiedenartiger konservativer Behandlungsmaßnahmen empfohlen. Der günstige Spontanverlauf der Erkrankung macht es verständlich, dass hinsichtlich der Wirksamkeit fast durchweg Fragen offen sind.

An erster Stelle steht die Linderung der starken Schmerzen. Dies geschieht bereits durch Bettruhe, wodurch der Gewebsdruck in den Bandscheiben beträchtlich verringert wird. Es werden je nach Verlauf höchstens 2 bis 4 Wochen Bettruhe empfohlen. Die Bettruhe beschleunigt den Heilverlauf nicht und verbessert auch nicht das Behandlungsergebnis. Eine Wirksamkeit einer Traktionsbehandlung hat sich nicht nachweisen lassen. Die medikamentöse Therapie besteht in der Gabe von nicht-steroidalen Entzündungshemmern, Analgetica und Myotonolytika, deren Dosis in Abhängigkeit vom Verlauf nicht zu spät reduziert werden sollte. Viele Patienten berichten über eine Linderung nach lokalen Anwendungen wie Kryo- oder Wärmetherapie. Um den Circulus vitiosus Schmerz-Muskelverspannung-Fehlhaltung-Schmerz zu durchbrechen, werden verschiedenartige segmentnahe lokale Injektionen von Lokalanästhestika empfohlen, insbesondere Wurzelblockaden. Dabei können allerdings neurologische Komplikationen auftreten. Die epidurale Injektion von Kortikoiden hat sich in einem Doppelblind-Versuch als nicht wirksam erwiesen. Da reaktive Muskelverspannungen das Schmerzsyndrom unterhalten, kann die Triggerpunktbehandlung oder die gezielte Lokalanästhesie schmerzhafter Muskelpartien eine deutliche Linderung bringen. Eine manuelle Therapie wird wegen der Gefahr einer Vergrößerung des Prolaps mit möglicher Kaudalähmung abgelehnt. Am Beginn der Behandlung sollte stets ein ausführliches Gespräch mit dem Patienten über die Art der Erkrankung und über ihre gute Prognose stehen.

Nach der akuten Schmerzphase beginnt eine krankengymnastische Behandlung mit dem Ziel einer Kräftigung der Rücken- und Bauchmuskulatur sowie mit einer Haltungsschulung. Zur Rezidivprophylaxe sind Verhaltensmaßnahmen wie Vermeidung von Bewegungen und Tätigkeiten, die ein Rezidiv provozieren können, Umgestaltung des Arbeitsplatzes; ggf. Reduktion des Körpergewichts, nützlich.

Die durchzuführende Therapie richtet sich nach den Schmerzen verursachenden oder verstärkenden Haltungen oder Bewegungen. Akute radikuläre Syndrome der Lendenwirbelsäule werden anfänglich am besten in Bauchlage und unter Korrektur der skoliotischen Haltung möglichst schmerzarm gelagert. Unter Umständen ist dies nur mit Kissen unter dem Bauch möglich. Gleichzeitige Kälteanwendungen oder milde Wärme können helfen, die Schmerzen zu reduzieren. Die Therapie zielt darauf hin, allmählich die Extension der Wirbelsäule zu ermöglichen.

Wichtig ist, dass Patienten mit unspezifischen Rücken- und Nackenschmerzen ihre funktionelle Leistungsfähigkeit erhalten. Es sollen keine langen Immobilisationen erfolgen. Die Patienten werden ermutigt, aktiv zu bleiben und der Berufstätigkeit weiterhin nachzugehen. Arbeitsunterbrüche sollten die Ausnahme sein und nur für eine kurze, klar definierte Zeit. Während dieser Zeit sollte der Patient ein adäquates aktives Training mit Kräftigungs- und Mobilisationsübungen, Haltungskorrektur und rückengerechtem Verhalten durchführen.

Operative Maßnahmen

Die Indikation zur Operation wird heute zurückhaltender gestellt. Nur eine kleine Minderheit von Patienten mit Bandscheibenvorfall bedarf einer operativen Therapie. Eine absolute Indikation zu einer dringlichen Operation besteht bei jedem lumbalen Massenvorfall mit Zeichen einer Kaudalähmung und ebenso bei einer funktionell bedeutsamen oder progredienten Lähmung. Eine klare Indikation zur Operation ist zudem bei mangelndem Ansprechen der Schmerzen auf die konservative Therapie gegeben. Als zeitliche Richtgröße für die Annahme einer Therapieresistenz werden 3 bis 4 oder 8 Wochen angesehen. Eine relative Indikation zu einer operativen Therapie stellen auch mehrfache Rezidive von radikulären Schmerzen dar. Leichte Paresen oder Sensibilitätsstörungen begründen noch keine Indikation zu einer Operation.

Die größte Verbreitung unter den Operationsverfahren hat nach wie vor die offene Diskektomie, vorzugsweise in mikrochirurgischer Technik. Es stehen als Alternative mehrere weniger eingreifende Operationsverfahren zur Verfügung wie z. B. perkutane Nukleotomie, arthroskopische Mikrodiskektomie, Verfahren unter Nutzung der Lasertechnik, die bei subligamentärem Bandscheibenvorfall ohne schwer wiegende neurologische Ausfälle angewandt werden. Sicher sind hier spezielle Erfahrungen des Operateurs ausschlaggebend. Bisher bleiben die Ergebnisse hinter denen der Standardtechniken zurück. Die Chemonukleolyse hat in den letzten Jahren an Bedeutung stark verloren.

Bei klarer Indikation und einwandfreier chirurgischer Kompetenz sind die Ergebnisse der operativen Therapie eines lumbalen Bandscheibenvorfalls sehr gut. In den meisten Studien wird über eine völlige oder weitgehende Beseitigung der radikulären Schmerzen in etwa 85–90 % berichtet.

Differenzialdiagnose

In der Differenzialdiagnose des lumbalen Bandscheibenvorfalls sind in erster Linie andere schmerzhafte Radikulopathien in Betracht zu ziehen. Hieran ist zu denken, wenn für eine Diskushernie ungewöhnliche Segmente betroffen sind, wenn die Schmerzen nicht von Bewegungen der Wirbelsäule abhängig und durch Ruhigstellung nicht gelindert, womöglich sogar verschlimmert werden. Auch das Fehlen eines deutlichen Wirbelsäulenbefundes ist für eine Wurzelläsion durch Bandscheibenvorfall ungewöhnlich, kommt allerdings bei den extrem lateralen Hernien vor.

Viele dieser differentialdiagnostischen Möglichkeiten lassen sich durch die bildgebende Diagnostik klären. Gleiches gilt für Wurzelläsionen bei anderen degenerativen Erkrankungen der Wirbelsäule wie Spondylolisthesis.

Die lumbale Spinalkanalstenose

Pathogenese

Eine konstitutionell bedingte Enge des lumbalen Spinalkanals bleibt i. d. R. symptomlos, bis im weiteren Verlauf krankhafte weitere Einengungen hinzukommen, z. B. durch Hypertrophie der Wirbelbogengelenke, degenerative Spondylolisthesis, Osteophyten oder Hypertrophie des Lig. flavum. Die Einengungen können den zentralen Spinalkanal, die Recessus laterales wie auch die Foramina intervertebralia betreffen. Noch besser als der sagittale Durchmesser korreliert der Querschnitt des lumbalen Spinalkanals mit dem Auftreten von Beschwerden. Die Stenosierung kann zu einer anhaltenden Kompression von Wurzeln führen. Häufiger kommt es zu einem von der körperlichen Belastung abhängigen Beschwerdebild, der neurogenen Claudicatio intermittens. Es ist noch nicht geklärt, wie bei der Entstehung dieser Symptomatik mechanische Kompression und vaskuläre Momente wie Kongestion des Venenplexus zusammenwirken.

Klinik

Bei manchen der meist älteren Patienten treten anhaltende lokale oder radikuläre Schmerzen und Paresen auf. Bei der Mehrzahl kommt es zum charakteristischen Syndrom der neurogenen Claudicatio intermittens (Claudicatio intermittens der Cauda equina): Nach längerem Gehen, später auch nach längerem Stehen in aufrechter Körperhaltung, treten zunehmend schwer lokalisierbare schmerzhafte Sensationen und Parästhesien in den unteren Extremitäten auf, die den Patienten schließlich zum Stehen bleiben zwingen. Seltener handelt es sich um typische radikuläre Schmerzen, am häufigsten in den Segmenten L 5 und S 1 Diese Beschwerden können ein- oder beidseitig sein. Für die Beseitigung der Schmerzen ist nicht so sehr das Stehen bleiben

entscheidend. Weit wirksamer ist die Änderung der Haltung der Lendenwirbelsäule, etwa durch Bücken (*Kyphosierung*). Eine Verminderung der Lendenlordose vergrößert die Weite des lumbalen Wirbelkanals um bis zu 20 %. Im Gegensatz zur vaskulären Claudicatio treten die Schmerzen eher beim Bergabgehen (*Lordosierung*) als beim Bergsteigen in Erscheinung. Manche Patienten, die wegen zunehmender Schmerzen kaum noch 100 m zu gehen im Stande sind, können lange Strecken (bei kyphosierter LWS) mit dem Fahrrad zurücklegen.

Diagnostik

Der neurologische Befund im Ruhezustand des Patienten ist oft unauffällig. Es bestehen lediglich eine Abschwächung der Beineigenreflexe oder diskrete Paresen der Wurzeln L 5 und S 1. Die Beweglichkeit der Wirbelsäule ist meist nur wenig eingeschränkt und das Lasègue-Zeichen negativ. Auf Röntgen-Nativaufnahmen ist der geringe sagittale Durchmesser des Lumbalkanals nachweisbar. Bei beidseitiger Claudicatio lässt sich etwa in der Hälfte eine degenerative Spondylolisthesis, bei einseitiger Claudicatio eine Skoliose der Wirbelsäule nachweisen. Die Einengung des Duralsacks in mehreren Segmenten wird durch Myelographie bzw. CT-Myelographie oder durch Kernspintomografie nachgewiesen (Abb. 4.**27**).

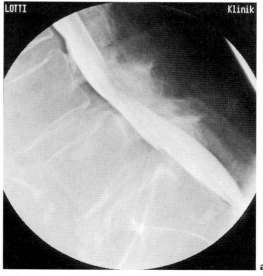

Abb. 4.**27a**   (Legende siehe nächste Seite).

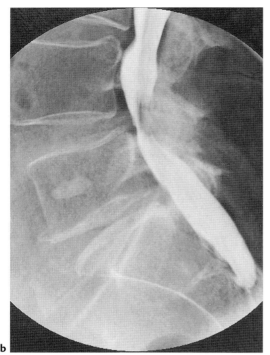

b

Abb. 4.**27a** u. **b** Myelo-CT bei Claudicatio intermittens der Cauda equina. In (**a**) ist bei Normalhaltung der Wirbelsäule lediglich eine geringfügige Kompression des mit Kontrastmittel gefüllten Duralsackes von dorsal her durch das Lig. flavum auf Höhe L 4/L 5 sichtbar. Bei Lordosierung (**b**) kommt es zu einem praktisch vollständigen Kontrastmittelstop auf dieser Höhe, jedoch auch zu einer Einschnürung ein Segment weiter oben (Bild aus dem Röntgeninstitut der Klinik Hirslanden, Zürich, Chefarzt Dr. D. Huber).

Therapie und Verlauf

Der spontane Krankheitsverlauf ist dadurch gekennzeichnet, dass sich oft nach anfänglich schleichender Beschwerdezunahme ein stabiler Zustand einstellt und die Patienten über Jahre keine weitere Verschlechterung mehr erfahren. Anhaltende neurologische Ausfälle entstehen in vielen Fällen nicht. Bei nur leichter oder mäßiger subjektiver Beeinträchtigung reicht eine konservative Behandlung aus mit vorübergehender Ruhigstellung, Einschränkung der körperlichen Belastung, medikamentöser z. B. Acetylsalicylsäure und physikalischer Therapie. Nach mehreren Untersuchungen führt die konservative Therapie in 15 bis 45 % zu einer anhaltenden Verbesserung der Beschwerden. Diese hat eine Ent-

lordosierung zum Ziel und damit eine Vergrößerung der Kanalweite. Eine Operation zur Dekompression mit oder ohne Stabilisierung ist angezeigt bei hartnäckigen Beschwerden sowie bei progredienten neurologischen Ausfällen. Bei korrekter Indikationsstellung und guter operativer Technik können damit Patienten bis ins 8. Lebensjahrzehnt erfolgreich behandelt werden.

Spondylolisthesis und Spondylolyse

Klinik

Unter einer Spondylolisthesis wird ein Gleiten des Wirbelkörpers verstanden, das, bezogen auf den darunter liegenden Wirbelkörper, stets nach ventral erfolgt. Hierbei kann es zu einer radikulären Läsion kommen.

Bei der isthmischen Spondylolisthesis liegt meist eine Spondylolyse, ein Defekt der Pars interarticularis, vor, seltener lediglich eine Verlängerung der Pars interarticularis. Eine ein- oder beidseitige Spondylolyse ist in der weißen Bevölkerung in etwa 5 % nachweisbar, die Häufigkeit einer damit verbundenen Spondylolisthesis beträgt etwa 3 %.

Fast immer erfolgt das Wirbelgleiten in der Kindheit und Adoleszenz und hört meist auf, sobald das Wachstum abgeschlossen ist. Die Spondylolisthesis bleibt in der Mehrzahl zeitlebens symptomlos. Falls Beschwerden auftreten, beschränken sie sich meist auf Kreuzschmerzen, die in die Beckenregion oder die Oberschenkel ausstrahlen können, sowie ein Schwächegefühl in der Lendengegend. Die Häufigkeit radikulärer Schmerzen beträgt knapp 15 %. Deutliche motorische oder sensible Ausfälle kommen kaum jemals vor. Röntgenologisch lassen sich das Ausmaß der Spondylolisthesis wie auch die Spondylolyse in den seitlichen und Schrägaufnahmen darstellen, die stets im Stehen angefertigt werden sollten. Im Gegensatz zur degenerativen Form (s. u.) führt die isthmische Spondylolisthesis nicht zu einer Einengung des Wirbelkanals.

Therapie

Es ist bei dieser Krankheit besonders wichtig, am Beginn der Behandlung, v. a. aber bei zufälliger Entdeckung einer asymptomatischen Spondylolisthesis, ein ausführliches aufklärendes Gespräch mit dem Patienten zu führen, um unbegründeten Ängsten vorzubeugen. Im Allgemeinen reichen eine konservative Therapie mit Einschränkung der körperlichen Belastung und eine physikalische Therapie, bei stärkeren Beschwerden auch vorübergehende Versorgung mit einem Stützmieder aus. Bei Therapieresistenz und bei Auftreten radikulärer Defektsymptome sowie bei Wirbelgleiten über 50 % ist eine operative Therapie angezeigt. Die Diskussionen über die am besten geeigneten Operationsverfahren, etwa zur Frage der Reposition, sind noch nicht abgeschlossen.

Eine degenerative Spondylolisthesis (*Pseudospondylolisthesis*) entwickelt sich als Folge einer Gefügelockerung im Rahmen spondylarthrotischer Veränderungen. Meist bei Frauen im mittleren und höheren Lebensalter kann sich ein Wirbelgleiten einstellen, das aber nur selten 25 % der Wirbelbreite überschreitet. Meist ist das Segment L 4/L 5 betroffen. Die Ventralverlagerung beträgt oft nur wenige Millimeter, was aber ausreichen kann, um eine kritische Einengung des Spinalkanals, besonders der Recessus laterales herbeizuführen.. Neben anhaltenden radikulären Schmerzen (meist L 5, seltener L 4) kann eine neurogene Claudicatio intermittens entstehen. Die Grundzüge der Therapie sind denen bei der isthmischen Spondylolisthesis vergleichbar. Vor der Operation bedarf es besonders eingehender Untersuchungen zur Frage der Ursache der Beschwerden, die oft in begleitenden pathologischen Veränderungen, etwa Zystenbildungen, zu suchen ist.

Distorsionsverletzungen der Halswirbelsäule (Schleudertrauma)

Sehr häufig werden Läsionen zervikaler Wurzeln als Folge sog. Schleuderverletzungen der Halswirbelsäule diskutiert. Die Diagnose einer Schleuderverletzung, welche eine Entschädigung erhielt, wurde in Kanada in einem einzigen Jahr bei 70 von 100 000 Einwohnern gestellt, bei Frauen doppelt so häufig wie bei Männern. Diese Verletzungsform zählt zu den heute am meisten kontrovers diskutierten Themen der praktischen Medizin. Eine unübersehbare Flut von Publikationen sind erschienen, aus denen so ziemlich jede Interpretation von Mechanismen, Schweregrad und Zusammenhängen abgeleitet werden kann. Allein in den Jahren 1980 bis 1993 hat die Quebec Task Force mehr als 10 000 Publikationen ausgemacht und analysiert. Davon wurden 1200 als sinnvoll auswertbar betrachtet und lediglich 294 wurden schließlich als wirklich beachtenswert angesehen.

Der umstrittene Begriff Schleudertrauma oder Beschleunigungsverletzung, Akzelerationstrauma, *whiplash injury,* bezeichnet lediglich einen Unfallmechanismus. Einheitliches Merkmal ist eine stumpfe Verletzung der Halswirbelsäule ohne Aufprall des Kopfes (*non-contact injury*) und ohne knöcherne Verletzung als Folge einer ultraschnellen Geschwindigkeitsänderung des Kopfes gegenüber dem Rumpf. Wie Filmaufnahmen in wissenschaftlichen Studien zeigen, wird hierbei der Hals des Unfallopfers zunächst in Achsenrichtung stark extendiert. Bei einem Aufprall von hinten wird der Kopf anschließend stark nach hinten rekliniert, bei einem Aufprall vorn, wird er stark nach vorn flektiert.

In aller Regel ist die Prognose eines Schleudertraumas günstig, die Beschwerden bilden sich innerhalb von Tagen bis wenigen Wochen völlig zurück. Im großen Krankengut von 2810 Verletzten der kanadischen Studie hatten sich 22,1 % nach einer Woche, 53 % nach 4 Wochen erholt. 2,9 % hatten allerdings noch nach einem Jahr ihre üblichen Aktivitäten nicht aufgenommen. Ein beträchtlicher Teil der Patienten, nach manchen Untersuchungen bis zu 40 %, klagt über anhaltende Beschwerden (*late whiplash syndrome*). In erster Linie handelt es sich um Nacken- und Kopfschmerzen. Es kommen ganz verschiedenartige weitere Beschwerden hinzu wie Brachialgien, Müdigkeit, Angst, Schlafstörungen, Schwindelgefühl, Sehstörungen, Tinnitus, Reizbarkeit und Vergesslichkeit. Oft verstärkt sich die Intensität der Beschwerden zusehends, und es treten neue Beschwerden hinzu. Das Spektrum der Beschwerden ähnelt anderen ursächlich noch umstrittenen Krankheitsbildern wie Fibromyalgie, Chronic-fatigue-Syndrom und Multiple-chemical-sensitivity-Syndrom.

Der Kernpunkt des wissenschaftlichen Streits über chronifizierte Beschwerden ist die Diskrepanz zwischen den oft sehr ausgeprägten Beschwerden einerseits und dem Fehlen von objektiven pathologischen Befunden bei klinisch-neurologischer, neurophysiologischer und neuroradiologischer Untersuchung andererseits. Es lässt sich nicht nachweisen, dass die mitunter in testpsychologischen Untersuchungen auffälligen Leistungsbeeinträchtigungen durch eine traumatische zerebrale Funktionsstörung hervorgerufen werden. Von einigen Autoren wird die Auffassung vertreten, es handele sich um eine im Wesentlichen psychogene Störung. Auf der anderen Seite wurden verschiedenartige

Hypothesen entwickelt, um eine organische Genese begründen zu können. Es ist fraglich, ob auf Grund der bisher vorliegenden wissenschaftlichen Daten eine abschließende Beurteilung der Frage, ob ein *Late-whiplash-Syndrom* existiert oder nicht, überhaupt möglich ist. Die meisten neurologischen Autoren wenden sich gegen die Annahme, man könne das Beschwerdebild als Ausdruck einer Schädigung des Nervensystems interpretieren.

Eine Reihe von Studien belegen, dass die Prognose des Schleudertrauma wesentlich von der sozialen und rechtlichen Situation der Verletzten einschließlich der Aussicht auf Entschädigung mitbestimmt wird. Aufschlussreich waren zwei Untersuchungen in Litauen, wo private Kfz-Versicherungen weitgehend fehlen und wo die Öffentlichkeit von den Medien nicht über das Krankheitsbild eines *Late-whiplash-Syndroms* unterrichtet ist. In beiden Untersuchungen wurden mehr als 200 Opfer von Auffahrkollisionen einer hinsichtlich Alter und Geschlecht gleichen Gruppe ohne Unfall gegenübergestellt. Die durch die Unfälle verursachten Nackenbeschwerden und Kopfschmerzen bildeten sich innerhalb von Tagen bis wenigen Wochen wieder zurück, und nach einem Jahr bestanden hinsichtlich dieser auch unabhängig von Unfällen häufigen Beschwerden keine Unterschiede zwischen beiden Gruppen. Keines der Unfallopfer hatte ernstlich behindernde oder andauernde Beschwerden als Folge des Unfallereignisses. Eine Abhängigkeit der Beschwerden von der Kopfhaltung während des Aufpralls bestand nicht. Im Gegensatz deuteten in einer anderen prospektiven Studie an 117 innerhalb von 7 Tagen nach dem Unfall analysierten und später nachkontrollierten Fällen folgende Faktoren auf ein schwereres Ereignis hin: gedrehte oder geneigte Kopfhaltung beim Aufprall, unerwartetes Ereignis, sehr baldiges und intensives Auftreten der Kopf- und Nackenschmerzen und stillstehendes Fahrzeug beim Heckaufprall.

Alle Versuche, ein objektives Maß für die Unfallfolgen zu gewinnen, sind bisher fehlgeschlagen. Die Röntgenbefunde sind normal oder nicht spezifisch und die Validität oder gar Spezifizität von CT und funktionellem CT ist bisher nicht nachgewiesen worden. Berichte über durch MRT nachweisbare häufige traumatische Veränderungen der Ligamenta alaria haben einer Nachprüfung nicht standgehalten. Auch die PET- und SPECT-Befunde, auf die sich einige Hoffnungen stützten, werden als wahrscheinlich nicht spezifischer Ausdruck der Schmerzsymptomatik angesehen.

Das Beschwerdebild des *late whiplash syndrome* stellt letztlich wohl ein bio-psycho-soziales Phaenomen mit im Einzelfall unterschiedlichen Akzenten auf den einzelnen Komponenten dar.

Die Prognose nach Beschleunigungstraumen an der Halswirbelsäule ist generell als gut zu bezeichnen. Eine Invalidisierung kann durch frühzeitige gute Diagnosestellung und Beruhigung der Patienten und der richtigen Einleitung von maßvollen und zeitlich begrenzten Therapiemaßnahmen weitgehend verhindert werden. Es soll versucht werden, sehr früh zur normalen Aktivität zurückzukehren. Das Selbstmanagement hilft eine Chronifizierung zu verhindern. Einen Stützverband des Nackens sollte man nur selten und nur für wenige Tage bis zu 2 Wochen abgeben. Die Patienten werden angehalten, diesen häufig abzulegen und sich aktiv innerhalb der Schmerztoleranz zu bewegen. Haltungskorrektur, ein Training der tiefen Nackenflexoren, das Verhindern neuraler Adhärenzen durch entsprechende Mobilisationsübungen und ergonomische Beratung, sind die Therapien, welche im Quebec Task force-Report vorgeschlagen werden.

Trauma im Brustwirbelsäulenbereich

Bei den Verletzungen der oberen und mittleren Brustwirbelsäule spielen Wurzelläsionen eine untergeordnete Rolle. Mitunter sind hier gelegene Frakturen die Ursache von hartnäckigen gürtelförmigen Schmerzen.

Trauma im Lumbalbereich

Die bei Frakturen und Luxationen im thorakolumbalen Übergangsbereich (Abb. 4.**28**) auftretenden neurologischen Schäden sind vielgestaltig. Lähmungen entstehen durch Läsion des Konus und unterschiedlicher Anteile der Kauda. Es besteht eine nur geringe Korrelation zwischen dem Ausmaß der Einengung des Wirbelkanals, die bei der klinischen Erstuntersuchung noch nachweisbar ist, und der Schwere der neurologischen Ausfälle. Die Prognose von Wurzelschäden ist günstiger als die der Konusverletzung.

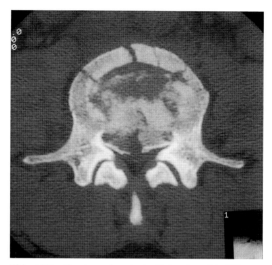

Abb. 4.**28** Berstungsbruch des 2. Lendenwirbelkörpers mit fast vollständiger Kaudalähmung. Computertomogramm.

Sakrumfrakturen

Art und Häufigkeit von Wurzelschäden hängen von der Art der Fraktur ab. Bei Frakturen der Ala sacralis lateral der Foramina kommt es nur bei etwa 5 % der Patienten zu neurologischen Schäden. Am häufigsten ist die Wurzel L 5 durch Kompression zwischen dem Querfortsatz L 5 und einem nach kranial dislozierten Knochenfragment betroffen. Erstreckt sich die Fraktur in die Foramina intervertebralia, werden Läsionen einer oder mehrerer sakraler Wurzeln in etwa 30–50 % beobachtet. Die Blasen- und Mastdarmfunktionen bleiben bei Einseitigkeit der Wurzelläsionen intakt. Die operative Stabilisierung und Nervendekompression führt zu einem starken Rückgang der Schmerzen, ermöglicht eine frühe Mobilisation und fördert wahrscheinlich auch die Nervenregeneration.

4.4.2 Tumoren

Benigne oder maligne Tumoren, die von Nervenwurzeln oder angrenzenden Strukturen ausgehen, sind häufig Ursache von Wurzelschäden. Für durch Tumoren hervorgerufene radikuläre Schmerzen ist typisch, dass sie anders als bei degenerativen Erkrankungen der Wirbelsäule durch körperliche Aktivität nicht beeinflusst werden und dass sie in Ruhe, besonders nachts, eher zunehmen.

Primäre spinale Tumoren

Die primären spinalen Tumoren sind in ihrer großen Mehrheit gutartig. Schwannome (Neurinome) machen etwa 1/3 aus. Radikuläre Schmerzen, die oft im Liegen zunehmen, können über lange Zeit das einzige Symptom sein. Erst spät im Verlauf treten asymmetrische Lähmungen und Sphinkterstörungen hinzu.

Röntgenologisch ist bei einer Sanduhrgeschwulst eine Ausweitung des Foramen intervertebrale erkennbar (Abb. 4.**29**). Bei fortgeschrittenem Tumorwachstum kann der extraspinale Tumoranteil als kreisrundes, paravertebral liegendes Gebilde in der Thoraxaufnahme zu erkennen sein. Das Ziel, die Tumoren in einem frühen Stadium zu erfassen, wird am besten durch Kernspintomografie erreicht (Abb. 4.**30**).

Spinale Meningeome kommen mehrheitlich bei Frauen mittleren Alters vor und bevorzugen die Brustwirbelsäule. Sie führen zu lokalen oder radikulären Schmerzen und schon früh im oft fluktuierenden Verlauf zu einer deutlichen Paraparese.

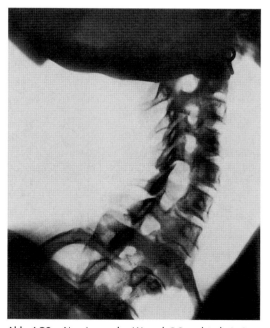

Abb. 4.**29** Neurinom der Wurzel C 6 rechts bei einer 41-jährigen Frau. Das Foramen intervertebrale C 5/6 ist mit dem benachbarten Foramen C 6/7 verschmolzen (Aufnahme aus dem Röntgeninstitut der Klinik Sonnenhof, Bern, Leiter Dr. E. Frey).

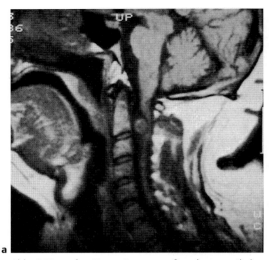

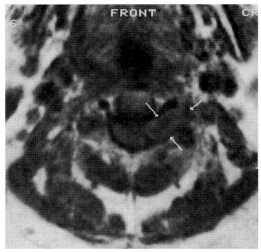

a

b

Abb. 4.**30a** u. **b**   Kernspintomografie des zervikalen Spinalkanals. Neurinom der Wurzel C 2 links. Im Seitenbild (**a**) sieht man die Kompression des Halsmarkes von ventral her. Im horizontalen Schnitt (**b**) ist dorsal vom Dens epistrophei das deformierte Halsmark zu sehen.

Rechts im Bild ist die durch den Tumor aufgetriebene Wurzel C 2 links durch Pfeile markiert (aus dem Röntgeninstitut Dr. Kuhn, Dr. Steen und Dr. habil. Terwey in Oldenburg).

Kaudatumoren

Tumoren im Bereich des Conus medullaris, der Cauda equina und des Filum terminale, machen etwa 20 % aller spinalen Tumoren aus. Bei der Mehrzahl handelt es sich um gutartige Tumoren, in den ersten Lebensjahren um Dermoide, Epidermoide, Teratome und Lipome, bei jüngeren Erwachsenen um Ependymome (Abb. 4.**31**) oder Astrozytome, während in späteren Altersstufen Schwannome und Neurofibrome dominieren. Die Beschwerden werden geprägt von Schmerzen, die mitunter in beide Beine ausstrahlen.

Unter den spinalen Tumoren, die zu radikulären Symptomen führen, dominieren eindeutig Metastasen.

Wegen der verbesserten diagnostischen Möglichkeiten bei malignen Tumoren und der Verlängerung der Überlebenszeit unter aggressiver Therapie wird eine *Meningeosis neoplastica*, eine diffuse Aussaat maligner Zellen im Liquorraum, zunehmend häufiger. Am häufigsten handelt es sich um Karzinome von Mamma, Lunge, Prostata und Niere, um maligne Melanome und maligne Lymphome. Etwa 10 % aller soliden malignen Tumoren wie auch der malignen Lymphome führen zu einer meningealen Aussaat.

Die klinischen Krankheitsbilder weniger von der Art des Tumors als von dem zufälligen Schwerpunkt der initialen Lokalisation bestimmt. Schmerzen durch Befall einzelner oder bald mehrerer Wurzeln in regelloser Anordnung können über Wochen das klinische Bild prägen. Diagnostisch kann man den Befall lumbaler Wurzeln mit dem MRT nachweisen (Abb. 4.**32**). Entscheidend ist auch der Nachweis maligner Zellen im Liquorsediment.

4.4.3 Zystische Raumforderungen

Es gibt eine Vielfalt von extraduralen und intraduralen zystischen Raumforderungen, die zu Wurzelschäden führen können. Dazu gehören z. B. die Perineuralzysten (Synonyma: Tarlov-Zysten, arachnoidale Zysten, meningeale Zysten Typ II). Im Weiteren kommen Juxtafacettenzysten, Synovialzysten und Ganglienzysten vor.

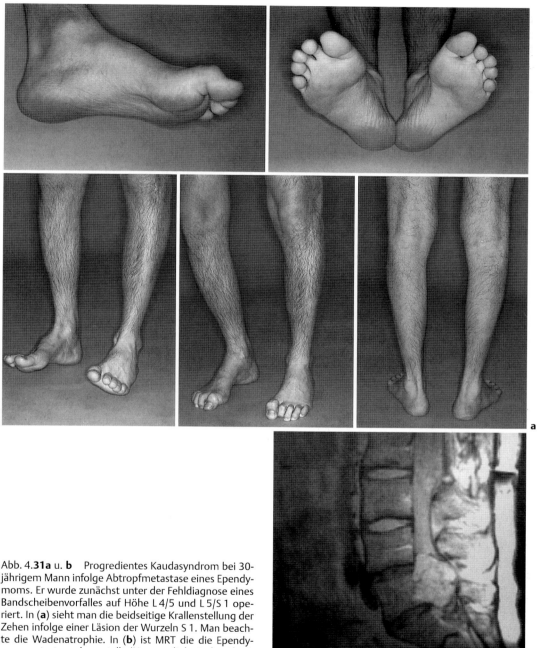

Abb. 4.**31a** u. **b** Progredientes Kaudasyndrom bei 30-jährigem Mann infolge Abtropfmetastase eines Ependymoms. Er wurde zunächst unter der Fehldiagnose eines Bandscheibenvorfalles auf Höhe L 4/5 und L 5/S 1 operiert. In (**a**) sieht man die beidseitige Krallenstellung der Zehen infolge einer Läsion der Wurzeln S 1. Man beachte die Wadenatrophie. In (**b**) ist MRT die die Ependymommmetastase dargestellt (Neuroradiologische Abteilung des Klinikums Augsburg, Prof. Dr. Kretzschmar).

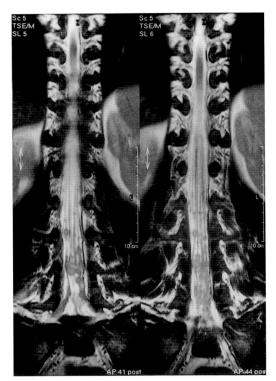

Abb. 4.**32**   Kaudaläsion bei Meningeosis lymphomatosa im MRT, Frontalschnitt. (Bild wurde von Dr. Wohlgemuth, Klinik f. diagnostische Radiologie und Neuroradiologie, Dir. Prof. Dr. Bohndorf und Prof. Dr. Kretzschmar, Augsburg, zur Verfügung gestellt).

4.4.4 Infektionen

Herpes zoster

Der Herpes zoster ist eine häufige, sporadisch auftretende Infektion (etwa 3–5 jährliche Erkrankungen pro 1000 Personen), die bevorzugt im höheren Lebensalter vorkommt. Besonders gefährdet sind Patienten mit Immunschwäche, also auch AIDS und immunsuppressiver Therapie, und mit malignen Erkrankungen.

Ähnlich wie bei der Poliomyelitis können sich klinisch anfangs uncharakteristische Allgemeinerscheinungen einstellen. Bald danach entwickeln sich schwer lokalisierbare dumpfe Schmerzen. Meist sind sie einseitig, anfangs aber ausgedehnt, und sie können beispielsweise eine ganze Thoraxhälfte einnehmen. Ihnen folgen am 3. bis 5. Tag die charakteristischen Hauteffloreszenzen in einem Dermatom nach (Abb. 4.**33**).

Segmentale Paresen stellen sich oft erst 2 bis 3 Wochen nach dem Exanthem ein, fast stets in demselben Segment wie das Exanthem.

Diagnostik

Wegen der charakteristischen segmental angeordneten Hautveränderungen bereitet die klinische Diagnose in aller Regel keine Schwierigkeiten. Im Liquor ist in etwa der Hälfte der Fälle, aber keineswegs immer eine deutliche lymphozytäre Pleozytose nachweisbar und mittels MRT kann auch in klinisch diesbezüglich stummen Fällen nicht selten ein Befall des zentralen Nervensystems nachgewiesen werden.

Therapie und Verlauf

Im akuten Stadium wird neben lokalen dermatologischen Maßnahmen z. B. Schüttelmixtur oder Puder eine antivirale Therapie empfohlen. Mittel der ersten Wahl ist Aciclovir.

In altersabhängiger Häufigkeit, bei Patienten unter 40 Jahren in 10 bis 20 %, bei Patienten über 60 Jahre in mehr als 60 %, persistieren im befallenen Dermatom heftige anhaltende, oft paroxysmal sich verstärkende ziehende oder brennende Schmerzen, die von einer ausgeprägten Berührungsüberempfindlichkeit bis zur Allodynie begleitet werden (postherpetische Neuralgie).

Die Behandlung der postherpetischen Neuralgie ist sehr schwierig. Teilerfolge können v. a. durch die Gabe von Amitriptylin, Carbamazepin oder Gabapantin sowie die lokale Applikation von Capsaicin erreicht werden.

Borreliose, Meningoradikulitis nach Zeckenstich

Die Borreliose ist eine von Zecken übertragene Infektionskrankheit, deren unterschiedliches Erscheinungsbild seit Jahrzehnten bekannt ist. Der Erreger, eine Spirochäte, wurde erst Anfang der 80er Jahre von Burgdorfer entdeckt und ist nach ihm benannt (*Borrelia burgdorferi*).

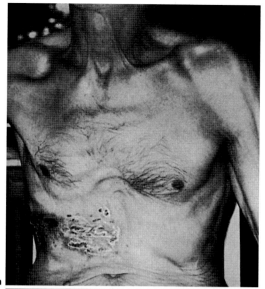

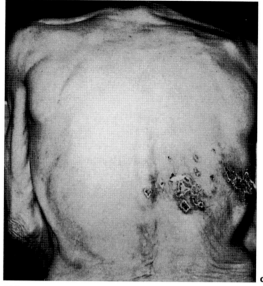

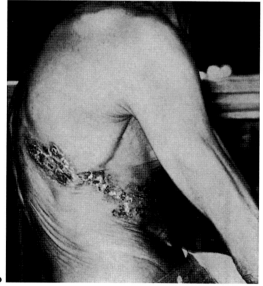

Abb. 4.**33a – c** Zoster im Dermatom Th 8. Man erkennt die „skapuläre Elevation", jene Stelle, an der der dorsale vom ventralen Hautast des Spinalnerven abgelöst wird (aus K. Hansen, H. Schliack: Segmentale Innervation, 2. Aufl. Thieme, Stuttgart 1962).

Klinik

In einem ersten Krankheitsstadium der lokalen Infektion kann sich nach Tagen bis Wochen am Ort des Zeckenstichs ein charakteristisches Exanthem bilden, das *Erythema chronicum migrans*. Es ist gekennzeichnet von einer Rötung und Schwellung mit zentraler Abblassung und breitet sich zentrifugal aus. Gleichzeitig können grippeähnliche Beschwer-

den auftreten. Das Exanthem bildet sich innerhalb von Wochen spontan zurück.

Einige Wochen nach der Infektion können in einem zweiten. Stadium der frühen disseminierten Infektion verschiedenartige neurologische Krankheitsbilder auftreten, am häufigsten ist eine lymphozytäre Meningopolyradikulitis, das sog. Bujadoux-Bannwarth-Syndrom. Nur bei einem kleineren Teil sind vorher ein Zeckenstich oder ein Erythema chronicum migrans aufgefallen. Das Bujadoux-Bannwarth-Syndrom ist gekennzeichnet von einer asymmetrischen Radikulopathie mit oft sehr intensiven, nächtlich betonten radikulären Schmerzen, die am häufigsten lumbosakral lokalisiert sind. Sie betreffen oft die Extremität, in der der Zeckenstich stattgefunden hatte. Die Paresen können unterschiedlich angeordnet sein, können Wurzeln, Plexus oder periphere Nervenäste befallen. Es sind auch multifokale Läsionen möglich. Sehr häufig ist der N. facialis (oft beidseitig) mitbetroffen oder isoliert befallen. Es kann auch zu Lähmungen anderer Hirnnerven kommen. Sensible Ausfälle finden sich am häufigsten in unteren thorakalen Segmenten. Die Schmerzen und Paresen können ohne Behandlung über Monate andauern

Monate oder sogar noch mehrere Jahre nach der Infektion kann neben zentralen neurologischen Erkrankungen (Enzephalitis bzw. Enzephalomyelitis) eine vorwiegend sensible chronische Polyneuropathie vom axonalen Typ entstehen. Auch im Stadium der chronischen Neuroborreliose können verschiedene andere Organsysteme betroffen sein.

Diagnostik

Im Liquor sind eine lymphoplasmazelluläre Pleozytose (10–1000 Zellen/mm^3) und eine ausgeprägte Eiweißvermehrung zu erwarten. Die Erkrankung wird gesichert durch den Nachweis der intrathekalen Produktion spezifischer Antikörper (*ELISA-Test, Western blot*). Richtungsweisend ist der Nachweis eines Titeranstiegs im Zusammenhang mit einer entsprechenden klinischen Symptomatik. Der alleinige Nachweis von erhöhten IgG- und auch IgM-Antikörper-Titern gegen Borrelien kann einen kausalen Zusammenhang mit dem aktuellen Beschwerdebild nicht beweisen, da ein womöglich inapperent verlaufender früherer Kontakt mit den Erregern über Jahre eine Seronarbe hinterlassen kann.

Therapie und Verlauf

Die Frühmanifestationen einschließlich des Bannwarth-Syndroms haben auch unbehandelt eine günstige Prognose. Die antibiotische Therapie ist dennoch angezeigt, weil sie die radikulären Schmerzen rasch beseitigt und die Entwicklung der Spätmanifestationen verhindert. Empfohlen wird in erster Linie die i. v. Gabe von 2 g Ceftriaxon (Rocephin) (2 g über 2–3 Wochen), was in vielen Fällen ambulant geschehen kann. Alternativen sind die i. v. Gabe von Penicillin G (4 x täglich 5 Mio. E) oder von Doxycyclin (2 x täglich 100 mg oral). Hierunter kommt es aber etwas häufiger zu Therapieversagen.

Spinaler epiduraler Abszess

Spinale epidurale Abszesse haben an Häufigkeit zugenommen, wohl wegen der gestiegenden Anzahl von Eingriffen am Wirbelkanal (Operation, rückenmarksnahe Anästhesie), aber auch wegen der Verbreitung prädisponierender Faktoren (Abwehrschwäche, etwa durch Immunsuppression, i. v. Drogenabhängigkeit, AIDS).

Polyradikulopathie bei HIV-Infektion

Opportunistische Infektionen können zu Polyradikulopathien führen, meist unter dem Bild eines Kaudasyndroms mit heftigen radikulären Schmerzen, rasch progredienter Paraparese und Sphinkterstörungen. Meist ist die opportunistische Infektion, die unbehandelt tödlich verlaufen kann, einer medikamentösen Therapie zugänglich. Unter den Erregern führt das Zytomegalievirus. Andere wichtige Ursachen sind Tuberkulose, Syphilis und Cryptococcose. Im Liquor findet sich oft eine polymorphkernige Pleozytose.

Weitere spinale Infektionen

Einhergehend mit der wieder ansteigenden Häufigkeit der Tuberkulose hat auch die tuberkulöse Radikulomyelitis an Bedeutung gewonnen. Sie kann im Rahmen einer tuberkulösen Meningitis, als Folge einer tuberkulösen Spondylitis, aber auch als primäre Manifestation entstehen. Auch eine Sarkoidose kann einmal zu einem Cauda equina-Syndrom führen.

Der unter der Annahme eines einheitlichen Krankheitsbildes geprägte Begriff des Elsberg-Syndroms hat nur historische Bedeutung. Sakrale Radikulitiden können durch unterschiedliche Erreger wie Herpes simplex, HIV oder Borrelien hervorgerufen werden oder können Ausdruck einer Angiitis sein.

4.4.5 Vaskuläre Erkrankungen

Blutungen und Gefäßfehlbildungen sind nur sehr selten Ursache von Wurzelschäden. Radikuläre Schmerzen können hierbei die Vorboten von schweren Rückenmarks- und Kaudalähmungen infolge vaskulärer Krankheitsprozesse sein. Das spontane epidurale Hämatom manifestiert sich mit akut einsetzenden radikulären Schmerzen, die an einen Bandscheibenvorfall denken lassen können.

Die klinische Symptomatik von spinalen subduralen Hämatomen macht ähnliche Symptome.

Spinale Gefäßmalformationen, insbesondere die bevorzugt bei Männern vorkommenden und im thorakolumbalen Übergangsbereich lokalisierten duralen arteriovenösen Fisteln, können sich zu Beginn in radikulären Schmerzen oder Parästhesien äußern.

4.4.6 Stoffwechselerkrankungen

Als Ursache von umschriebenen Radikulopathien bei Diabetes werden Ischämien angenommen. Am häufigsten ist das als diabetische Amyotrophie bekannte Syndrom mit Schmerzen und atrophisierenden Lähmungen im Bereich lumbaler Segmente, seltener der Befall thorakaler Wurzeln (thorako-abdominale Neuropathie).

4.4.7 Entzündliche rheumatologische Erkrankungen

Ungleich seltener als bei der rheumatoiden Arthritis (s. u.) kommt es beim Morbus Bechterew zu Gefügestörungen der Halswirbelsäule mit atlantoaxialen oder subaxialen Subluxationen. Bei Befall der Lendenwirbelsäule kann sich eine lumbale Spinalstenose mit neurogener Claudicatio intermittens entwickeln, welche eine Dekompression mittels Laminektomie erforderlich macht.

In den letzten Jahren häufen sich Einzelbeobachtungen über das Auftreten von Kaudasyndromen als Spätkomplikation eines Morbus Bechterew (Abb. 4.**34**).

Bei der rheumatoiden Arthritis haben die Wirbelsäulenveränderungen in der oberen Halswirbelsäule ihren Schwerpunkt. Im Rahmen einer atlantoaxialen oder subaxialen Subluxation können hartnäckige radikuläre Schmerzen (C 2 und C 3) im Nacken- und Hinterhauptsbereich entstehen, bevor sich die gefürchtete progrediente Rückenmarksschädigung einstellt.

4.4.8 Kongenitale Anomalien

Kongenitale Anomalien der Halswirbelsäule

Die basiläre Impression ist die häufigste kongenitale Anomalie der oberen Halswirbelsäule. Bei dieser Entwicklungsstörung ist die Umgebung des Foramen occipitale magnum in die hintere Schädelgrube imprimiert. Wie bei den anderen Anomalien in dieser Region sind viele Patienten über lange Zeit asymptomatisch. Beschwerden treten erst in der 2. oder 3. Dekade auf.

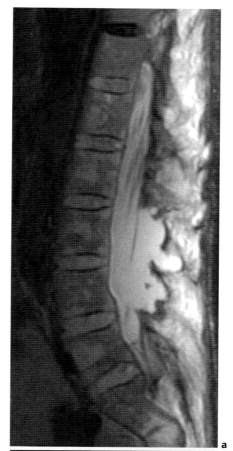

a

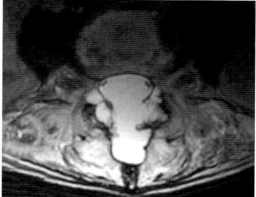

b

Abb. 4.**34** Kaudaläsion bei M. Bechterew. Es liegt eine Meningocele von L 3 bis L 5 vor, mit vorwiegend nach dorsal gerichteten zystischen Ausweitungen des Duralsackes (aus der Abteilung für Neuroradiologie der Medizinischen Hochschule Hannover, Leiter Prof. Dr. H. Becker).

Das Tethered-cord-Syndrom

Unter einem Tethered-cord-Syndrom wird ein klinischer Symptomenkomplex aus der Gruppe der dorsalen Schlussstörungen des lumbosakralen Rückenmarks verstanden, der bei Kindern häufiger als erst bei Erwachsenen in Erscheinung tritt. Pathogenetisches Prinzip ist eine Fixierung (*tethering*) des kaudalen Rückenmarks an umgebendes Gewebe. Dies geschieht am häufigsten durch ein gespanntes, verdicktes und zum Teil auch verkürztes Filum terminale oder auch durch ein intraspinales Lipom. Meist ist der Konus in abnorm tiefer Lage unterhalb L 1 fixiert.

Es entstehen meist allmählich progredient, seltener schubförmig distal betonte atrophisierende Paresen und sensible Ausfälle an den Beinen und auch in unteren sakralen Segmenten sowie Blasen- und Mastdarmlähmung. Bei Kindern finden sich häufig Fußdeformitäten.

Zur bildgebenden Diagnostik eignet sich in erster Linie die Kernspintomografie. Da die Rückbildungstendenz länger bestehender Ausfälle gering ist, sollte eine Frühdiagnose und Frühbehandlung angestrebt werden.

4.4.9 Iatrogene Läsion von Nervenwurzeln

Nervenwurzelläsionen durch Punktion und Injektion

Alle intraspinalen und paravertebralen Punktionen und Injektionen können zur Schädigung einer oder mehrerer Nervenwurzeln führen. Bei sachgerechter Technik ist das Risiko neurologischer Komplikationen bei rückenmarksnaher Anästhesie sehr gering. Die Häufigkeit von mehr als 3 Monate anhaltenden Wurzelläsionen betrug in einer großen prospektiven Studie lediglich 0,05 Promille, in einer anderen Untersuchung bei thorakaler Periduralanästhesie allerdings 0,2 %.

Nach einem freien Intervall auftretende Beinlähmungen beruhen meist auf epiduralen Abszessen oder Blutungen.

Operative Nervenwurzelläsionen

Bei operativen Eingriffen an der Halswirbelsäule (Fusionsoperation, Laminektomie, Korporektomie, Foraminotomie) sind Läsionen einzelner Nervenwurzeln möglich, und zwar in einer Häufigkeit von 1 bis 3 %, offenbar infolge einer Unterbrechung radikulärer Zuflüsse.

Die Entfernung lumbaler Bandscheibenvorfälle ist in einer Häufigkeit von 1 bis 8 % durch Läsionen einzelner lumbosakraler Nervenwurzeln kompliziert.

Radiogene Amyotrophie (Strahlenspätschädigung der Cauda equina)

Nach Bestrahlung der paraaortalen Lymphknotenkette, bevorzugt bei Patienten mit malignen Hodentumoren, Lymphom oder Hypernephrom, kann sich mit einer Latenz von Monaten bis zu mehr als 15 Jahren eine langsam und schmerzlos einsetzende und in der Folgezeit progrediente schlaffe Paraparese der Beine mit Muskelatrophie, Reflexverlust und Faszikulationen entwickeln. Sensible Ausfallserscheinungen gehören nicht zum klinischen Bild, können jedoch bei subtiler Untersuchungstechnik oder durch SEP-Ableitungen nachweisbar sein. Am schwersten betroffen ist i. d. R. die Fuß-, Unterschenkel- und Glutäalmuskulatur. Blasen-Mastdarm- und Potenzstörungen fehlen meist.

Pathogenetisch ist eine bilaterale Schädigung der lumbosakralen Wurzeln anzunehmen.

4.5 Die pseudoradikulären Syndrome und andere, nicht radikuläre Schmerzsyndrome

Definition

Von rheumatologischer und manualtherapeutischer Seite sind für dieses seit langem bekannte Beschwerdebild sehr verschiedene Bezeichnungen gewählt worden: Tendomyalgien, Tendomyosen, Myofasziale Syndrome, Muskelrheumatismus, Triggerpunkte, Fasciitis etc. Unter diesen Begriffen fassen wir Beschwerdekomplexe zusammen, die folgende Charakteristika aufweisen:

- Sie sind durch mehr oder weniger intensive Schmerzen, meist in einer Extremität charakterisiert.
- Sie sind von einer (schmerzbedingten) Beeinträchtigung der Muskelfunktion begleitet.
- Sie gehen weder mit einem (radikulären) sensiblen Ausfall noch mit einer Reflexanomalie einher.
- Oft finden sich in den betreffenden Muskeln besonders schmerzhafte Triggerpunkte (Myalgien), und ähnlich schmerzhaft können auch die Sehnen bzw. deren Ansatz am Knochen sein.

Pathogenese

Die koordinierte Bewegung eines Gliedmaßenabschnittes erfordert die fein aufeinander abgestimmte Anspannung einer Muskelgruppe und eine Entspannung der Antagonisten, da es sonst zu einer Fehlbeanspruchung der Gelenke und damit besonders in chronischen Fällen zu ihrer morphologischen Veränderung kommt. So führt die Störung dieser Bewegungsabläufe bei peripheren Lähmungen zu Arthropathien. Die Beeinflussung des Muskeltonus geht zu einem guten Teil von der Gelenkkapsel aus, die stark mit nervösen sensiblen Elementen durchsetzt ist. Kommt es zu Überbeanspruchung der Kapsel, so tritt sogleich eine Bewegungshemmung auf, oft noch bevor durch die weitere zerrende Beanspruchung der Kapsel Schmerzen bewusst empfunden werden. Der Betroffene verspürt zugleich eine Schwäche im betreffenden Glied.

Pseudoradikuläre Syndrome können grundsätzlich primär ausgehen

- von einer monotonen und repetitiven Überbeanspruchung einzelner Muskeln,
- von einer Pathologie eines Gelenkes, zu dessen Funktionsbereich die schmerzhaft gewordenen Muskeln gehören,
- oder von einem anderen (schmerzhaften) Prozess bzw. einer Läsion, z. B. einem lokalen Trauma.

Klinik

Wo einer der soeben genannten pathogenen Faktoren zum Tragen kommt, treten oft schwere tonische und funktionelle Veränderungen der Muskulatur auf. Die hervorstechendste davon ist ein Schmerzhaftwerden der Muskeln bei jeder Bewegung.

Dies kann grundsätzlich jede Muskelgruppe befallen, besonders im Bereich der Extremitätenmuskeln. Die Beschwerdebilder sind aber in einigen der Muskelgruppen besonders häufig und besonders charakteristisch (Abb. 4.**35**).

Die schmerzhaften Myalgien werden durch verschiedene Faktoren ausgelöst. Zu ihnen gehört das lokale Muskeltrauma und v. a. die funktionelle Überbeanspruchung des Muskels. Hierzu gehört als wichtige Gruppe die Überlastungsbrachialgie. Sie tritt besonders bei manuell arbeitenden Menschen z. B. Industriearbeitern auf. Im Weiteren tritt die schmerzhafte pseudoradikulär in die Peripherie ausstrahlende Schmerzhaftigkeit von Muskelgruppen als reflektorische Erscheinung im Zusammenhang mit schmerzhaften Zuständen des Band- und Kapselapparates der Gelenke, auch der kleinen Wirbelgelenke, auf.

Therapie

Primäre Ursachen können beseitigt werden z. B. durch die Ausgleichung einer Beinlängendifferenz und Korrektur eines Beckenschiefstandes, durch Entlastung des Ileosakralgelenkes oder durch Ausgleichen einer Skoliose. Ähnliches gilt für die ergonomische Korrektur einer arbeitsbedingten Fehlbelastung einzelner Muskeln.

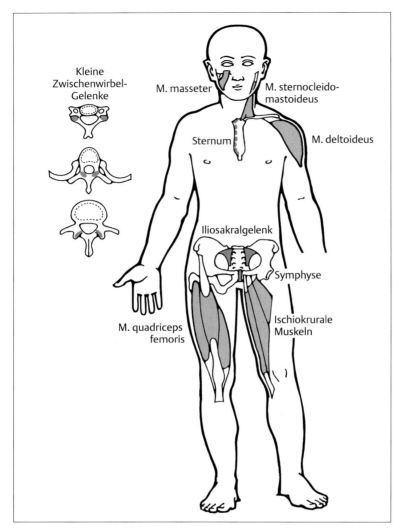

Kleine Zwischenwirbel-Gelenke

M. masseter

M. sternocleido-mastoideus

Sternum

M. deltoideus

Iliosakralgelenk

Symphyse

M. quadriceps femoris

Ischiokrurale Muskeln

Abb. 4.**35a** u. **b**   Häufigste Lokalisation tendomyalgischer Schmerzen. Ventral (**a**) sind die meist befallenen Muskeln rot hervorgehoben, dorsal (**b**) sind sowohl Rücken- wie auch Gürtel- und Extremitätenmuskeln betroffen. Von den kleinen Wirbelgelenken, aber auch vom Sternum und vom Iliosakralgelenk können ebenfalls Schmerzsyndrome, z. T. mit pseudoradikulärer Ausstrahlung, ausgelöst werden (schwarz markiert).

Abb. 4.**35b**

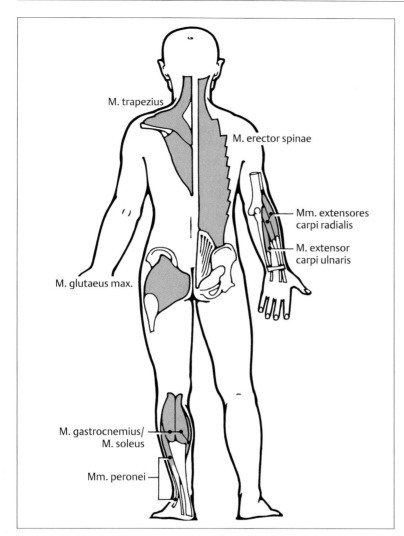

5 Klinik der Läsionen peripherer Nerven

5.1 Läsionen des Plexus cervico-brachialis

5.1.1 Anatomie des Hals- und Armplexus

Der Plexus cervicobrachialis ist wegen seiner besonderen topographischen Beziehungen zu den sehr beweglichen Strukturen des Schultergürtels oft mechanischen und traumatischen Schädigungen ausgesetzt. Die Verflechtung und Neugruppierung der aus den einzelnen Wurzeln C 5 – Th 1 (C 4 – Th 2) stammenden Axone bringen es mit sich, dass die einzelnen Muskeln von Schultergürtel und oberer Extremität, die plurisegmental innerviert sind, je nach Sitz der Läsion mehr oder weniger stark betroffen sind. Es ist bei nur partieller Lähmung oft nicht leicht und setzt eine sehr sorgfältige Untersuchungstechnik voraus, einen Befall überhaupt nachzuweisen.

Aufteilung der Spinalnerven
(s. Abb. 4.**1**)

Der aus der Vereinigung der dorsalen und der ventralen Wurzel entstandene Spinalnerv stellt einen etwa 1 cm langen Nervenstamm dar. Die Vereinigungsstelle der Wurzeln liegt im Halsbereich bei der inneren Öffnung des Intervertebralkanals, verlagert sich im Brustabschnitt der Wirbelsäule ins Innere des Intervertebralkanals, um im Lenden- und Sakralbereich wieder in den Wirbelkanal hineinzurücken. Der Spinalnerv endet mit der Aufteilung in einen dorsalen und einen ventralen Ast. Die Teilungsstelle liegt im Allgemeinen an der äußeren Öffnung des Foramen intervertebrale, lediglich im Sakrum innerhalb der Foramina sacralia.

Rr. posteriores. Die Rr. posteriores wenden sich nach hinten, um die genuine Rückenmuskulatur und mit einem R. cutaneus medialis die Haut entlang der dorsalen Mittellinie zu innervieren. Die dorsalen Äste sind wesentlich dünner als die ventralen und

weisen mit Ausnahme der 3 oberen Hals- und der Sakralsegmente nur wenig Anastomosen auf. Die Hautäste fehlen bei C 1, aber auch nicht selten bei C 6, C 7, C 8 sowie bei L 4 und L 5. Dadurch kommt es zur Ausbildung eines Hiatus in der paravertebralen sensiblen Hautinnervation an der oberen Grenze der Dermatome Th 2 und S 1 (s. Abb. 1.**1**).

Rr. anteriores. Die für die Innervation der Rumpfwand und der Extremitäten bestimmten Rr. anteriores sind wesentlich kräftiger. Auf Höhe der Teilungsstelle der Spinalnerven geben sie einen feinen R. meningeus (recurrens) für die Dura Mater ab, der über eine Abzweigung des R. communicans griseus auch sympathische Fasern erhält.

Rr. communicantes. Diese verbinden die Anfangsstrecke der ventralen Äste von C 8-L 2 mit dem sympathischen Grenzstrang. Die Rr. communicantes albi führen markhaltige, präganglionäre, cholinerge Efferenzen aus dem Nucleus intermediolateralis über die Radix anterior in den Grenzstrang. Da ein Nucleus intermediolateralis ausschließlich zwischen C 8 und L 2 ausgebildet ist, fehlt ein R. communicans albus im Bereich C 1-C 7 und L 3-Co 2. Rr. communicantes grisei sind demgegenüber vom Grenzstrang abgehend zu allen Spinalnerven und einigen Hirnnerven vorhanden. Sie führen postganglionäre, marklose, mehrheitlich noradrenerge Axone für die Schweißdrüsensekretion, die Piloarrektion und die Vasokonstriktion.

Die Rr. posteriores der Spinalnerven ziehen lateral um die kleinen Wirbelgelenke herum und durchdringen nach Innervation der paravertebralen Rückenmuskeln deren sehnige Ansätze sowie die Faszie. Prozesse an den Wirbelgelenken, haltungsbedingte mechanische Beanspruchung der Nervenäste an den erwähnten Durchtrittsstellen, im Lumbalbereich auch der Druck durch Fettgewebshernien an der Durchtrittsstelle durch die Faszie können zu hartnäckigen, lokalen Schmerzen und zu dumpfen

Lumbalgien führen (mechanische Neuropathie der Rr. posteriores).

Die zervikalen Rr. communicantes grisei führen postganglionäre Fasern vom Ganglion cervicale superius zu C 1 – C 5. Das inkonstante Ganglion cervicale medius steht mit C 4, C 5 und eventuell C 6 in Verbindung, während vom Ganglion cervicale inferius (Ganglion stellatum) aus Rr. communicantes grisei durch den M. scalenus anterior hindurch zu den ventralen Ästen von C 6 – Th 1 gelangen. Die Verbindung zu Th 1 berührt die Pleurakuppel.

Von den 4 Ganglien des Lendensympathikus ziehen Rr. communicantes grisei zum Plexus lumbalis. Sie verlaufen unter den Sehnenbögen des M. psoas und durch den Muskel selbst zu den Rr. anteriores. Präganglionäre Fasern sollen nur in den Rr. communicantes von L 1 und L 2 enthalten sein. Sakrale Rr. communicantes verbinden sich in der Gegend der Foramina sacralia pelvina mit den Wurzeln des Plexus sacralis.

Plexus cervicalis und seine Äste

Anatomie

Entlang den Ursprüngen des M. scalenus medius und des M. levator scapulae verbinden sich, bedeckt von der Lamina praevertebralis fasciae cervicalis, die ventralen Äste von C 1, C 2, C 3 und ein Teil von C 4 durch schlingenförmige Anastomosen zum Plexus cervicalis (Abb. 5.1.1). Die Hautäste des Plexus durchbohren in der Regio colli lateralis die Lamina superficialis fasciae cervicalis am Hinterrand des M. sternocleidomastoideus, am Übergang des oberen in das mittlere Drittel (Punctum nervosum). Die

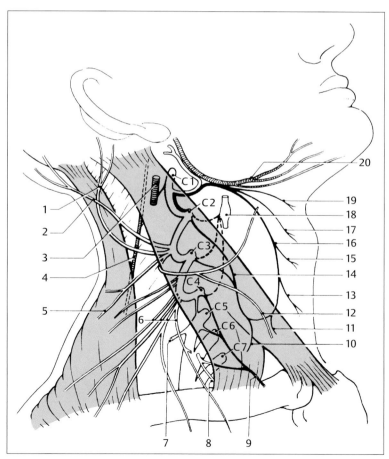

Abb. 5.**1.1**   Der Plexus cervicalis (nach Chusid).
1   N. auricularis magnus
2   N. occipitalis minor
3   N. vagus
4   N. accessorius
5   Rr. cutanei colli laterales
6   Nn. supraclaviculares
7   N. dorsalis scapulae
8   N. subclavius mit Anastomose zum N. phrenicus
9   N. phrenicus
10   und 11 zum M. omohyoideus (dazwischen Ansa cervicalis)
12   N. transversus colli
13   Ast zum M. sternothyreoideus
14   Radix inferior ansae cervicalis
15   Ast zum M. sternohyoideus
16   Radix superior ansae cervicalis
17   Ast zum M. thyreohyoideus
18   Ganglion cervicale superius
19   Ast zum M. geniohyoideus
20   N. hypoglossus

vom Punctum nervosum ausgehenden sensiblen Nerven sind der N. auricularis magnus aus C 2, C 3, der N. transversus colli aus C 2, C 3, und die Nn. supraclaviculares aus C 3, C 4. Die größte Variabilität in seinem Verlauf weist der aus C 2 und C 3 stammende N. occipitalis minor auf, der am hinteren Rande des M. sternocleidomastoideus entlang in die Okzipitalregion hochsteigt.

Die tiefen motorischen Äste liegen unter der Lamina vertebralis. Sie innervieren die Mm. intertransversarii cervicis (C 2 – C 7), den M. rectus capitis anterior (C 1, C 2), M. rectus capitis lateralis (C 1), M. longus capitis (C 1 – C 3), M. longus colli (C 2 – C 6) und die Mm. scaleni (C 4 – C 8). Äste aus C 2 – C 4 beteiligen sich gemeinsam mit dem N. accessorius an der Innervation des M. trapezius und M. sternocleidomastoideus. Über die Ansa cervicalis versorgt der Plexus cervicalis die untere Zungenbeinmuskulatur.

Eine Sonderstellung unter den Nerven des Plexus cervicalis nimmt der N. phrenicus ein. Zu dem aus C 4 stammenden Hauptkontingent gesellen sich Fasern aus C 3 und/oder C 5. Die Verbindung zu C 3 kann über den Umweg der Ansa cervicalis (Radix inferior) erfolgen, diejenige aus C 5 über den N. subclavius. Diese auch als Nebenphrenici bekannten Wurzeln des N. phrenicus vereinigen sich i. d. R. noch im Halsbereich mit dem Nervenstamm. Der Verlauf des N. phrenicus ist gekennzeichnet durch seine Lage auf dem M. scalenus anterior, den er schräg absteigend von lateral nach medial kreuzt. Er zieht über die Pleurakuppel hinweg, kreuzt die A. thoracica interna und läuft dann in Begleitung der A. und V. pericardiacophrenica durch das vordere Mediastinum. Auf der rechten Seite legt sich der N. phrenicus mit seinen Begleitgefäßen der V. cava superior und dem rechten Vorhof an. Seitlich des Hiatus venae cavae inferioris tritt er durch das Zwerchfell. Auf der

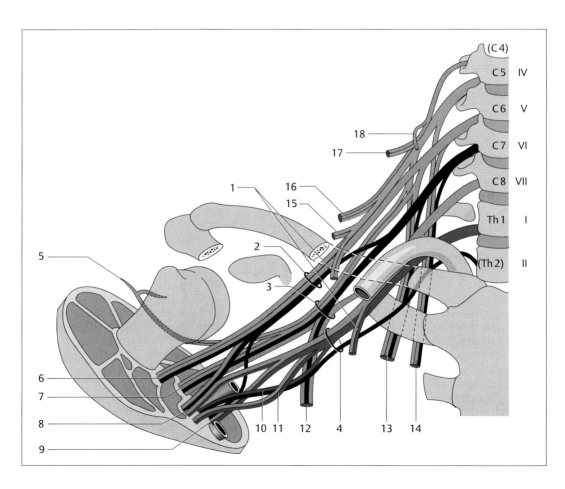

linken Seite liegt der N. phrenicus, nachdem er den Arcus aortae überkreuzt hat, mit seinen Begleitgefäßen weiter ventral als auf der rechten Seite, jedoch dorsal der durch die Herzspitze gebildeten Vorwölbung des Perikards. Der linke N. phrenicus tritt zwischen Pars tendinea und Pars muscularis durch das Zwerchfell. In seinem Verlauf gibt der N. phrenicus sensible Rr. pericardiaca zum Herzbeutel, sowie Rr. pleurales zur Pars mediastinalis und Pars diaphragmatica der Pleura parietalis ab. Nach dem Durchtritt durch das Zwerchfell versorgen sensible Rr. phrenicoabdominales den Peritonealüberzug von Zwerchfell, Leber, Gallenblase und Pankreas. Seine Endäste lösen sich im Plexus coeliacus auf.

Plexus brachialis

Anatomie

An der Bildung des Plexus brachialis beteiligen sich die Rr. ventrales von C 5 – C 8 sowie von Th 1 (Abb. 5.**1.2**). Häufig geht ein Ast aus C 4 in den Plexus über, ebenso kann der 2. Thorakalnerv am Auf-

bau des Armgeflechtes beteiligt sein. Diese Beteiligung entspricht meist einer Kranial- bzw. Kaudalverschiebung des Plexus im Sinne des präfixierten bzw. postfixierten Typus. Die ventralen Äste der genannten Spinalnerven verbinden sich zunächst zu 3 Primärsträngen (Trunci). Der Truncus superior entsteht aus der Vereinigung von C 5 und C 6, C 7 liefert den Truncus medius, während der Truncus inferior aus einer Vereinigung von C 8 und Th 1 hervorgeht. Jeder Primärstrang teilt sich in einen dorsalen und einen ventralen Ast. Diese Aufteilung entspricht der während der Embryonalentwicklung der oberen Extremität stattfindenden Gliederung der Muskelanlagen in eine dorsale Strecker- und eine ventrale Beugergruppe. Aus den dorsalen und ventralen Ästen der Primärstränge entstehen die 3 Sekundärstränge oder Fasciculi, die sich in charakteristischer Weise um die A. axillaris anordnen. Der Fasciculus posterior vereinigt sämtliche dorsalen Äste der Primärstränge, also Nervenfasern aus den Segmenten C 5 – Th 1. Die ventralen Äste des Truncus superior und medius C 5 – C 7 gehen in den Fasciculus lateralis über, diejenigen des Truncus inferior C 8 – Th 1 in den Fasciculus medialis.

◁ Abb. 5.**1.2**   Der Plexus brachialis und seine anatomischen Beziehungen zum Skelett.

1 Nn. pectorales (med./lat.) C 5 – Th 1
   Mm. pect. major + minor
2 Fasciculus lateralis
3 Fasciculus dorsalis
4 Fasciculus medialis
5 N. axillaris C 5, 6, M. deltoideus C 5, 6, M. teres minor C 5, 6
6 N. musculocutaneus C 5 – 7,
   M. biceps brachii C 5, 6
   M. coracobrachialis C 6, 7
   M. brachialis C 5, 6
7 N. radialis C 5 – Th 1
   M. triceps brach, C 7 – Th 1
   M. anconeus C 7, 8
   M. brachioradialis C 5, 6
   Mm. ext. carpi rad. long./brev. C 6 – 8
   M. ext. digit. C 7, 8
   M. ext. indicis C 7, 8
   M. ext. digiti minimi C 7, 8
   Mm. ext. poll. long./brev. C 7, 8
   M. abd. poll. long. C 7, 8
8 N. medianus C 5 – Th 1
   M. pronator teres C 6, 7
   M. flexor carpi rad. C 6–8
   M. palmaris long. C 7, 8
   M. flex. digit. superf. C 7 – Th 1
   M. flex. digit. prof. (radiale Seite, II/III) C 7 – Th 1
   M. pronator quadratus C 7 – Th 1

   M. opponens poll. C 7, 8
   M. abductor poll. brev. C 7, 8
   Caput superfic. m. flex. poll. brev. C 6 – 8
   Mm. lumbricales I + II C 8 – Th 1
9 N. ulnaris (C 7) C 8 – Th 1
   M. flexor carpi uln. C 8 – Th 1
   M. flexor digit. prof. (ulnare Seite, IV/V) C 8 – Th 1
   Mm. interossei palm. + dors. C 8 – Th 1
   Mm. lumbric. III+IV C 8 – Th 1
   M. add. poll. C 8 – Th 1
   Caput prof. m. fl. poll. brev. C 8 – Th 1
   M. palmaris brevis C 8 – Th 1
10 N. cutaneus brachii medialis C 8 – Th 1
11 N. cutaneus antebrachii medialis C 8 – Th 1
12 N. thoracodorsalis C 6–8
   M. latissimus dorsi
13 Nn. subscapulares C 5–8
   M. subscapularis C 5–7
   M. teres major C 5–6
14 N. thoracicus longus C 5–7
   M. serratus anterior
15 M. subclavius C 5, 6
   M. subclavius
16 N. suprascapularis C 4–6
   M. supraspinatus C 4–6
   M. infraspinatus C 4–6
17 N. dorsalis scapulae C 3–5
   M. levator scapulae C 4–6
   Mm. rhomboidei C 4–6
18 N. phrenicus C 3, 4

Topographisch unterscheidet man zwischen dem supraklavikulären und dem infraklavikulären Teil des Plexus brachialis. Aus dem supraklavikulären Teil laufen kurze Äste zu den Mm. scaleni C 5 – C 8 und dem M. longus colli C 5 – C 8. Ferner gehören zur Pars supraclavicularis: Der N. dorsalis scapulae C 3 – C 5 für den M. levator scapulae und die Mm. rhomboidei, der N. thoracicus longus C 5 – C 7 für den M. serratus anterior. Der N. suprascapularis entspringt aus dem Truncus superior, geht unter dem Ursprung des M. omohyoideus durch die Incisura scapulae zum M. supra- und infraspinatus. Feinste Äste gehen zum Akromioklavikular- und zum Schultergelenk. Infraklavikulär gehen aus dem lateralen resp. medialen Faszikel der N. pectoralis lateralis und N. pectoralis medialis hervor für die Innervation des M. pectoralis major et minor. Der N. subscapularis C 5, C 6 geht infraklavikulär aus dem Fasciculus posterior hervor. Er wird begleitet von der A. subscapularis und innerviert den M. sub-

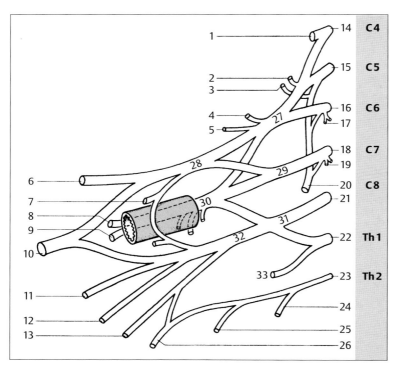

Abb. 5.**1.3**   Der Plexus brachialis. Schematische Darstellung.

 1   Zum Plexus cervicalis
 2   Zum N. phrenicus
 3   N. dorsalis scapulae (C 3 – C 5)
 4   N. subclavius (C 5 – C 6)
 5   N. suprascapularis (C 4 – C 6)
 6   N. musculocutaneus (C 5 – C 7)
 7   N. pectoralis lateralis
 8   N. axillaris (C 5 – C 6)
 9   N. radialis (C 5 – Th 1)
10   N. medianus (C 5 – Th 1)
11   N. ulnaris (C 8 – Th 1)
12   N. cutaneus antebrachii medialis (C 8 – Th 1)
13   N. cutaneus brachii medialis (C 8 – Th 1)
14   C 4
15   C 5
16   C 6
17   und 19 zu Mm. scaleni
18   C 7
20   N. thoracicus longus (C 5 – C 7)
21   C 8
22   Th 1
23   Th 2
24   Zweiter Interkostalnerv
25   und 26 = Nn. intercostobrachiales
27   Oberer Primärstrang
28   Lateraler Sekundärstrang
29   Mittlerer Primärstrang
30   Hinterer Sekundärstrang
31   Unterer Primärstrang
32   Medialer Sekundärstrang
33   Erster Interkostalnerv

scapularis und M. teres major. Sein Endast ist der N. thoracodorsalis, der mit den gleichnamigen Gefäßen den M. latissimus dorsi versorgt.

Aus den Fasciculi formieren sich die langen Armnerven wie folgt. Diese Verhältnisse sind schematisch in Abb. 5.**1.3** dargestellt.

- Fasciculus posterior aus C 5 – Th 1:
  - N. axillaris (C 5, C 6),
  - N. radialis (C 5 – Th 1).
- Fasciculus lateralis aus C 5 – C 7:
  - N. musculocutaneus (C 5 – C 7),
  - N. medianus (Radix lateralis) (C 5 – C 7).
- Fasciculus medialis aus C 8 und Th 1:
  - N. medianus (Radix medialis) (C 8 – Th 1),
  - N. ulnaris (C 8 – Th 1),
  - N. cutaneus brachii medialis (C 8 – Th 1),
  - N. cutaneus antebrachii medialis (C 8 – Th 1).

Variationen

Was den Plexus brachialis als Ganzes betrifft, so kann er entsprechend der phylogenetischen und ontogenetischen Kaudalverschiebung der oberen Extremität etwas kranial (Präfixation) oder kaudal (Postfixation) verschoben sein. Eine Präfixation soll in etwa 0.9 % vorkommen. Hierbei sendet C 4 einen größeren Faseranteil in den Truncus superior. Im Falle einer Postfixation sind Fasern aus Th 2 an der Bildung des Truncus inferior beteiligt. Die Postfixation ist sehr viel seltener als die Präfixation. Entsprechend der Verschiebung ändern sich auch die Segmentbezüge der Muskeln und Hautgebiete. Zumeist gehen die Varietäten mit Variationen der Halswirbel und segmentalen Arterien einher.

Die meisten Variationen des Plexus brachialis beruhen darauf, dass die Aufteilung der Faszikel in die Endäste nicht nach dem typischen Schema erfolgt. Die Fasern werden dann zunächst einem Nachbarnerv zugeteilt, gelangen aber weiter distal über Anastomosen in den zugehörigen Nervenstamm zurück.

Topographische Beziehungen

Die Klavikula markiert die Grenze zwischen der im seitlichen Halsdreieck gelegenen Pars supraclavicularis und der in die Achselhöhle übertretenden Pars infraclavicularis. Die Faszikuli liegen in der Axilla an der Stelle, wo der M. pectoralis minor den Gefäß-Nerven-Strang überkreuzt. Infolge des Einbaus in die Skalenuslücke wird die Lage der Pars supraclavi-

cularis bei Bewegungen nur wenig verändert. Die Pars infraclavicularis kann dagegen bei Bewegungen des Armes und des Schultergürtels ganz beträchtlich verlagert werden. Der kostoklavikuläre Engpass kann in extremen Stellungen der oberen Extremität zu einer Kompression des Plexus führen.

Skalenuslücke. Die am Aufbau des Plexus beteiligten ventralen Äste der Zervikalnerven liegen zunächst zwischen den kleinen Mm. intertransversarii anteriores et posteriores cervicis, dann dorsal von A., V. und N. vertebralis und gelangen in die von den Mm. scaleni anterior und medius und der 1. Rippe begrenzte Skalenuslücke. Die A. subclavia liegt innerhalb der Skalenuslücke am weitesten ventral in einem Sulcus a. subclaviae der 1. Rippe. Sie gibt unmittelbar lateral der Skalenuslücke die A. transversa colli ab, die zwischen den Strängen des Plexus hindurch zur Schulterregion zieht. Lateral von der Skalenuslücke wird der Plexus von der A. cervicalis superficialis und A. suprascapularis überkreuzt.

Auch die Skalenuslücke ist Sitz charakteristischer anatomischer Variationen. Gelegentlich zieht der Stamm der A. subclavia zwischen Truncus superior und medius hindurch. Relativ selten (0,5–1 %) kommen Halsrippen vor. Kurze Halsrippen tangieren lediglich den R. ventralis von C 7, lange Halsrippen engen dagegen von kaudal her die Skalenuslücke ein. A. subclavia und Plexus brachialis ziehen immer über die Halsrippe hinweg.

Kostoklavikuläre Passage. Diese ist ventral durch die vom M. subclavius unterpolsterte Klavikula, medial durch das Lig. costoclaviculare, kaudal durch die 1. Rippe und die obersten Serratuszacken und dorsal durch die Skapula mit dem M. subscapularis begrenzt. Das Armgeflecht liegt am weitesten lateral im Gefäß-Nerven-Strang. Der kostoklavikuläre Raum wird beim Senken und Zurücknehmen der Schultern verengt. Beim Hochhalten des Armes wird andererseits die Pars infraclavicularis gegen die Pars supraclavicularis abgewinkelt und gegen den M. subclavius einerseits und den Ansatz des M. pectoralis minor andererseits gedrückt (s. Abb. 5.**1.12**).

Pars infraclavicularis. Dieser Teil des Plexus wird ventral von der vorderen Achselfalte, insbesondere von den Mm. pectorales major und minor gedeckt. Mit dem Übertritt in die Axilla verlassen einige Nerven den Plexus und schließen sich den Wänden der Achselhöhle an: die Nn. pectorales (medialis et lateralis), der N. thoracicus longus und der N. thoracodorsalis für die Innervation des M. latissimus dorsi. Der Gefäß-Nerven-Strang selbst zieht mitten durch das axilläre Fettgewebe.

Blutversorgung

Diese ist im Hals- und Achselhöhlenbereich verschieden. Die Pars supraclavicularis wird durch feine Äste aus den Aa. cervicalis ascendens, cervicalis superficialis, cervicalis profunda und transversa colli versorgt. Spärlicher ist die arterielle Versorgung der Pars infraclavicularis, die durch 3–4 kleine, direkt aus der A. axillaris entspringende Nervenarterien sichergestellt wird.

5.1.2 Typen der Armplexusläsionen

Art der Lähmung und klinische Bilder

Die klinischen Bilder sind im Wesentlichen von der Lokalisation und der Ausdehnung der Läsion bestimmt. Die Abb. 5.1.2 und 5.1.3 sollen eine Lokalisation des Läsionsortes erleichtern.

Obere Armplexusparese (Duchenne-Erb-Form)

Diese ist durch eine Läsion der aus den Wurzeln C 5 und C 6 hervorgehenden Axone charakterisiert. Sie ist gekennzeichnet durch eine Parese der Abduktoren und Außenrotatoren des Schultergelenkes, der Ellenbogenbeuger inklusive des M. brachioradialis, des M. supinator und manchmal auch durch einen partiellen Ausfall des M. triceps brachii, der Dorsalextensoren der Hand und einiger weiterer Schulterblattmuskeln. Entsprechend diesen Ausfällen hängt der Arm schlaff herunter und wird nach innen rotiert gehalten, sodass von hinten die Handfläche sichtbar ist (Abb. 5.1.4). Manchmal ist ein Sensibilitätsausfall über dem M. deltoideus an der Außenseite des Oberarmes und an der Radialkante des Vorderarmes vorhanden, kann aber auch ganz fehlen. Bei einer totalen Durchtrennung der Spinalnerven C 5 und C 6 ist die Gefühlsstörung immer vorhanden. In einem traumatologischen Krankengut ist die Mitbeteiligung der 7. zervikalen Wurzel, also eine erweiterte obere Armplexusparese (C 5 – C 6 – C 7), etwas häufiger (Tab. 5.1.1). Zu den erwähnten Ausfällen gesellen sich in diesem Fall eine totale oder

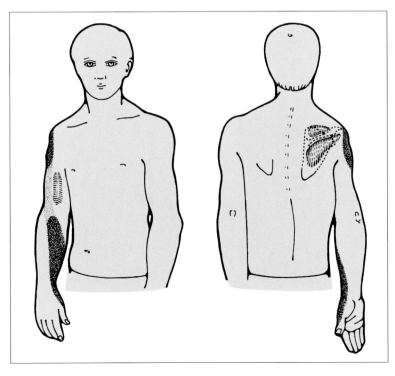

Abb. 5.**1.4**   Obere Armplexusparese rechts. Atrophie des M. deltoideus und M. biceps brachii sowie der Mm. supra- und infraspinati. Innenrotationsstellung des Armes, so dass die Handfläche von hinten sichtbar wird.

Tabelle 5.**1**.1   Topische Diagnostik bei motorischen Störungen radikulären Ursprungs an der oberen Extremität. Schema zur Eintragung der Ergebnisse der Muskelprüfung (Zahlen s. u. oder Schraffierungen)

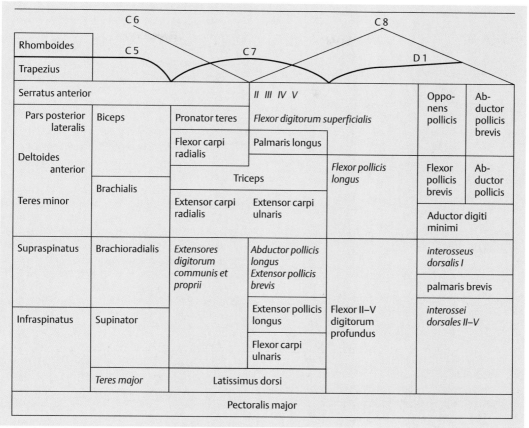

Gradeinteilung (nach den Richtlinien des British Medical Research Council 1942)

0 = keine Muskelaktivität
1 = sichtbare Kontraktion ohne Bewegungseffekt
2 = Bewegungsmöglichkeit unter Ausschaltung der Schwerkraft des abhängigen Gliedabschnittes
3 = Bewegungsmöglichkeit gegen die Schwerkraft
4 = Bewegungsmöglichkeit gegen mäßigen Widerstand
5 = normale Kraft

eine Teilparese des M. triceps brachii. Die Funktion des Caput longum kann erhalten bleiben. Zur Parese der Handgelenks- und Fingerstrecker kommt ein Ausfall des M. pronator teres und des M. flexor carpi radialis hinzu. Sehr oft ist die Beugung des Daumens und des Zeigefingers deutlich abgeschwächt oder vollständig aufgehoben. Die Sensibilitätsstörungen umfassen auch die radiale Hälfte der Hand.

Untere Armplexusparese (Déjerine-Klumpke-Lähmung)

Sie wird durch eine Läsion der aus den Wurzeln C 8 und Th 1 stammenden Axone hervorgerufen. Dies führt zu einer Parese der kleinen Handmuskeln, der langen Fingerbeuger, die aber zum Teil erhalten bleiben können, seltener auch der Handbeuger. Der M. triceps brachii und die langen Strecker von Hand und Fingern sind i. d. R. weitgehend verschont, was zu einer charakteristischen Krallenstellung der Finger mit Hyperextension im Grundgelenk und Flexion in den Interphalangealgelenken führt (Abb. 5.**1.5**).

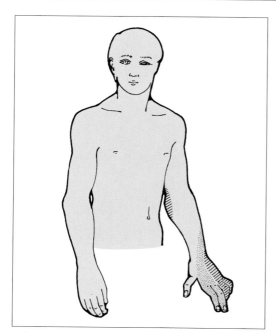

Abb. 5.**1**.5   Untere (und mittlere) Armplexusparese links. Atrophie der Vorderarmbeuger und Parese der Hand sowie Horner-Syndrom.

Die Sensibilität ist bei einer unteren Armplexusparese immer betroffen mit Ausfällen an der ulnaren Handpartie und an der ulnaren Vorderarmkante. Sehr oft ist sie auch leicht am Mittelfinger und an der Handfläche gestört. In den meisten Fällen ist ein Horner-Syndrom nachweisbar als Ausdruck einer direkten traumatischen Schädigung des Halssympathikus vor Abgang des R. communicans albus. Eine reine Déjerine-Klumpke-Lähmung ist im traumatologischen Krankengut sehr selten.

Isolierte C 7-Lähmung (s. S. 32)

Diese ist noch seltener. Sie erfasst v. a. das proximale Versorgungsgebiet des N. radialis bei erhaltener Funktion des M. brachioradialis, der ausgiebig von C 5 und C 6 mitversorgt wird.

Faszikuläre Lähmungstypen

Es gibt 3 Lähmungstypen:
1. Den dorsalen mit Ausfall der Nn. axillaris und radialis, sehr oft auch des N. thoracodorsalis,
2. den lateralen mit Ausfall des N. musculocutaneus und der lateralen Medianuswurzelanteile.
3. den medialen mit Ausfall des N. ulnaris, N. cutaneus antebrachii medialis und der medialen Medianuswurzelanteile.

————— **Initial vollständige Plexusparese**

In den frischen traumatologischen Fällen ist die topische Diagnostik dieser verschiedenen Lähmungstypen dadurch erschwert, dass in mehr als der Hälfte der Fälle die Parese zunächst mehr oder weniger total ist und den ganzen Armplexusbereich zu umfassen scheint. Bei Rückbildung der initialen akuten Symptome bleibt dann vielfach einer der oben geschilderten Lähmungstypen zurück. Ein gutes Drittel der Patienten weist jedoch auch noch Monate nach dem Unfall eine totale Lähmung von C 5 bis Th 1 auf (s. Abb. 5.**1**.7).

5.1.3 Klinisch-topische Diagnostik der Armplexusläsionen und der zervikalen Wurzelausrisse

Armplexusläsionen und Ausrisse zervikaler Spinalnervenwurzeln aus dem Rückenmark spielen in der Traumatologie eine wichtige Rolle. Ungefähr 75 % entstehen bei Verkehrsunfällen. Zerrungsläsionen ohne anatomische Unterbrechung, also Sunderlands Schweregrade 1–3 haben eine viel bessere Prognose als Rupturen und Wurzelausrisse. So haben vordere Schulterluxationen i. d. R. lediglich eine Neurapraxie mit guter Prognose zur Folge. Aber auch bei schweren Verletzungen kann eine operative Reparatur in gewissen Fällen gute Resultate erzielen wie z. B. bei Kontinuitätsunterbrechung des Fasciculus lateralis und des Fasciculus posterior oder beim Abriss des N. axillaris oder des N. musculocutaneus.

Für die topische Lokalisation ist zunächst eine gezielte klinische Untersuchung notwendig. Hilfreich für die topische Diagnostik kann Tab. 5.**1**.1 sein.

Wurzelausrisse

Häufigkeit und Pathogenese

Wurzelausrisse sind besonders bei schweren Armplexusschädigungen häufig. Die positiven Zeichen eines Wurzelausrisses sind in Tab. 5.**1.2** zusammengefasst.

Blutiger Liquor. Im akuten Stadium ist ein blutiger Liquor nur dann zu verwerten, wenn nicht gleichzeitig kontusionelle Hirnläsionen vorliegen, also in erster Linie bei den reinen Armzerrungsunfällen.

Rückenmarkssymptome. Rückenmarkssymptome beweisen, dass der Schaden nicht oder nicht nur peripher im Armplexus liegen kann. Der Ausriss der Wurzeln aus dem Mark kann, muss aber keineswegs zu Blutungen im Rückenmark (Hämatomyelie) Anlass geben. Auch flüchtige Rückenmarkssymptome im Sinne einer Commotio spinalis können vorkommen.

Horner-Syndrom. Ein Horner-Syndrom weist auf Läsionen der Wurzeln C 8 und Th 1 proximal vom Abgang der Rr. communicantes albi zum Grenzstrang hin. Ein Horner-Syndrom ist also bei Ausriss dieser Wurzeln zu erwarten.

Phantomglied. Das frühzeitige Auftreten eines so genannten Phantomgliedes meist der Hand oder des Vorderarmes neben der denervierten Extremität gilt als positives Zeichen einer sehr proximalen Läsion, spricht also für einen Wurzelausriss.

Tabelle 5.**1.2**   Positive Zeichen eines Wurzelausrisses bei traumatischer Armplexuslähmung

- Blutiger Liquor
- Rückenmarkssymptome
  - initial
  - verzögert
- Horner-Syndrom
- Früh „Phantomglied"
- Im Myelogramm
  - leere Wurzeltaschen
  - fehlende Negativdarstellung der Wurzel
  - Arachnoidalzysten
- Im CT z. B. Hämatome (Hämatomyelie)
- Erhaltene Schweißsekretion in analgetischer Hautzone
- Erhaltener Axonreflex
- Erhaltene sensible Nervenaktionspotentiale

Computertomografie. Eine Computertomografie, am besten kombiniert mit der Myelographie, ergibt zusätzliche Informationen und sollte bei Verdacht auf Wurzelausriss routinemäßig angewendet werden.

Magnetresonanztomographie MRT. Mit der MRT lassen sich etwaige traumatische Veränderungen des Zervikalmarks sehr gut nachweisen, während die Trefferquote in Bezug auf Wurzelausrisse (Abb. 5.**1.6**) unbefriedigend ist.

Vegetative Symptome. Vegetative Symptome beruhen auf der anatomischen Tatsache, dass die über den Grenzstrang laufenden vegetativen Efferenzen in den Wurzeln C 1 – C 7 überhaupt nicht enthalten sind und dass die tiefer austretenden Fasern erst in den Grenzstrangganglien auf das letzte periphere Neuron umgeschaltet werden. Die vegetativ-efferenten Fasern für den Arm entspringen bei Th 4 und tiefer (S. 64). Sie bleiben daher bei reinen Wurzelläsionen im Bereich von C 4 – Th 2 intakt, denn sie schließen sich erst weiter distal nach ihrer Passage

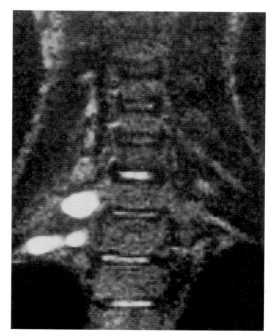

Abb. 5.**1.6**   Nervenwurzelausriss C 7 und Th 1 rechts nach traumatischer Armplexusläsion. Koronare MR-Schichten, T2-gewichtet (Neuroradiologische Abteilung der Medizinischen Hochschule Hannover, Leiter Prof. Dr. H. Becker).

durch die Grenzstrangganglien dem Plexus brachialis an. Findet man also Ausfälle der Schweißsekretion, die ungefähr den Sensibilitätsstörungen entsprechen, so darf man daraus mit Sicherheit auf eine ausschließliche oder zusätzliche Leitungsunterbrechung weiter distal im Bereich des Plexus oder der Armnerven schließen.

5.1.4 Elektrophysiologische Diagnostik

Elektrophysiologische Untersuchungen helfen einerseits bei der Differenzierung zwischen Zervikalwurzel- und Armplexusläsionen, andererseits bei der Ermittlung des Schweregrades der eingetretenen Nervenschädigung.

5.1.5 Ätiologische Typen der Armplexusläsionen. Diagnostik und Therapie

Traumatische Armplexusläsionen

Häufigkeit, Ursachen und allgemeine Bemerkungen

Die häufigste Form der Armplexusparesen stellen die unmittelbar traumatischen Fälle dar. Männer sind mit 91 % der Fälle gegenüber Frauen (9 %) viel häufiger betroffen. Junge Männer zwischen 20 und 25 Jahren erleiden am häufigsten solche Verletzungen aufgrund von Unfällen.

Die Läsionen verteilen sich gleichmäßig auf die rechte und linke obere Extremität, 82 % der Plexusläsionen entstehen durch Verkehrsunfälle, 6 % durch Sportunfälle, während sich die restlichen 12 % auf alle anderen Möglichkeiten verteilen. Von den Verkehrsunfällen entfallen 70 % auf Motorrad- bzw. Mopedunfälle, 19 % auf Autounfälle und 11 % auf andere Unfälle.

Schweregrade

Prognostische Beurteilung. Die recht schwierige prognostische Beurteilung kann nicht aufgrund einer einmaligen Untersuchung in einem Frühstadium geschehen, sondern muss sich weitgehend auf den Verlauf stützen. Die erste Untersuchung unmittelbar nach dem Unfall zeigt wohl, ob es sich um eine umschriebene oder um eine ausgedehnte Schädigung handelt. Sie lässt jedoch kaum erkennen, wie weit diese letztere rückbildungsfähig ist. Ist ein Horner-Syndrom vorhanden oder sind sämtliche Wurzeln und insbesondere auch die proximalsten Muskeln (Mm. rhomboidei, pectorales, latissimus dorsi, serratus anterior) betroffen, so ist mit einer schlechten Prognose zu rechnen (Abb. 5.**1**.7). Völlig erhaltene Sensibilität lässt dagegen eine gute Rückbildung erwarten.

Nach 14 Tagen beweist der elektromyographische Nachweis von Denervationspotentialen in paravertebralen Stammmuskeln eine Schädigung der Nervenwurzeln proximal vom Abgang des dorsalen Astes, d. h. zumindest eine Läsion der Wurzeln im Bereich der Foramina intervertebralia.

Nach 6 Wochen kann man feststellen, ob ein Hinterwurzelausriss und damit wahrscheinlich auch ein Vorderwurzelausriss vorliegt oder ob die Läsion weiter peripher sitzt. Bei einem Wurzelausriss wird eine Nervennaht unmöglich, und es muss mit einem bleibenden Ausfall gerechnet werden. Wenn zwei oder mehr Wurzelausrisse nachweisbar sind, wird auch die Prognose der übrigen Wurzeln sehr schlecht.

Nach 3 Monaten ist im Bereich der kleinen Handmuskeln und der Fingerextensoren der bleibende Endzustand in seiner funktionellen Auswirkung meist bereits feststellbar. Bei infraklavikulärer posttraumatischer Läsion kann allerdings auch an den distalsten Muskeln noch über Zeiträume zwischen 1–3 Jahren eine Besserung nachgewiesen werden.

Allgemein schlecht ist die Spontanprognose isolierter traumatischer Axillarisparesen. Hingegen kann die chirurgische Therapie bei Ruptur des N. axillaris gute Resultate ergeben.

Therapie

Konservative Maßnahmen. In erster Linie muss der Arm auf einer Abduktionsschiene in je 60°-Abduktion und Anteposition gelagert werden. Wenn man zusätzlich noch den Kopf zur kranken Seite hin neigt und fixiert, was v. a. nach Nervennähten nötig ist, so erreicht man eine ganz wesentliche Verkürzung des Plexus brachialis. Dadurch wird nicht nur die Regeneration begünstigt, sondern auch das Auftreten von Schmerzen, die durch die Dehnung meist verstärkt werden, verhindert oder vermindert.

Die Atrophie der denervierten Muskeln kann dadurch angehalten werden, dass diese täglich mit

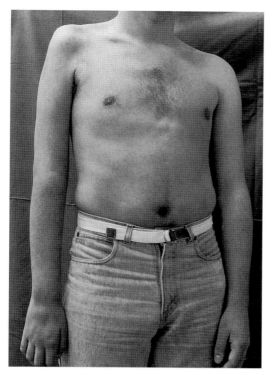
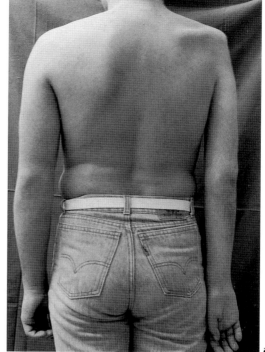

a

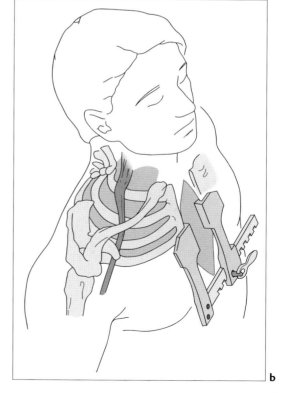

b

Abb. 5.1.7a u. b

a Komplette traumatische Armplexuslähmung rechts
bei jungem Mann. Schlaff herabhängender pronierter
Arm. Die Fehlstellung des Schulterblattes und die
dort sichtbaren Muskelatrophien weisen auf ein Mitbetroffensein der Mm. supra- und infraspinati, rhomboidei und serratus anterior, das heißt auf eine supra-
klavikuläre Lokalisation der Schädigung hin.

b Entstehungsmechanismus einer Armplexusparese bei
Herzoperationen. Nach Spalten des Sternums wird
der Brustkorb durch die mechanischen Retraktoren
nach lateral verlagert. Dadurch kommt es zu einem
Anpressen des unteren Armplexus-Anteiles gegen die
erste Rippe.

galvanischen Schwellströmen zur Zuckung gebracht werden. Man setzt dazu die positive indifferente Elektrode proximal, die andere distal der gelähmten Muskeln auf, sodass diese längs durchströmt werden.

Operative Eingriffe und Wiederherstellungsoperationen. Operative Eingriffe und Wiederherstellungsoperationen werden ausführlicher in der Spezialliteratur dargestellt.

Geburtstraumatische Armplexusläsionen

Entstehungsbedingungen

Die geburtstraumatische Verletzung des Plexus brachialis kann bereits bei Spontangeburt und normaler Lage des Kindes durch ein Missverhältnis zwischen Schulterbreite des Kindes und Breite des mütterlichen Beckens entstehen. Bei einer Zangenentbindung kann es durch direkten Druck der Zangenblätter auf den Plexus zu einer Schädigung kommen. Bei der Mehrzahl der publizierten Fälle waren eine abnorme Lage des Kindes und/oder geburtshilfliche Schwierigkeiten vorhanden. Die Häufigkeit liegt in verschiedenen Ländern um 0,5–0,9 ‰ und wird in einer neueren Arbeit mit 0,12 % angegeben.

Klinische Lähmungsbilder

Geburtstraumatische Armplexusparesen variieren in Bezug auf den Schweregrad der Nervenschädigung zwischen Neurapraxie und Neurotmesis bzw. Wurzelausriss und hinsichtlich der räumlichen Ausdehnung zwischen eng umschriebenen Ausfallserscheinungen und einer globalen Armlähmung. Bei der Mehrzahl der Kinder findet man eine völlige oder weitgehende Restitution, während bei 20–25 % funktionell bedeutsame Paresen verbleiben.

In einer großen Sammelstatistik waren 80 % Erb-Duchenne-Lähmungen, 10 % Déjerine-Klumpke-Lähmungen, 1 % vollständige Plexuslähmungen und 9 % atypische, nur einzelne Muskeln betreffende Lähmungen. Bei der Verletzung von C 5 und C 6 kann die Schulter nicht mehr außenrotiert und abduziert werden, das Ärmchen hängt am Körper herunter. Die Armbeuger sind verschieden betroffen. Wenn auch die 7. Wurzel beteiligt ist, fallen der M. triceps und die Dorsalextensoren der Hand aus. Eine Phre-

nikusläsion mit Zwerchfellparese bei Neugeborenen ist in etwa 2/3 der Fälle von einer oberen Armplexusläsion begleitet. Sie kann aber ausnahmsweise auch isoliert vorkommen bzw. zurückbleiben und muss gegen andere Ursachen einer Zwerchfelllähmung abgegrenzt werden.

Die Entwicklung geburtstraumatischer Armlähmungen ist sehr unterschiedlich. In den schweren Fällen wachsen die Knochen und Weichteile auf der geschädigten Seite langsamer als auf der gesunden Seite. Bei schweren Läsionen wie z. B. Wurzelausrissen bleibt die Sensibilität monatelang und manchmal auch definitiv beeinträchtigt. Dies spielt sich in einem Alter ab, in welchem das zentrale Nervensystem seine Reife noch nicht erreicht hat und das Körperschema noch nicht endgültig festgelegt ist. Der Mangel an normalen afferenten Impulsen, die gestörte Kinästhesie, der beeinträchtigte Tastsinn haben zusammen mit den Wachstumsstörungen und den Paresen zur Folge, dass das Kind eine oft schwer beeinträchtigte Extremität entwickelt. Dies stellt also eine Art *Entwicklungs-Apraxie* dar.

Therapie

Konservative Maßnahmen

Unmittelbar nach der Geburt wird zunächst eine Schienung der Extremität, in den ersten Wochen am besten durch eine gut gepolsterte Kramer-Schiene vorgenommen. Erst nach dieser Zeit kann eine Gipsschale angelegt werden. Dabei muss der Arm um 90° abduziert und außenrotiert werden, der Vorderarm ist in Mittelstellung zwischen Pronation und Supination fixiert. Später muss die Stellung nicht mehr ganz so extrem eingehalten werden, da sonst Schultersubluxationen nach ventral auftreten. Beim Eintreten der motorischen Reinnervation kann die Schiene nur noch nachts angelegt werden. Sie muss meistens selbst bei befriedigender Restitution ungefähr 1 Jahr getragen werden, um Restkontrakturen zu vermeiden.

Bei manchen Kindern kann trotz guter Regeneration eine erhebliche funktionelle Beeinträchtigung zurückbleiben, die auf einer Ko-Kontraktion antagonistischer Muskeln beruht. Nach einer oberen Armplexusläsion kann es z. B. beim Heben der Hand zum Mund zu einer Elevation des Ellenbogens kommen (*signe du clairon, trumpet sign*). Beim Seitwärtshochheben des Armes werden der Ellenbogen und die Hand gebeugt, sodass die Hand wie ein

Schirm über dem Kopf gehalten wird (*umbrella sign*).

Chirurgische Therapie

Bei ca. 15 % der Patienten ist die Schädigung des Plexus so ausgeprägt, dass entweder keine Regeneration erfolgt oder die Regeneration so minimal bleibt, dass keine nützliche Funktion resultiert. Diese Gruppe stellt die Patienten dar, bei denen eine unbedingte Indikation zur frühen Freilegung des Plexus brachialis besteht. Die Schwierigkeit liegt darin, diese Fälle zu erkennen. Die zur Diagnostik zur Verfügung stehenden Methoden sind mit einer bis zu 30 % relativ hohen falsch-positiven oder falsch-negativen Fehlerquote behaftet und erfassen nur die Kinder, bei denen positive Zeichen eines Wurzelausrisses vorhanden sind.

Kompressionssyndrome im Schulterbereich

Anatomische Engpässe. Diese wurden oben auf S. 69 geschildert (Skalenuslücke Abb. 5.**1.8** und kostoklavikuläres Syndrom Abb. 5.**1.9**).

Armplexusläsionen durch exogene Druckeinwirkung

Das Tragen von harten Lasten auf den Schultern kann zu einer direkten Kompression des Armplexus von oben her führen (*Steinträgerlähmung*). Gefährdet sind v. a. Individuen, die stark abfallende Schultern haben, i. d. R. hochaufgeschossene, überschlanke Astheniker. Die so entstandenen Paresen sind meist obere Armplexuslähmungen und haben beim Absetzen der schädigenden Tätigkeit eine gute Spontanprognose, so dass eine spezielle Therapie sich erübrigt.

Eine so genannte Rucksacklähmung wird bei marschierenden Soldaten (*paralysie du paquetage*) beobachtet. Hierbei spielt wahrscheinlich neben dem direkten Druck von oben durch die Riemen des Tornisters auch ein Herunterpressen der Klavikula und somit eine kostoklavikuläre Kompression eine gewisse Rolle. Obwohl die langdauernden objektiven Ausfallerscheinungen i. d. R. einer oberen Armplexusparese entsprechen, bestehen in der Initialphase vielfach Symptome von Seiten des ganzen Plexus und auch Kompressionserscheinungen der A. axillaris. Auffallend oft ist auch der N. thoracicus longus deutlich befallen, sodass es zu einer Serratuslähmung mit Scapula alata kommt.

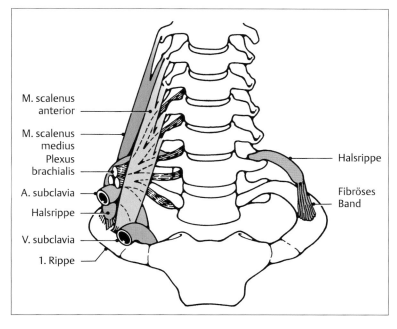

M. scalenus anterior

M. scalenus medius

Plexus brachialis

A. subclavia

Halsrippe

V. subclavia

1. Rippe

Halsrippe

Fibröses Band

Abb. 5.**1.8**   Schematische Darstellung der Skalenuslücke bei Halsrippe. Diese engt von kaudal her die Skalenuslücke ein und beeinträchtigt die A. subclavia und den Plexus brachialis.

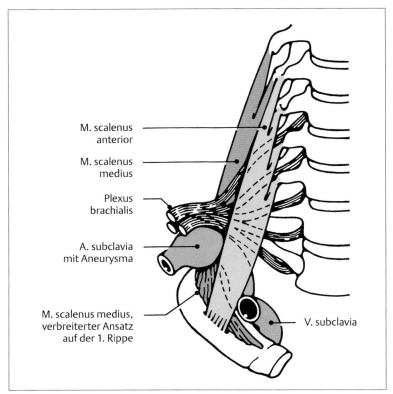

Abb. 5.**1.9**   Schematische Darstellung einer durch einen verbreiterten Ansatz des M. scalenus medius einge- engten Skalenuslücke. Post- stenotisch findet sich ein Aneurysma der A. subclavia.

M. scalenus anterior

M. scalenus medius

Plexus brachialis

A. subclavia mit Aneurysma

M. scalenus medius, verbreiterter Ansatz auf der 1. Rippe

V. subclavia

Thoracic-outlet-Syndrom TOS

Im Bereich der oberen Thoraxapertur können im Zusammenhang mit verschiedenartigen strukturel- len Besonderheiten und Anomalien, im Besonderen die auf S. 69 beschriebenen Engpasssyndrome, Kompressionen des aus dem Truncus inferior des Armplexus und der A. subclavia gebildeten neuro- vaskulären Bündels eintreten, die je nach kausal verantwortlicher Struktur als Skalenus-Syndrom, Halsrippen-Syndrom usw. bezeichnet werden. Da im Einzelfall mehrere anatomische Besonderheiten zu einer Kompression beitragen können und das kli- nische Bild keine klare Differenzierung dieser Un- terformen zulässt, wird vielfach der globale Begriff Thoracic-outlet-Syndrom TOS gebraucht.

Bei Zugrundelegung strenger diagnostischer Kri- terien und kritischer Beurteilung der Operationser- gebnisse ist die Diagnose eines TOS nur selten ge- rechtfertigt. Wir sind wie praktisch alle neurologi- schen Autoren der Ansicht, dass dieses Syndrom ge- genwärtig zu häufig diagnostiziert wird.

Klinik

Kompressionssyndrome in der oberen Thoraxaper- tur können Nerven, Arterien und Venen einzeln oder in Kombination betreffen, sodass man ein neu- rogenes, arterielles, venöses und neurovaskuläres TOS unterscheiden kann.

Neurogenes TOS. Das neurogene TOS beruht auf der Kompression des unteren Primärstrangs des Armplexus von kaudal her, so dass in typischen Fäl- len zunächst (und in der Folgezeit am schwersten) die von der Nervenwurzel Th 1 stammenden Fasern eine Schädigung erfahren. Dies erklärt die initiale Symptomatik aus Parästhesien und Schmerzen im medialen Unterarm und die besonders die laterale Daumenballenmuskulatur betreffenden atrophi- schen Paresen, da diese Muskeln in erheblichem Ausmaß dem Myotom Th 1 zugehören. Erst später folgt i. d. R. eine Läsion der aus C 8 stammenden Fa- seranteile des Truncus inferior, so dass sich die Par- ästhesien und Schmerzen auf die ulnare Handpartie ausbreiten und auch die übrigen Handmuskeln atrophische Paresen erleiden. In geringerem Ausmaß können auch die Hand- und Fingerbeuger paretisch sein. Außer den genannten sensomotorischen Reiz- und Ausfallserscheinungen finden sich nicht selten dumpfe Armschmerzen, die bevorzugt bei Arbeiten mit erhobenem Arm bzw. längerem Tragen von Gegenständen mit herabhängendem Arm auftreten.

Von geringerer diagnostischer Bedeutung sind die durch eine begleitende Kompression der A. subclavia hervorgerufenen vaskulären Begleitsymptome, die nur bei 1–10 % der Patienten mit Armplexuskompression vorkommen, aber öfter isoliert, d. h. ohne begleitende Symptomatik von Seiten des Armplexus auftreten. Bezüglich der Vielzahl ange-

gebener Provokationstests (Abb. 5.**1.10**), ist größte Zurückhaltung angezeigt, da hierbei auch bei zahlreichen Gesunden ein Verschwinden des Radialispulses auftritt. Dies gilt sowohl für das Adson-Manöver, der Kopfwendung zur betroffenen Seite mit Anheben des Kinns und tiefer Inspiration, als auch für den Längszug des Armes nach kaudal.

Ursachen

An komprimierenden Strukturen sind am häufigsten eine oft partielle Halsrippe bzw. ein verlängerter Querfortsatz des 7. HWK mit einem von dort zur 1. Rippe verlaufenden fibrösen Band oder auch an-

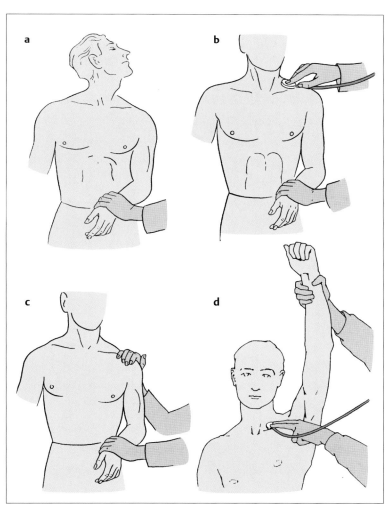

Abb. 5.**1.10a – d** Tests bei Kompressionssyndrom der oberen Thoraxapertur.
a Adson-Manöver bei Skalenussyndrom. Drehen des Kopfes und Heben des Kinnes zur Seite der Kompression mit gleichzeitiger tiefer Inspiration.
b Suchen nach Stenosegeräuschen und nach dem Verschwinden des Radialispulses in verschiedenen Kopf- und Armstellungen.
c Passives Herunterziehen der Schulter bei der Untersuchung auf kostoklavikuläres Syndrom.
d Untersuchung auf Hyperabduktionssyndrom.

dersartige fibromuskuläre Strukturen. Die genannten fibrösen Strukturen können sich der röntgenologischen Darstellung entziehen und andererseits kommen röntgenologisch nachweisbare knöcherne Anomalien am zerviko-thorakalen Übergang bei über 0,5 % der Bevölkerung vor. Dem röntgenologischen Nachweis dieser Anomalie kann somit nur in Verbindung mit einem typischen Beschwerdekomplex eine pathogenetische Bedeutung beigemessen werden.

Diagnostik

Elektrophysiologische Diagnostik

Die EMG-Untersuchung, motorisch evozierte Potentiale in der Handmuskulatur nach zervikaler Magnet- oder Hochvoltstimulation und die Messung der somatosensiblen evozierten Potentiale nach Ulnarisstimulation tragen zur Diagnose eines TOS bei.

Radiologische Diagnostik

Eine anterior-posteriore Aufnahme der Halswirbelsäule, evtl. ergänzt durch eine Aufnahme der oberen Thoraxapertur in Knochentechnik, ist die wichtigste radiologische Untersuchung. Zu achten ist dabei auf uni- oder bilaterale Halsrippen bzw. verlängerte Querfortsätze des 7. HWK sowie auf andersartige abnorme Strukturen. Eine Aortenbogenarteriographie ist indiziert bei klinischen und/oder dopplersonographischen Hinweisen auf eine stärkere Lumeneinengung der A. subclavia, v. a. bei Hinweisen auf begleitende Fingerembolien. Eine nur bei abduziertem Arm auftretende Stenosierung der A. subclavia muss sehr zurückhaltend interpretiert werden, da in dieser Armhaltung auch bei Gesunden eine Abknickung auftreten kann.

Differenzialdiagnose

Bei Läsion unterer Anteile des Armplexus müssen bei schleichendem Beginn und langsamer Progredienz in erster Linie Schwannome (Neurinome) sowie den Plexus infiltrierende metastatische Prozesse erwogen werden. Letztere gehen oft mit heftigeren und belastungsunabhängigen Schmerzen sowie einem Horner-Syndrom einher. Eine radiogene Spätlähmung ist durch die Vorgeschichte, eine gelegentlich untere Armplexusanteile betreffende neuralgische Schulteramyotrophie durch den akuten Beginn abgrenzbar.

Von den Wurzelkompressionssyndromen macht die Abgrenzung des TOS von einem C 8-Syndrom die größten Schwierigkeiten.

Therapie

Konservative Maßnahmen

Eine über Wochen bis Monate fortgesetzte konservative Therapie eines TOS ist dann sinnvoll, wenn Schmerzen und Parästhesien vorliegen. Diese besteht einerseits darin Armhaltungen, welche die Plexuskompression und damit die Schmerzen und Missempfindungen auslösen oder verstärken, zu vermeiden. Hierzu zählen besonders das Arbeiten über Kopf, sowie das Tragen von Lasten mit herabhängendem Arm. Außerdem wird durch konsequente krankengymnastische Behandlung eine Haltungsverbesserung und Kräftigung der Schultergürtelmuskulatur bewirkt, wobei besonderes Augenmerk auf die Korrektur hängender Schultern gelegt wird. Vorübergehend ist außerdem der Einsatz von Analgetika und gegebenenfalls Muskelrelaxanzien indiziert, besonders dann wenn die Symptome durch Überlastung oder durch ein den Nacken-Schulter-Bereich treffendes Trauma ausgelöst wurden.

Operative Behandlung

Verschiedene Autoren verstehen unter dem Begriff TOS sehr Unterschiedliches. Dies macht es verständlich, dass sehr unterschiedlich gute Ergebnisse operativer Therapien publiziert werden. Die Ergebnisse des supraklavikulären Zuganges mit einem guten anatomischen Überblick sind bei korrekter Indikationsstellung i. d. R. sehr befriedigend, während eine Skalenotomie alleine enttäuscht. Die Ergebnisse sind bei angepasster Operationstechnik sowohl beim Vorliegen einer Halsrippe als auch ohne eine solche vergleichbar.

Kostoklavikuläres Syndrom

Pathogenese

Als kostoklavikuläres Syndrom wird eine Kompression des Armplexus sowie der A. und V. axillaris im Raum zwischen der 1. Rippe und der Klavikula bezeichnet (Abb. 5.**1.11**). Normalerweise ist für den Gefäß-Nerven-Strang hier reichlich Platz vorhanden. Selten einmal und dann meist bei Individuen mit hängenden Schultern, bei einer deformierten 1. Rippe wie z. B. bei einer thorakalen Skoliose oder nach einer mit Deformierung ausgeheilten Klavikulafraktur, kann es zu Kompressionserscheinungen kommen. Frauen haben häufiger konstitutionell bedingt hängende Schultern und einen langen schlanken Hals. In seitlichen Röntgenbildern der Halswirbelsäule ist der 2. Thorakalwirbel sichtbar. Diese leiden oft an Zervikobrachialgien und man hat vom *Droopy shoulder syndrome* gesprochen.

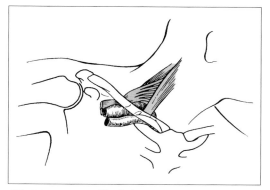

Abb. 5.**1.11**   Kostoklavikuläre Kompression des Gefäß-Nerven-Stranges.

Klinik

Subjektive Symptome. Die Patienten klagen beim Belasten des hängenden Armes über ähnliche Beschwerden wie sie beim TOS geschildert worden sind. Außerdem können sich Zeichen einer venösen Stauung bei Behinderung des Rückflusses durch die V. subclavia hinzugesellen.

Objektive Ausfälle. Bei den Fällen im Gefolge einer Klavikulafraktur mit Dislokation und/oder überschießender Kallusbildung, können bereits innerhalb weniger Wochen sensomotorische Reiz- und Ausfallserscheinungen auftreten, die i. d. R. das Versorgungsgebiet des unteren Armplexus, den Truncus inferior, betreffen. Es gibt aber auch Fälle, bei denen mittlere und obere Armplexusanteile mitbetroffen sind. Eine Kompression der A. subclavia kann man wie folgt testen: Der Patient presst aktiv die Schultern stark nach hinten und unten, wie bei einer übertriebenen militärischen Achtungsstellung, während der Untersucher den Radialispuls palpiert und in der Supraklavikulargrube auskultiert (s. Abb. 5.**1.10c**). Der kostoklavikuläre Raum wird ebenfalls eingeengt, wenn der gestreckte Arm des Patienten passiv aus der Horizontalen nach hinten gedrängt wird oder wenn am stehenden Patienten vom Untersucher auf die möglichst locker gehaltene Schulter ein starker Zug nach hinten und unten ausgeübt wird. Es muss hervorgehoben werden, dass hierbei der Puls auch bei völlig beschwerdefreien Individuen verschwinden kann.

Therapie

Diese ist wiederum abhängig von Art und Intensität der Beschwerden und kann von der Ruhigstellung und der Schultergürtelgymnastik bis zur operativen Abmeißelung eines Kallus an der Klavikula gehen. Beim echten kostoklavikulären Syndrom (s. u.) ist die Resektion der 1. Rippe die Methode der Wahl.

Hyperabduktionssyndrom (Wright)

Pathogenese

Das Hyperabduktionssyndrom ist ein selteneres Kompressionssyndrom am Schultergürtel. Der distale Armplexus gelangt zusammen mit der A. und V. subclavia unter dem M. pectoralis minor und seinem Ansatz am Korakoid hindurch in die Axilla. Wenn der gestreckte Arm passiv in maximaler Elevationsstellung gleichzeitig stark nach hinten gebracht wird, so wird dadurch der Gefäß-Nerven-Strang unter dem Hypomochlion des Pektoralisansatzes und des Korakoids angespannt und komprimiert (Abb. 5.**1.12**).

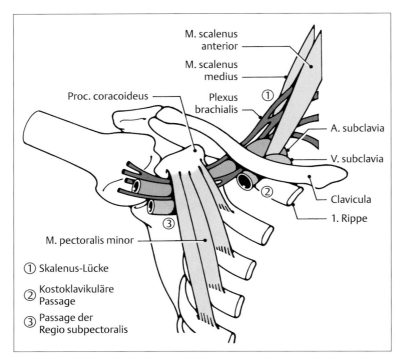

M. scalenus anterior
M. scalenus medius
Proc. coracoideus
Plexus brachialis ①
M. pectoralis minor
A. subclavia
V. subclavia
Clavicula
1. Rippe

① Skalenus-Lücke
② Kostoklavikuläre Passage
③ Passage der Regio subpectoralis

Abb. 5.1.**12**   Engpässe im Schulterbereich, in welchen eine neurovaskuläre Kompression stattfinden kann.

Klinik

Die subjektiven Beschwerden bestehen in Parästhesien, Einschlafen der Hände und Raynaud-Erscheinungen der Finger, die v. a. beim Schlafen mit über dem Kopf eleviertem Arm auftreten. Aber auch bei gewissen beruflichen Verrichtungen kann eine derartige länger dauernde abnorme Armstellung notwendig werden und zu Beschwerden Anlass geben.

Objektive Ausfallserscheinungen finden sich i. d. R. nicht, da die auftretenden Beschwerden meist schnell auch im Schlaf zur Korrektur der abnormen Stellung führen. Im Rahmen der klinischen Untersuchung achte man beim Hyperabduktionsmanöver (s. Abb. 1.**1.10d**) auf das Auftreten von Parästhesien und auf das Verschwinden des Radialispulses sowie auf allfällige Stenosegeräusche.

Eine Therapie ist selten nötig. Die abnorme Schlafstellung kann z. B. durch Fixation des Armes durch eine Schlinge am Bein oder an den Bettdecken verhindert werden. Bei schweren Fällen des Hyperabduktionssyndroms (Hyperelevationssyndrom) bringt die Desinsertion des M. pectoralis minor Beschwerdefreiheit.

Tumoren des Armplexus

Primäre Tumoren

Der häufigste Primärtumor des Armplexus ist das Neurinom (Schwannom), das i. d. R. isoliert, selten im Rahmen einer Neurofibromatosis von Recklinghausen auftritt. Der radiologische Nachweis gelingt i. d. R. durch die CT oder MRT der Supraklavikularregion in Kombination mit Kontrastmittelgabe.

Metastatische Armplexustumoren (Pancoast-Syndrom)

Eine Infiltration des Armplexus durch benachbarte oder entfernt liegende metastasierende Malignome erfolgt am häufigsten durch einen Pancoast-Tumor, so dass das resultierende Krankheitsbild auch als Pancoast-Syndrom bezeichnet wurde. Der Pancoast-Tumor ist ein oft in der Lungenspitze wachsendes polymorphzelliges Lungenkarzinom, welches infiltrativ in die Umgebung einwächst (Abb. 5.**1.13**). Weitere häufigere Ursachen einer Tumorinfiltration des Armplexus sind Mammakarzinome und Bronchialkarzinome.

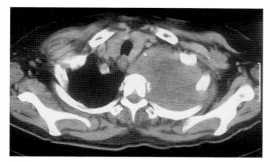

Abb. 5.**1.13**   Pancoast-Tumor der linken Lungenspitze im CT.

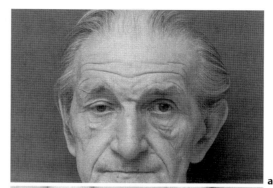

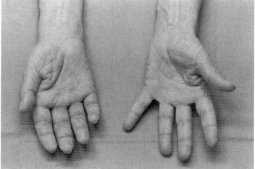

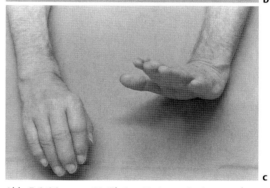

Abb. 5.**1.14a – c**   68-jähriger Patient mit einem rechtsseitigen Pancoast-Tumor.
a Hornersyndrom rechts.
b Atrophie der kleinen Handmuskeln rechts, insbesondere des Thenars.
c Parese der Hand- und Fingerstrecker rechts.

Die Symptomatik besteht initial in meist heftigen Schmerzen, die am häufigsten das sensible Versorgungsareal des unteren Primärstrangs, d. h. die Ulnarseite des Arms und der Hand betreffen. Infolge der häufigen Einbeziehung des Halsgrenzstrangs können eine Anhidrose der Hand sowie ein Horner-Syndrom monatelang vorausgehen. Im weiteren Verlauf gesellen sich meist rasch progrediente Lähmungen hinzu, die wiederum meist das Versorgungsareal des unteren Primärstrangs, d. h. die Hand- und Unterarmmuskulatur betreffen (Abb. 5.**1.14**).

Bei der radiologischen Abklärung metastatischer Armplexustumoren stellt die Magnetresonanztomographie MRT die sensitivste Methode dar und erlaubt in etwa 4/5 aller Fälle den Nachweis von Tumorgewebe.

Die Behandlung metastatischer Armplexusinfiltrationen ist palliativ und besteht je nach Art des Primärtumors in Bestrahlung und/oder Chemotherapie. In jedem Fall ist eine effektive Behandlung der quälenden Schmerzen indiziert, wobei i. d. R. Opiate eingesetzt werden müssen.

Entzündlich-allergische Amplexusläsionen

Neuralgische Schulteramyotrophie

Pathogenese

Nach Serumgaben, Impfungen und Infektionskrankheiten vorkommende entzündliche Reaktionen des peripheren Nervensystems sind am häufigsten im Armplexus bzw. in einzelnen hiervon abzweigenden Nerven des Schultergürtels lokalisiert. Wesentlich häufiger ist allerdings eine kryptogenetische Armplexusneuropathie, deren klinisches Bild mit den o. g. Formen identisch ist, sodass der Rückschluss auf eine entzündliche bzw. immunologische Genese auch dieser Form gerechtfertigt ist. Die geläufigste Bezeichnung für dieses Krankheitsbild der neuralgischen Schulteramyotrophie umfasst eine

Beschreibung der beiden wichtigsten Einzelsymptome, nämlich Schmerz und atrophische Paresen. Das darf aber nicht zu dem Trugschluss verleiten, dass diese Symptome obligat sind. Die Inzidenz wurde in Rochester/Minnesota mit 1,64 jährlichen Fällen auf 100 000 Einwohner angegeben.

Klinik

Das Initialsymptom der neuralgischen Schulteramyotrophie ist in den meisten Fällen der Schmerz, der typischerweise in der Schulter und Oberarmaußenseite lokalisiert ist und häufig nachts ein quälendes Ausmaß annimmt. Sehr selten fehlen initiale Schmerzen, besonders wenn bevorzugt rein motorische Nerven wie die Nn. thoracicus longus und suprascapularis betroffen sind. Der Schmerz dauert in heftiger Form einige Tage bis wenige Wochen an, um dann allmählich abzuklingen. Länger andauernde Schmerzen sind ebenso wie nach schmerzlosem Beginn sekundär hinzutretende Schmerzen meist auf eine Fehlbelastung des Schultergelenks bei Paresen im Schultergürtel zurückzuführen.

Stunden bis Tage nach dem Auftreten der Schmerzen, selten auch als Initialsymptom, entwickeln sich Lähmungen, deren Ausmaß oft erst nach Besserung der Schmerzen exakt ermittelt werden kann, da die Muskelfunktionsprüfung initial durch eine Schmerzschonung erschwert ist. Das Ausmaß und die Verteilung der Lähmungen sind recht variabel und reichen von der leichten Schwäche eines einzelnen Muskels wie z. B. des M. serratus anterior mit Scapula alata bis zu einer ausgeprägten globalen Armplexuslähmung. In seltenen Fällen betreffen die Ausfälle ausschließlich oder zusätzlich den Plexus cervicalis, z. B. in Form einer Accessorius- oder besonders Phrenikusparese. In diesen Fällen weist meist eine akut einsetzende im Liegen akzentuierte Dyspnoe auf die uni- oder bilaterale Zwerchfellparese hin, die isoliert oder in Kombination mit weiteren Paresen bestehen kann.

Manche Patienten weisen ausschließlich Paresen der Hand- und Unterarmmuskulatur auf, was sowohl mit einer Schädigung in unteren Armplexusanteilen als auch mit einer kombinierten Parese mehrerer Armnerven vereinbar ist. In seltenen Fällen findet sich eine Mitbeteiligung kaudaler Hirnnerven. Sensibilitätsstörungen bestehen nur bei etwa 1/4 der Patienten.

Die neurologischen Ausfallserscheinungen sind in der Mehrzahl der Fälle einseitig und häufiger an der rechten oberen Extremität. Bei etwa 1/4 der Patienten findet sich ein beidseitiger Befall mit meist asymmetrischer Ausprägung, wobei auch dann die rechte obere Gliedmaße häufiger befallen ist (Abb. 5.**1.15**). Betroffen sind meist mehr junge oder Erwachsene im mittleren Alter überwiegend männlichen Geschlechts, jedoch können auch Kinder erkranken.

Zusatzuntersuchungen

Der Liquor ist i. d. R. normal. Elektromyographisch zeigt sich 2–3 Wochen nach dem Auftreten der Paresen in den betroffenen Muskeln meist eine Denervierungsaktivität in Kombination mit einer unterschiedlich schweren Lichtung des Aktivitätsmusters bei Maximalinnervation.

Verlauf

Dieser ist in den meisten Fällen günstig und es kommt innerhalb einiger Wochen zu einer Besserung der Schmerzen und innerhalb einiger Monate zu einer allmählichen Rückbildung der Lähmungen. Nach 2 Jahren sind die Paresen bei etwa 3/4 der Patienten vollständig, in den übrigen Fällen meist wenigstens partiell zurückgebildet. Funktionsbehindernde Restlähmungen kommen besonders beim gelegentlichen Mitbetroffensein unterer Armplexusanteile und des N. phrenicus vor. Rückfälle sind selten und verlaufen i. d. R. weniger schwer.

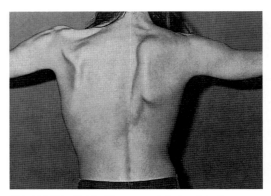

Abb. 5.**1.15** Beidseitige neuralgische Schulteramyotrophie. Rechtsbetonte Parese der Schultergürtelmuskulatur bei einem 21-jährigen Mann.

Therapie

In der Initialphase erfolgen eine Schonung des erkrankten Armes, lokale Eis- oder Wärmeanwendung und Verabreichung von Analgetika. Eine Schultergelenkskontraktur muss durch mehrmals täglich vorzunehmendes passives Bewegen und entsprechende Lagerung vermieden werden. Sobald die Schmerzen eine aktive Übungsbehandlung zulassen, wird mit Krankengymnastik begonnen.

Sonderformen entzündlicher Armplexusaffektionen

Parainfektiöse-, postvakzinale- und serogenetische Neuritis. Nach Serumgaben, Impfungen und im Zusammenhang mit akuten Infektionskrankheiten können sich Symptome einstellen, die identisch sind mit denen der neuralgischen Schulteramyotrophie, was eine gemeinsame immunologische Genese nahe legt.

Die serogenetischen Fälle treten bevorzugt nach Gabe heterologer Antiseren, v. a. Tetanus- und Diphtherie-Seren, auf, die postvakzinalen u. a. nach Impfungen gegen Typhus, Paratyphus, Tollwut und Pocken, wobei pathogenetisch an eine Immunkomplexvaskulitis gedacht wird.

Plexusneuropathie bei Heroinabhängigkeit. Nach intravenöser Applikation von Heroin, ausnahmsweise auch nach intranasaler Verabreichung, können sich akute Arm- und Beinplexusläsionen mit Schmerzen und sensomotorischen Ausfällen entwickeln, wobei es fraglich ist, ob toxische oder allergische Mechanismen für die Schädigung verantwortlich sind. Außer dem Heroin selbst ist auch eine pathogenetische Bedeutung von Verunreinigungen denkbar.

Hereditäre Neuropathie mit Bevorzugung des Armplexus (hereditäre neuralgische Schulteramyotrophie). Alternativ wird das Erkrankungsbild als *hereditäre neuralgische Amyotrophie* HNA, *familiäre Armplexusneuropathie* oder *hereditäre Armplexus-Neuropathie* bezeichnet. Dieses genetisch determinierte Syndrom gehört zusammen mit der Neuropathie mit Neigung zu Druckparesen (s. S. 23) zu den rezidivierenden fokalen Neuropathien. Bei dieser Unterform treten bei verschiedenen Mitgliedern einer Familie akute Armschmerzen mit wechselnd ausgeprägten sensomotorischen Ausfällen auf, wo-

bei wie bei der neuralgischen Schulteramyotrophie auch nur einzelne Schultergürtelnerven betroffen sein können. Oft finden sich dysmorphe Zeichen wie Epikanthus oder Gaumenspalte. Die Erstmanifestation der Erkrankung erfolgt meist vor dem 20. Lebensjahr, wobei im Lauf des Lebens selten mehr als 4 Schübe auftreten und mit zunehmendem Alter immer unwahrscheinlicher werden. Die Rückbildungstendenz der sensomotorischen Ausfallserscheinungen ist gut. Gelegentlich ist eine Kombination mit meist weniger ausgeprägten Läsionen des Beinplexus oder kaudaler Hirnnerven zu beobachten.

Bei diesem Krankheitsbild scheint eine autosomal dominante Vererbung vorzuliegen. Der Genlokus ist auf dem distalen 17q Chromosom.

Radiogene Armplexusparese

Ursachen

Der Armplexus kann bei Bestrahlung der unteren Halspartie, der Supraklavikulargrube und der Achselhöhle eine Schädigung erfahren. Am häufigsten entwickeln sich radiogene Armplexusläsionen nach therapeutischer oder prophylaktischer Bestrahlung der regionalen Lymphknoten beim Mammakarzinom, Morbus Hodgkin, Melanom, Germinoblastom, Chondrom und Schweißdrüsenabszessen.

Häufigkeit

Die Häufigkeit radiogener Armplexusläsionen steht in Abhängigkeit von Gesamtdosis, Fraktionierung, Bestrahlungszeitraum, Feldgröße und Bestrahlungsart. Auf die sich hieraus ergebenden kritischen Dosen und die Pathogenese wurde bereits weiter oben eingegangen (S. 23). Das Risiko einer Strahlenspätschädigung ist vergrößert, wenn außer der Strahlentherapie auch eine Chemotherapie durchgeführt wurde.

Die Toleranzdosis des Armplexus wird auf 1500–1700 ret geschätzt. In der Praxis kann man davon ausgehen, dass eine in 3–5 Fraktionen wöchentlich über einen Zeitraum von 30–35 Tagen applizierte Plexusherddosis von 50 Gy mit keinem größeren Risiko behaftet ist.

Klinik

Die Latenz zwischen Bestrahlung und Manifestation variiert zwischen 4 Monaten und 29 Jahren, wobei ca. 2/3 aller Fälle innerhalb der ersten 3–4 Jahre nach Abschluss der Bestrahlung beginnen.

Die Symptomatik besteht initial in Parästhesien und in knapp der Hälfte der Fälle in Schmerzen. Im weiteren Verlauf finden sich langsam progrediente Paresen, die entweder an der Hand oder im Schultergürtel-Oberarm-Bereich beginnen (Abb. 5.**1.16**). Parallel dazu entwickeln sich sensible und häufig vegetativ-trophische Störungen.

Initial sind etwa gleichhäufig untere und obere Armplexusanteile betroffen, während am Ende des Beobachtungszeitraums häufig der gesamte Armplexus einbezogen ist.

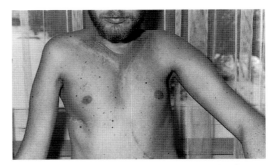

Abb. 5.**1.16**   Radiogene Armplexusparese beidseitig. Bilaterale subtotale Armplexusparese in Kombination mit ausgeprägten Weichteilveränderungen nach Strahlentherapie eines Morbus Hodgkin.

Diagnostik

Die Diagnose einer radiogenen Armplexusläsion kann dann vermutet werden, wenn Bestrahlungsfeld und Läsionsort übereinstimmen, die Latenzzeit länger als 4–6 Monate beträgt und sich auch im weiteren Verlauf keine Hinweise auf ein Tumorrezidiv ergeben. Gestützt wird die Diagnose durch die elektromyographische Registrierung repetitiver Serienentladungen (*myokymic discharges*) und den Nachweis radiogener Begleitfolgen an Haut, Lunge, Knochen und/oder Gefäßen.

Differenzialdiagnose

Die wichtigste Differenzialdiagnose ist die durch Tumorinfiltration bedingte Armplexusläsion. CT- und MRT-Untersuchungen der oberen Thoraxapertur sind i. d. R. nicht geeignet, die Differenzialdiagnose zwischen radiogener Spätlähmung und Tumorinfiltration zu stellen.

Therapie

Die Basisbehandlung besteht aus einer Physiotherapie, um Gelenkkontrakturen zu vermeiden, die Muskelkraft zu fördern und um Weichteilschwellungen und Lymphödem zu verhindern bzw. zu bessern. Operative Behandlungsversuche mit Neurolyse und später mittels Epineurotomie in Kombination mit einer Einbettung des Armplexus in einen freien oder gestielten Gewebslappen haben enttäuscht.

Weitere Ursachen einer Armplexusparese

Operative Eingriffe

Eine unmittelbare mechanische Verletzung des Plexus brachialis ist bei Eingriffen im Bereich der oberen Thoraxapertur möglich. Bei medianer Sternotomie im Rahmen von Herzoperationen kommen Läsionen in 1,39–5,5 % vor. Die Spreizung des Sternum ist mit einer Zugbelastung vorwiegend unterer Plexusanteile verbunden. Seltene Ursachen einer operativen Armplexusläsion sind die thorakoskopische Sympathektomie, Hitzeschäden durch das Licht des Operationsmikroskops sowie eine Kompressionsschädigung nach modifizierter radikaler Mastektomie mit Einsatz eines Gewebsexpanders.

Nach operativen Eingriffen im Bereich der Axilla, besonders nach Ausräumung axillärer Lymphknoten im Rahmen einer Mastektomie, kann es zu Verletzungen des *N. intercostobrachialis* kommen.

Lagerung

Armplexuslähmungen zählen zu den häufigsten lagerungsbedingten Nervenläsionen und führen häufig zu Haftpflichtansprüchen. Bei Operationen in Trendelenburg-Lage resultiert durch die Aufwärtsverlagerung von Rumpf und Kopf gegenüber den fixierten Schultern bzw. Armen eine Dehnungsschädigung des zwischen Halswirbelsäule und Axilla bindegewebig fixierten Armplexus. Am häufigsten sind die in Rückenlage bei horizontal gestelltem Operationstisch vorkommenden Lähmungen, die am jeweils ausgelagerten Arm auftreten.

In der Mehrzahl der Fälle liegt eine obere Armplexuslähmung mit Schwäche des M. deltoideus, der Außenrotatoren im Schultergelenk und der Beugergruppe des Oberarms vor. Sensible Ausfälle beschränken sich oft auf die Außenseite des Oberarms, können aber auch die Radialseite von Unterarm und Hand einbeziehen oder ganz fehlen.

Prognose

Die Prognose der lagerungsbedingten Armplexusparesen ist bei etwa 3/4 der Fälle günstig mit guter Rückbildungstendenz innerhalb von Wochen bis Monaten; bei etwa 1/4 aller Fälle bleiben funktionsbeeinträchtigende Restparesen zurück.

Punktion und Injektion

Die häufigste Ursache einer Spritzenschädigung des Plexus brachialis sind Plexusanästhesien, wobei pathogenetisch die mechanische Schädigung nervöser Strukturen durch die Nadel meist den entscheidenden Faktor darstellt. Von 200 konsekutiven Patienten mit axillärer Plexusanästhesie klagten 12,5 % über Dysästhesien nach dem Eingriff. Die meisten derartigen Schäden sind klinisch durch eng umschriebene sensomotorische Ausfallserscheinungen charakterisiert; ausgedehntere Läsionen sind allerdings möglich, sofern wiederholte Punktionen erfolgen (Abb. 5.**1.17**).

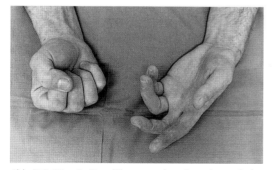

Abb. 5.**1.17**   Spritzenlähmung des Armplexus links. Hochgradige untere Armplexusparese links nach axillärer Plexusanästhesie.

Nach transaxillärer Arteriographie treten einerseits direkte mechanische Nervenverletzungen durch Einstich und Kathetermanipulation mit sofort einsetzenden Ausfallserscheinungen auf.

Nach Punktion oder Katheterisierung der Vv. axillaris, subclavia oder jugularis interna wurden z. T. ausgedehnte Armplexusläsionen beobachtet. Stellen sich die Schmerzen und sensomotorischen Ausfälle jedoch erst nach einem freien Intervall ein oder nehmen diese im Verlauf zu, muss an die Entwicklung eines Hämatoms gedacht und eine rasche Diagnostik und gegebenenfalls operative Entlastung durchgeführt werden.

5.1.6 Differenzialdiagnose der Armplexusläsionen und der Schmerzsyndrome im Schulter-Arm-Bereich

Atrophische Paresen von Arm- und Handmuskeln

Atrophische Paresen von Arm- und Handmuskeln kommen besonders im Zusammenhang mit umschriebenen Vorderhornprozessen vor, so z. B. bei Syringomyelie, intramedullären Tumoren, fokalen Durchblutungsstörungen im Versorgungsbereich der Aa. sulco-commisurales, Poliomyelitis, Postpolio-Syndrom, Zoster, zervikaler Myelopathie und raumfordernden Halsmarkprozessen. Auch eine ALS beginnt nicht selten mit atrophischen Lähmungen an einer oder beiden oberen Extremitäten. Weiterhin muss an fokale Immunneuropathien, die multifokale motorische Neuropathie und an asymmetrische Myopathien gedacht werden.

Brachialgien

Die große Gruppe der schmerzhaften Affektionen der oberen Extremitäten, die Brachialgien, müssen immer wieder gegenüber einer Läsion des Armplexus abgegrenzt werden.

Schmerzhafte Muskelfaszikulationen

An dieser Stelle sei auch das ätiologisch ungeklärte Krankheitsbild der schmerzhaften Muskelfaszikulationen erwähnt. Hierbei finden sich aber nicht nur an den oberen Extremitäten diffus schmerzhafte

Faszikulationen in verschiedenen Muskelgruppen ohne motorische Parese. Elektrophysiologisch können Zeichen einer axonalen Neuropathie vorhanden sein.

────   **Effort-Thrombose**

Bei der Effort-Thrombose (Paget-von-Schrötter-Syndrom) tritt plötzlich eine mit Schmerzen und Schwellung einhergehende einseitige Armschwäche auf. Ihr liegt eine Thrombose der V. axillaris zugrunde. Diese tritt nicht selten kurz nach einem Trauma oder nach einer Überanstrengung des Armes auf, z. B. bei ungewohnter Belastung während des Sportes oder Militärdienstes. Sie erfordert eine Differenzierung gegenüber einer traumatischen Armplexusläsion. Es tritt aber i. d. R. zumindest am Anfang eine Schwellung der Hand auf. Vielfach zeigt sich die Behinderung des venösen Abflusses in prallgefüllten Venen.

────   **Glomustumor**

Der Glomustumor geht von den Glomusorganen der Haut aus. Diese, an vegetativen Nervenfasern reichen, arteriovenösen Verbindungen sind besonders an den Extremitätenenden vorhanden. Zunächst bestehen streng lokalisierte Schmerzen beim Druck auf die Geschwulst, wobei diese gelegentlich als bläuliches Knötchen unter der Haut oder dem Nagel hindurchschimmert. Bald kann es zu einem mehr oder weniger dauernden Spontanschmerz kommen, besonders wenn die betreffende Extremität herunterhängt bzw. beim Gehen geschwungen wird. Gelegentlich ergreift die dumpfe Schmerzhaftigkeit die ganze Extremität. Lokale vegetative Symptome können hinzukommen. Die operative Exstirpation des Tumors bringt Beschwerdefreiheit.

────   **Kongenitale Muskeldefekte**

Die Aplasie des M. pectoralis major und minor ist der häufigste kongenitale Muskeldefekt überhaupt.

Der Ausfall eines M. pectoralis ist funktionell unbedeutend und bedarf keines operativen Ersatzes. Doppelseitiges Fehlen des M. trapezius kann isoliert vorkommen, ist aber häufig mit Aplasien der kleinen Handmuskeln kombiniert. Der angeborene Defekt des M. serratus anterior ist meistens von Rippenmissbildungen begleitet.

────   **Ruptur der langen Bizepssehne**

Die Ruptur der langen Bizepssehne ereignet sich ebenfalls als Folge degenerativer Veränderungen im Bereich des intraartikulären Verlaufs dieser Sehne. Die Zerreißung tritt entweder spontan oder nach einem geringen Trauma auf. Es kann eine deutliche Schwäche der Ellenbogenbeugung entstehen. Der Muskelbauch wird beim Versuch der Beugung als kugelförmiges Gebilde unterhalb des Ansatzes des Pectoralis major deutlich sichtbar (s. Abb. 5.**2.34**). Die chirurgische Behandlung ist zwar möglich und besteht in der Verankerung der Sehne im Sulkus zwischen Tuberculum majus und minus oder am Korakoid. Sie sollte aber nur bei Patienten unter 40 Jahren durchgeführt werden.

────   **Multifokale demyelinisierende Neuropathie**

Die schubweise verlaufende, subakute bis chronische Multifokale demyelinisierende Neuropathie ist besonders oft im Bereich der oberen Extremitäten lokalisiert. Sie kann im Prinzip jeden peripheren Nerv betreffen. Sowohl gemischte sensible und motorische Ausfälle wie auch rein motorische Symptome kommen vor. Typisch ist das Vorhandensein von multiplen Erregungsleitungsblocks an anderen als den üblichen Engpassstellen.

5.2 Läsionen einzelner Nerven im Schulter-Arm-Bereich _____

5.2.1 Einzelne Nerven im Schulter-Arm-Bereich

N. accessorius

Obwohl es sich beim N. accessorius um den XI. Hirnnerv und nicht um einen Ast des Armplexus handelt, muss die Akzessoriusparese in diesem Rahmen abgehandelt werden, da sie zu einer Lähmung von Muskeln im Bereiche des Schultergürtels führt.

Anatomie

Im N. accessorius werden ein kranialer und ein spinaler Anteil unterschieden (Abb. 5.**2.1**). Seine kranialen Wurzeln gehören zur Vagusgruppe, verlaufen mit dem Stamm des N. accessorius zum Foramen jugulare und schließen sich noch innerhalb dieser Öffnung als R. internus dem N. vagus an. Die spinalen Wurzeln treten zwischen den vorderen und hinteren Wurzeln der Zervikalnerven C 1 – C 5 (evtl. noch C 6) aus dem Seitenstrang des Halsmarkes. Dorsal der Ligg. denticulata steigen sie im Subarachnoidalraum zum Foramen occipitale magnum empor und treten in die hintere Schädelgrube ein. Sie vereinigen sich mit den Radices craniales zum Akzessoriusstamm, verlassen diesen aber unmittelbar

nach dem Durchtritt durch das Foramen jugulare als R. externus. Im weiteren Verlauf durchbohrt der N. accessorius den M. sternocleidomastoideus, den er innerviert und zieht dann über das seitliche Halsdreieck zum M. trapezius, den er gemeinsam mit Ästen aus dem Plexus cervicalis versorgt.

Nach Durchtrennung des N. accessorius konnten wir in keinem Anteil des Muskels ein völliges Verschwinden von Willkürpotentialen feststellen. Auch elektroneurographische Untersuchungen sprechen dafür, dass alle 3 Trapeziusportionen Fasern aus dem N. accessorius erhalten. Klinisch erscheint aber bei Akzessoriusdurchtrennung meistens die kraniale Portion des M. trapezius (Pars superior) am Deutlichsten befallen.

Befunde

Klinik

Das klinische Bild der Akzessoriusparese ist durch den Ausfall des M. sternocleidomastoideus und vorwiegend des oberen Trapeziusanteiles gekennzeichnet. Sensible Ausfälle finden sich nie. Wenn auch der M. sternocleidomastoideus mitbetroffen ist, dann springt inspektorisch der Muskel an seinem Ansatz am Manubrium sterni und am medialen Klavikuladrittel meist schon weniger deutlich hervor

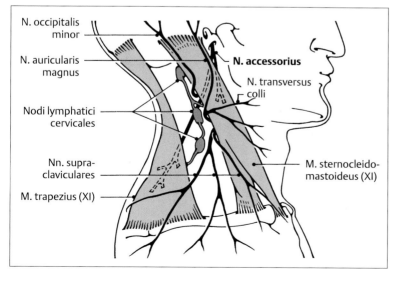

Abb. 5.**2.1** N. accessorius. Man beachte die hinter dem M. sternocleidomastoideus liegenden Lymphknoten.

N. occipitalis minor

N. auricularis magnus

Nodi lymphatici cervicales

Nn. supra-claviculares

M. trapezius (XI)

N. accessorius

N. transversus colli

M. sternocleido-mastoideus (XI)

(s. Abb. 5.**2.6**). Die Untersuchungstechnik ergibt sich aus der obenstehenden Beschreibung seiner Funktionen und ist in Abb. 5.**2.2** dargestellt. Praktisch ist der Ausfall des M. sternocleidomastoideus nicht von sehr großer Bedeutung, da Kopfdrehen und Kopfneigung noch durch die tiefen Halsmuskeln in genügendem Maße ausgeführt werden können.

Eindrücklich ist klinisch vorwiegend die Parese des oberen Anteiles des M. trapezius. Dieser Ausfall bewirkt eine abnorme Stellung der Skapula. Die sonst abfallende Nackenlinie zur Schulter hin ist durch den brüsken Übergang der seitlichen Halskonturen zur horizontalen Schulterhöhe ersetzt. Die Skapula steht in Schaukelstellung, d. h. mit dem Angulus lateralis zu weit seitlich und unten und als Ganzes etwas weiter von der Mittellinie abstehend als auf der gesunden Seite (Abb. 5.**2.3**). Die Schulter steht tiefer und ist nach vorn verlagert. Nur wenn auch die direkte Innervation des Trapezius aus den Ästen der Plexus cervicalis (C 3-C 4) mitbetroffen ist, ist die Parese auch in den übrigen Partien des Muskels vollständig, wobei dann der Margo medialis scapulae etwas vom Brustkorb absteht und unter Umständen die Mm. rhomboidei sichtbar werden. Gestört ist v. a. das Anheben der Schulter (Abb. 5.**2.4**) und wegen mangelnder Fixation des Schulterblattes auch das Seitwärtshochheben des Armes.

Das typische Aussehen der Patienten mit einer Parese der oberen Trapeziusportion ist in Abb. 5.**2.5** dargestellt. Selbst eine totale Parese des oberen Trapeziusanteiles kann vom Betroffenen längere Zeit unbemerkt bleiben. Erst die stärkere Beanspruchung des Armes führt manchmal erst nach Wochen zu subjektiven Beschwerden. Die Trapezius-

lähmung ist für die Abduktion des Armes folgenschwerer als die Serratuslähmung. Dennoch ist in manchen Fällen die Seitwärtselevation des Armes auch bei vollständiger Akzessoriusparese noch möglich. Bei einer proximalen Läsion des Accessori-

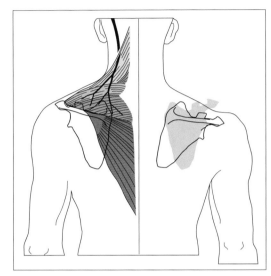

Abb. 5.**2.3**   Atrophie und Parese der vorwiegend vom N. accessorius innervierten oberen Portion des rechten M. trapezius. Schaukelstellung der Skapula (Normalstellung grau). Links sind die einzelnen Portionen des normalen M. trapezius dargestellt (aus M. Mumenthaler: Der Schulter-Arm-Schmerz, 2. Aufl. Huber, Bern 1982).

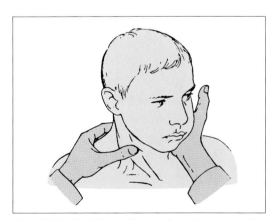

Abb. 5.**2.2**   Funktionsprüfung   des   M. sternocleidomastoideus (N. accessorius).

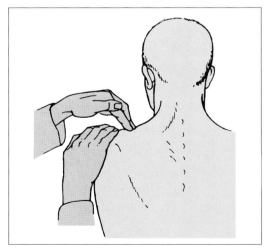

Abb. 5.**2.4**   Funktionsprüfung der oberen Trapeziusportion (N. accessorius) links.

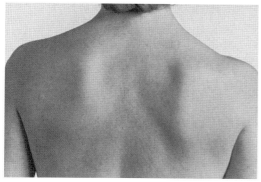

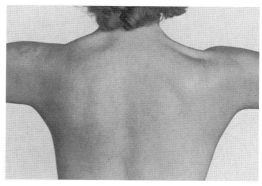

Abb. 5.2.5a u. b   Akzessoriusparese rechts bei 25-jähriger Patientin im Anschluss an eine Drüsenbiopsie am Hals. In Ruhe (a) fällt lediglich das leichte Abfallen der rechten Schulter und der Tiefstand der rechten Skapula auf. Beim Seitwärtsheben der Arme sieht man rechts den viel weniger voluminösen Wulst des oberen Trapeziusrandes (aus: M. Mumenthaler: Didaktischer Atlas der klinischen Neurologie, 2. Aufl. Springer, Heidelberg, 1986)

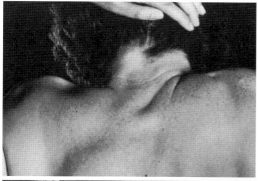

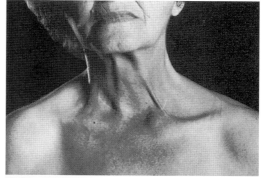

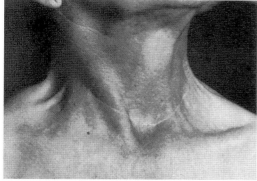

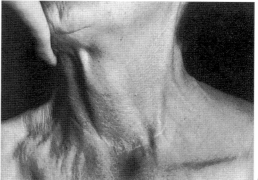

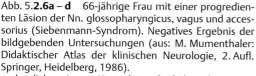

Abb. 5.2.6a – d   66-jährige Frau mit einer progredienten Läsion der Nn. glossopharyngicus, vagus und accessorius (Siebenmann-Syndrom). Negatives Ergebnis der bildgebenden Untersuchungen (aus: M. Mumenthaler: Didaktischer Atlas der klinischen Neurologie, 2. Aufl. Springer, Heidelberg, 1986).

a deutlich geringere Kontraktion des linken oberen Trapeziusrandes beim Schulterheben.

b Von vorne ist der wenig voluminöse Muskelwulst an der linken Nacken-Schulterkontur sichtbar. Auf der linken Seite ist auch der Ansatz des M. sternocleidomastoideus an der Klavikula kaum sichtbar.

c Beim Kopfwenden nach links ist der rechte Sternocleidomastoideus kräftig ausgebildet, während er beim Wenden nach rechts (d) kaum hervortritt.

usstammes sind sowohl der M. sternocleido-mastoideus wie auch der obere Trapeius betroffen (Abb. 5.**2.6**).

Elektrophysiologische Befunde

Die elektromyographische Untersuchung kann Zeichen einer neurogenen Schädigung im M. sternocleidomastoideus und/oder im M. trapezius zeigen und damit auch Hinweise auf die Läsionsstelle geben.

Synopsis (Tab. 5.**2.1**)

Ursachen

Als Ursache einer proximalen Akzessoriusparese kommen Neoplasmen an der Schädelbasis, Tumoren in der Gegend des Foramen occipitale magnum, Anomalien des kraniozervikalen Überganges, Schädelbasisfrakturen in das Foramen jugulare hinein (Siebenmann-Syndrom mit Glossopharyngeus-, Vagus- und Akzessoriusparese), Frakturen des Condylus occipitalis, Neurinome des N. accessorius und chirurgische Eingriffe in Frage.

Distale Läsionen des N. accessorius am Hals sind wesentlich häufiger und sind die weitaus häufigste Ursache einer isolierten Parese des oberen Trapeziusanteiles. Im Vordergrund steht ätiologisch die Lymphknotenbiopsie oder -exstirpation im seitlichen Halsdreieck am Hinterrand des M. sternocleidomastoideus. Auch noch nach vielen Jahren können ein hartnäckiges Schmerzsyndrom und eine Lähmung weiterbestehen.

Therapie

Konservative Maßnahmen

Diese sind in den allermeisten Fällen erfolglos, da so gut wie keine Chancen einer Regeneration des Nervs bei den fast immer mechanischen bzw. traumatischen Läsionen besteht. Deshalb ist eine Läsion des N. accessorius, sei es iatrogen oder traumatisch, eine unbedingte Operationsindikation.

Ersatzoperationen

Als Ersatzoperation wird eine rein statische Korrektur durch Einbringen von Faszienstreifen zwischen den Dornfortsätzen der unteren Halswirbel und dem Hals der Scapula oder dynamisch durch Lateralverlagerung des M. levator scapulae auf die Spina scapulae und durch Lateralverlagerung des Rhomboideusansatzes unter den M. infraspinatus empfohlen.

N. phrenicus

Anatomie

Der N. phrenicus wird vorzugsweise von der 4. Zervikalwurzel gespeist, oft enthält er aber auch wesentliche Bezüge aus C 3. Seltener überwiegt dieser letzte Anteil. Von C 5 her kommen nur gelegentlich unwesentliche Bezüge hinzu.

Der N. phrenicus versorgt motorisch das Zwerchfell. Er ist damit für den wichtigsten Atemmuskel verantwortlich. Ein doppelseitiger Ausfall bewirkt schwere Ventilationsstörungen. Einseitige Defekte sind funktionell relativ leicht zu kompensieren. Sie führen oft zu differentialdiagnostischen Problemen z. B. durch Plattenatelektasen.

Tabelle 5.**2.1**   Synoptische Darstellung der Auswirkungen einer N.-accessorius-Läsion

Läsionsort	Befund	Funktionsausfall
proximal (Schädelbasis)	Parese M. sternocleidomastoideus und obere Trapeziusportion	Kopfdrehen von Läsionsseite weg schwächer, Schulterheben vermindert
distal (seitliches Halsdreieck)	Parese nur der oberen Trapeziusportion	Schulterheben schwächer, Armheben seitlich geschwächt, Scapula in Schaukelstellung, Sensibilität intakt

Der N. phrenicus enthält auch afferente Elemente, sensible Fasern, die Erregungen aus der Pleurakuppe und aus den mediastinalen Anteilen von Pleura und Perikard zentralwärts leiten. Außerdem werden die untere Fläche des Zwerchfells sowie die Serosa von Leber, Gallenblase und Pankreas über den N. phrenicus sensibel versorgt. Daraus erklärt sich das Entstehen von Head-Zonen in der Schultergegend (C 3 und C 4) bei Leber-, Gallen- und Pankreasaffektionen.

Befunde

Klinik

Im Vordergrund steht die Zwerchfelllähmung. Einseitig verursacht sie in Ruhe keine Atemnot, wohl aber tritt eine solche bei Anstrengungen auf. Die Zwerchfellparese kann klinisch perkutorisch und durch ein Röntgenbild (in tiefer Inspiration) (Abb. 5.**2.7**) oder bei der Durchleuchtung objektiviert werden. Bei radikulär bedingten Zwerchfelllähmungen ist auf eine Atrophie der Nackenmuskeln sowie auf Innervationsstörungen im Bereich der Schulterblattmuskulatur und Sensibilitätsstörungen im Segment C 3 und/oder C 4 zu achten.

Elektrophysiologische Befunde helfen kaum weiter.

*Synopsis (Tab. 5.**2.2**)*

Ursachen

Die meisten Phrenikusläsionen spielen sich im Bereiche der Wurzeln C 3/C 4 bzw. im Bereiche des Plexus cervicalis ab. Als fakultatives Begleitsymptom sind Zwerchfelllähmungen bei der neuralgi-

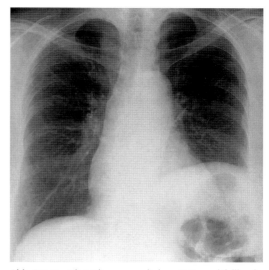

Abb. 5.**2.7**   Phrenikusparese links mit Zwerchfellhochstand im Rahmen einer neuralgischen Schulteramyotrophie.

schen Schulteramyotrophie (S. 83) gelegentlich beobachtet worden, selten als einzige klinisch relevante Lähmung überhaupt. Nach Trauma mit Läsion des Plexus cervicalis ist eine Zwerchfelllähmung ein fast regelmäßiges und persistierendes Symptom. Bei Säuglingen und Kleinkindern kann eine Zwerchfellparese Begleiterscheinung einer oberen, geburtstraumatischen Armplexusparese sein (S. 76). Bei Röntgenkontrolle der Zwerchfellbeweglichkeit finden sich nach 2/3 der supraklavikulären Plexusanästhesien Phrenikusparesen.

Weiter distal ansetzende Phrenikuslähmungen werden am Häufigsten durch maligne Tumoren verursacht.

Tabelle 5.**2.2**   Synoptische Darstellung der Auswirkungen einer N.-phrenicus-Läsion

Läsionsort	Befund	Funktionsausfall
Wurzeln C 3/C 4	Atrophie der Nackenmuskeln, Parese Schulterblattmuskeln, Zwerchfellparese	Verminderte Reklination des Kopfes, Schwäche für gewisse Bewegungen des Schultergelenkes, Sensibilitätsstörung seitlich an Hals und Schulter, Atemnot
Phrenikusstamm	Nur Zwerchfellparese	Atemnot bei Anstrengung. Sensibilität intakt

N. dorsalis scapulae (C 3 – C 5)

Anatomie

Der N. dorsalis scapulae (Abb. 5.**2.8**) zweigt aus C 3, C 4 und C 5 ab. Er durchbohrt den M. scalenus medius oder läuft über diesen Muskel hinweg zur untersten Zacke des M. levator scapulae, dem er zum Angulus superior der Skapula folgt. Parallel zum Margo medialis scapulae verläuft er an der Innenfläche der Mm. rhomboidei. Der N. dorsalis scapulae ist rein motorisch. Er innerviert den M. levator scapulae und die Mm. rhomboidei.

Befunde

Klinik

Die vom N. dorsalis scapulae versorgten Mm. levator scapulae, rhomboideus major und minor sind durchweg von anderer Muskulatur bedeckt, und eine isolierte Atrophie ist zunächst nicht sicher feststellbar. Bei mageren Individuen ist bei einer Parese des N. dorsalis scapulae eine leichte Fehlstellung des Schulterblattes sichtbar, das ganz leicht mit dem Angulus inferior nach außen rotiert ist und dessen Margo medialis etwas zu weit von der Mittellinie entfernt ist und von der Thoraxwand etwas absteht. Im Gegensatz zum Abstehen der Skapula bei Serratus- und Trapeziuslähmungen, das beim Armhochhalten noch zunimmt, gleicht sich dies bei der Rhomboideuslähmung wieder aus.

Funktionell wirkt sich die Parese der Mm. rhomboidei in einer schlechten Fixierung des Schulterblattes aus, wodurch eine gewisse Behinderung bei besonderen, mit großem Kraftaufwand verbundenen Armbewegungen entsteht. Die Funktion des M. levator scapulae wird i. d. R. vom Trapezius voll kompensiert.

Klinische Tests

Atrophie und Parese werden meist erst manifest, wenn der Patient die Schulter kräftig nach hinten drückt und gleichzeitig die gestreckten Arme hinter dem Rücken zu kreuzen versucht. In Bauchlage erfordert dies besonders viel Kraftaufwand und eine tadellose Funktion der erwähnten Muskeln (Abb. 5.**2.9**). Man kann auch die Hände in die Hüfte stützen und die Ellenbogen maximal nach hinten ziehen (Abb. 5.**2.10**).

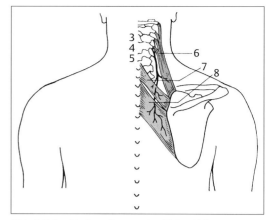

Abb. 5.**2.8**   N. dorsalis scapulae (C 3 – C 5).

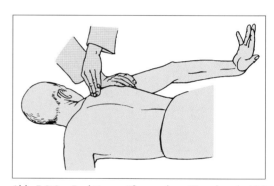

Abb. 5.**2.9**   Funktionsprüfung der Mm. rhomboidei (N. dorsalis scapulae) am liegenden Patienten. Abheben der Schulter von der Unterlage in Bauchlage.

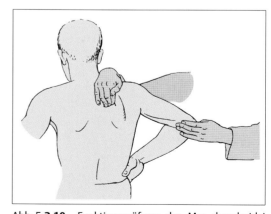

Abb. 5.**2.10**   Funktionsprüfung der Mm. rhomboidei (N. dorsalis scapulae) am stehenden Patienten. Der in die Hüfte gestemmte Arm wird vom Patienten nach hinten gedrückt.

Elektrophysiologische Befunde

Als elektrophysiologische Untersuchungen bietet sich einzig die Nadelmyographie der entsprechenden Muskeln an.

Synopsis (Tab. 5.2.3)

Ursachen

Eine isolierte Lähmung des N. dorsalis scapulae ist wegen seiner geschützten Lage zwischen den tiefen Nackenmuskeln einerseits und M. levator scapulae sowie Mm. rhomboidei andererseits äußerst selten. Traumatische Läsionen kommen iatrogen bei Operationen am Hals und im Rahmen von traumatischen Armplexusparesen vor.

Therapie

Eine konservative Behandlung wird kaum erfolgreich sein. Je nach dem Schaden sind operativ sowohl Neurolyse wie Nerventransplantation Erfolg versprechend.

N. suprascapularis (C 4 – C 6)

Anatomie

Der N. suprascapularis (Abb. 5.2.11) führt Fasern aus den Segmenten C 4 – C 6. Er zweigt in Höhe der Skalenuslücke von der lateralen Kante des Truncus superior ab. Er zieht zur Incisura scapulae, die er zunächst unter dem Lig. transversum scapulae superius und wenig weiter distal dem Lig. transversum scapulae inferius durchschreitet. Selten wird die Incisura scapulae auch durch eine Knochenspange überbrückt. Aus der Fossa supraspinata gelangt der Nerv lateral an der Basis der Spina scapulae vorbei

in die Fossa infraspinata. Auch diese Stelle kann zu einem Engpass verschmälert sein, der zu einer Kompression des Nervs mit alleiniger Beeinträchtigung des M. infraspinatus führt. Er innerviert die Mm. supra- und infraspinatus, außerdem sensibel Bänder und dorsale Kapselanteile des Schultergelenkes.

Befunde

Klinik

Bei Läsion des N. suprascapularis wird eine Atrophie der genannten zwei Muskeln, besonders deutlich des M. infraspinatus, in den meisten Fällen gut sichtbar werden, obwohl über dieser Region noch der M. trapezius liegt (Abb. 5.2.12). Der funktionelle Ausfall des M. supraspinatus manifestiert sich in einer Schwäche für das Armheben, insbesondere für die ersten 15° der Abduktion im Schultergelenk (Abb. 5.2.13). Der intakte M. deltoideus kann allerdings nicht immer die Humerusabduktion ohne an-

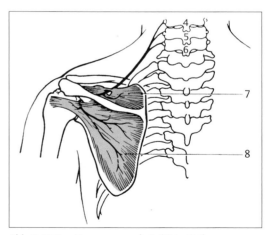

Abb. 5.2.11   N. suprascapularis (C 4 – C 6).

Tabelle 5.2.3   Synoptische Darstellung der Auswirkungen einer N.-dorsalis-scapulae-Läsion

Läsionsort	Befund	Funktionsausfall
Nervenstamm	kaum sichtbare Atrophie zwischen Mittellinie und Margo medialis scapulae. Angulus inferior der Scapula leicht nach außen rotiert	Abheben des Schulterblattes beim Abstemmen im Liegestütz

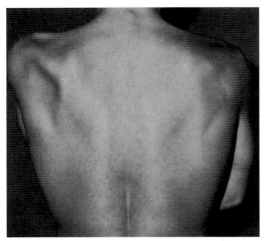

Abb. 5.**2.12**   Läsion des N. suprascapularis links bei 25-jährigem Mann. Ätiologisch nicht geklärt. Atrophie der Mm. supra- und infraspinatus.

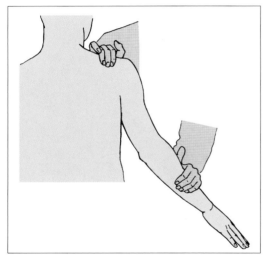

Abb. 5.**2.13**   Funktionsprüfung des M. supraspinatus (N. suprascapularis). Er tritt besonders während der ersten 15 Grad der Seitwärtselevation des Armes in Aktion. Manchmal kann er auch getastet werden.

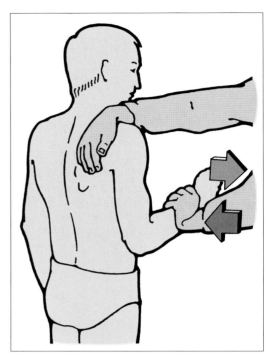

Abb. 5.**2.14**   Funktionsprüfung M. infraspinatus.

kommt. Patienten mit einer Supraskapularisparese sind nicht in der Lage, sich hinter dem Kopf zu kratzen.

Klinische Tests

Die Funktion des M. supraspinatus prüft man dadurch, dass der Patient gegen den Widerstand des Untersuchers den am Rumpf herabhängenden Arm seitwärts abduzieren muss (s. Abb. 5.**2.13**). Den M. infraspinatus testet man, indem der am Rumpf herunterhängende Oberarm mit im Ellenbogen rechtwinklig gebeugtem Unterarm außenrotiert wird (s. Abb. 5.**2.14**).

Elektrophysiologische Befunde

Bei einer proximalen Läsion können elektromyographisch neurogene Veränderungen im M. supra- und infraspinatus abgeleitet werden.

fängliche Trickbewegung verkraften. Durch eine Pendelbewegung wirft der Patient den Arm etwas nach außen, bis der gesunde M. deltoideus wirksam eintreten kann. Der Ausfall des M. infraspinatus bewirkt eine deutliche Schwäche für die Außenrotation in der Schulter (Abb. 5.**2.14**), wodurch es zu einer Pronationsstellung des herabhängenden Armes

Synopsis (Tab. 5.2.4)

Ursachen

Eine isolierte Verletzung des N. suprascapularis kann durch Schnitt- und Schussverletzungen, bei stumpfer Gewalteinwirkung und bei Frakturen des Collum scapulae (Schultertrauma) verursacht werden. Im Rahmen einer traumatischen oberen Armplexusparese sowie bei Wurzelausrissen ist der N. suprascapularis nicht selten mitbetroffen.

Eine chronische Kompression des Nervs in der incisura scapulae und an der spinoglenoidalen Protuberanz kann durch ein Ganglion verursacht werden (Abb. 5.2.15). Sie kann aber auch bei häufig wiederholtem Zug der Schulter nach vorn zustande kommen. Nebst einer Kompression des Nervs in der Incisura scapulae, wobei dann sowohl der M. supra- wie auch der M. infraspinatur paretisch sind, kommt nicht so selten eine distalere Beeinträchtigung vor. Hierbei ist dann nur der M. infraspinatus paretisch.

Therapie

Konservative Maßnahmen werden dann sinnvoll sein, wenn lediglich eine äußere Druckeinwirkung oder eine Überlastung ohne Kontinuitätstrennung des Nervs vorgelegen hat. Aber auch hier wird man beim Ausbleiben einer spontanen Rückbildung ebenso wie primär bei einer traumatischen Läsion zur operativen Exploration schreiten müssen.

Differenzialdiagnose

Hier muss v. a. an die Sehnenrupturen der Rotatorenhaube gedacht werden, die zunächst von Schmerzen begleitet sind und bald eine ausgeprägte Atrophie der Mm. supra- und infraspinatus zur Folge haben.

Tabelle 5.2.4   Synoptische Darstellung der Auswirkungen einer N.-suprascapularis-Läsion

Läsionsort	Befund	Funktionsausfall
Hauptstamm	Atrophie und Parese der Mm. supra- und infraspinatus. Eventuell Angaben über Schmerzen in der Schulterregion	Schwäche für die ersten 15° der Abduktion des Oberarmes sowie für die Außenrotation im Skapulohumeralgelenk. Keine Sensibilitätsstörung

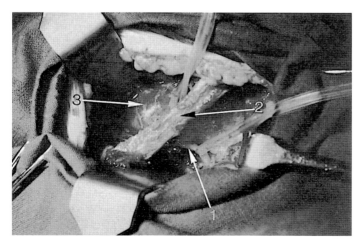

Abb. 5.2.15   Im Operationsfeld ist der angeschlungene N. suprascapularis (1), welcher unter der Spina scapulae (2) hindurch verläuft, zu erkennen. Er wird links im Bild von einem vorquellenden Ganglion (3) komprimiert (Photographie Prof. M. Samii, damals Neurochirurgische Universitätsklinik Mainz).

N. subscapularis (C 5 – C 6)

Anatomie

Zwei i. d. R. getrennte rein motorische Äste des N. subscapularis ziehen vom oberen Primärstrang und vom Fasciculus posterior zum M. subscapularis und M. teres major (Abb. 5.**2.16**). Kleine Rr. articulares des N. subscapularis versorgen die dorsalen Anteile der Schultergelenkskapsel.

Befunde

Klinik

Die vom N. subscapularis versorgten Mm. subscapularis und teres minor sind Innenroller des Oberarmes. Bei Paresen dieser beiden Muskeln verbleiben allerdings noch der M. pectoralis major, der M. latissimus dorsi und die vordere Portion des M. deltoideus als Innenrotatoren der Schulter.

Klinische Tests

Man testet die Innenrotation im Schultergelenk bei herabhängendem Arm mit rechtwinklig flektiertem

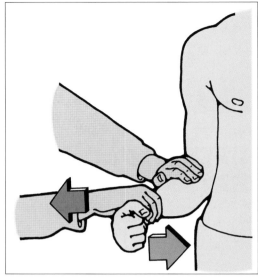

Abb. 5.**2.17**   Funktionsprüfung der Mm. subscapularis und teres major (N. subscapularis) bei der Innenrotation des Oberarmes.

Ellenbogen (Abb. 5.**2.17**). Im Weiteren sind die Patienten nicht in der Lage, sich mit der Hand an der unteren Rückenpartie zu kratzen oder die Hand frei über der Lumbalgegend in der Luft hin und her zu bewegen.

Elektrophysiologische Befunde

Als elektrophysiologische Untersuchungen bietet sich einzig die Nadelmyographie der entsprechenden Muskeln an.

*Synopsis (Tab. 5.**2.5**)*

Ursachen

Eine isolierte Parese des N. subscapularis kommt praktisch kaum vor. Im Rahmen traumatischer Armplexuslähmungen wird dieser Nerv ausfallen, wenn die Läsion den proximalen Teil des hinteren Faszikels oder seine Wurzeln erfasst bzw. der hintere Ast aus dem oberen Primärstrang (C 5/C 6) lädiert wird.

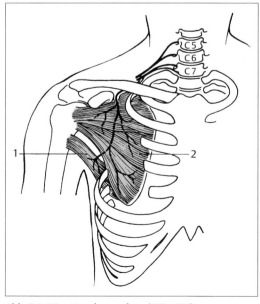

Abb. 5.**2.16**   N. subscapularis (C 5 – C 8).

Tabelle 5.**2**.5   Synoptische Darstellung der Auswirkungen einer N.-subscapularis-Läsion

Läsionsort	Befund	Funktionsausfall
Stamm des Nervs	Eventuell fehlende Kontraktion des M. subscapularis bei der tiefen Palpation in der Axilla	Hand bei herabhängendem Arm etwas außenrotiert

Therapie

Eine Nervennaht kommt wegen der tiefen Lage des Nervs und wegen des Vorhandenseins mehrerer Äste kaum in Frage. Ersatzoperationen sind praktisch nicht notwendig.

N. thoracicus longus (C 5 – C 7)

Anatomie

Der Nerv (Abb. 5.**2**.18) liegt dorsal der A. axillaris, durchbohrt meistens den M. scalenus medius und erreicht so den M. serratus anterior, den er inner-viert.

Befunde

Klinik

Subjektiv sind gelegentlich dumpfe Schmerzen im Schulterbereich vorhanden, die wohl Ausdruck einer unphysiologischen Beanspruchung anderer Schultergürtelmuskeln sind. Objektiv steht bei einer Parese des N. thoracicus longus in Ruhestellung der vertebrale Rand des Schulterblattes etwas vom Thorax ab und etwas zu nahe an der Mittellinie. Die Skapula ist leicht gedreht, wobei der Angulus inferior gegen die Mittellinie, das Akromion nach kaudal gerückt ist. Ein Patient mit Serratusparese ist in den Abb. 5.**2**.19 und Abb. 5.**2**.20 gezeigt.

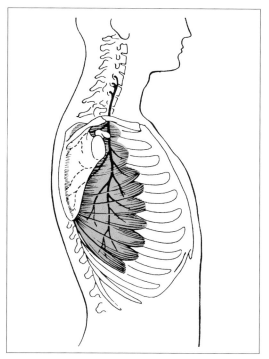

Abb. 5.**2**.18   N. thoracicus longus (C 5 – C 7).

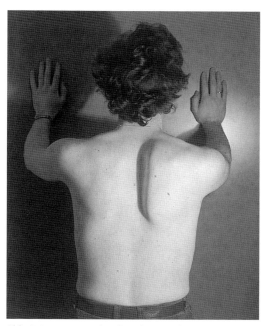

Abb. 5.**2**.19   Scapula alata bei N.-thoracicus-longus-Läsion.

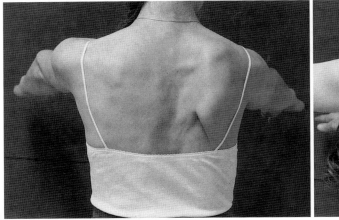
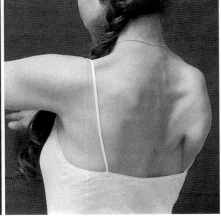

a   b

Abb. 5.**2.20**a u. **b**   Serratus-Parese rechts bei 32-jähri-
ger Frau im Rahmen einer neuralgischen Schulteramyotrophie.

a Scapula alata beim Armheben nach vorne.
b Die Scapula alata ist von schräg hinten besonders gut
sichtbar.

Klinische Tests

Schon durch das Armheben nach vorn zur Horizontalen wird die Scapula alata deutlich. Dies wird verstärkt, wenn der Patient mit den nach vorn gestreckten Armen sich gegen eine Wand stemmt oder
wenn der Untersucher den nach vorne gehobenen
Arm des Patienten herunter zu drücken versucht
(Abb. 5.**2.21**).

Elektrophysiologische Befunde

Den M. serratus anterior kann man im Bereiche seiner Ursprungszacken an der 5. bis 9. Rippe auch
elektromyographisch untersuchen.

*Synopsis (Tab. 5.**2.6**)*

Ursachen

Eine mechanische Läsion ist auch isoliert nicht selten. Serratuslähmungen werden beim Tragen von
Lasten wie z. B. bei Transportarbeitern und bei
Rucksacklähmungen (S. 77) besonders oft beobachtet.

Iatrogen kann der N. thoracicus longus beim
Ausräumen von Drüsenpaketen in der Axilla im

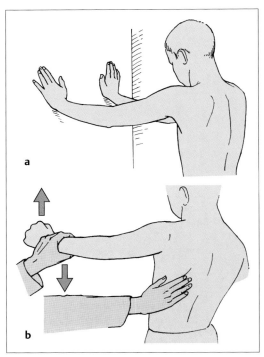

a

b

Abb. 5.**2.21**a u. **b**   Funktionsprüfung des M. serratus
anterior (N. thoracicus longus). Beim Drücken mit aus-
gestreckten Armen gegen eine Wand steht das Schulterblatt als Scapula alata vom Thorax ab (**a**). Prüfung durch
Schieben des Armes nach hinten (**b**).

Tabelle 5.**2.6**   Synoptische Darstellung der Auswirkungen einer N.-thoraticus-longus-Läsion

Läsionsort	Befund	Funktionsausfall
Nervenstamm	Scapula alata. Abstehen vom Thorax durch Armelevation nach vorne und Druck gegen Widerstand akzentuiert	Durch ungenügende Fixierung der Skapula am Thorax Schwäche für Armheben nach vorn. Kein Sensibilitätsausfall

Rahmen einer totalen Mastektomie, bei transaxillärer Resektion der 1. Rippe oder bei Thorakotomien ebenfalls verletzt werden.

Entzündlich-allergisch ist der Nerv im Rahmen der neuralgischen Schulteramyotrophie und nach Infektionskrankheiten besonders häufig befallen.

Die Prognose ist bei isolierten Lähmungen mit Ausnahme der seltenen traumatisch vollständigen Durchtrennung des Nervs meist gut. Die Restitution kann allerdings bis zu 2 Jahren dauern.

Therapie

Konservativ-expektativ wird man sich in jener Mehrzahl der Fälle verhalten, in denen eine mechanische äußere Einwirkung, eine neuralgische Schulteramyotrophie oder keine fassbare Ursache dem Lähmungsbild zugrunde liegen. Eine Nervennaht wird nur in sehr seltenen Fällen mit klarer und lokalisierbarer Läsionsstelle in Frage kommen.

Ersatzoperationen bestehen im Wesentlichen darin, dass die Scapula alata durch Fesselung der betroffenen Scapula mit der Scapula der Gegenseite durch Einbringen eines Faszienstreifens korrigiert wird.

Differenzialdiagnose

Eine isolierte C 7-Läsion kann neben anderen radikulären Ausfällen auch eine Parese der kaudalen Zacken des M. serratus lateralis und somit eine Scapula alata zur Folge haben. Eine Abgrenzung der neurogenen Scapula alata von der sehr häufig auch beidseitig auftretenden Scapula alata bei progressiver Muskeldystrophie oder einer anderen primären Myopathie ist manchmal notwendig.

N. thoracodorsalis (C 6 – C 8)

Anatomie

Dieser Nerv verlässt den Plexus beim Fasciculus posterior, gelegentlich als Ast des N. axillaris oder des N. radialis. Er begibt sich zu dem in der hinteren Achselfalte verlaufenden M. latissimus dorsi und innerviert manchmal auch den M. teres major, sofern dieser nicht vom N. subscapularis versorgt wird (Abb. 5.**2.22**).

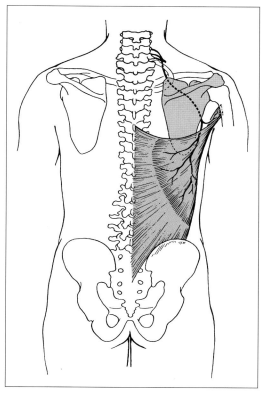

Abb. 5.**2.22**   N. thoracodorsalis (C 6 – C 8).

Befunde

Klinik

Äußerlich ist die Lähmung am fehlenden Relief der hinteren Axillarlinie sichtbar. Manchmal tritt auch der untere Skapulawinkel etwas hervor, da der bedeckende Gürtel des Latissimus dorsi erschlafft ist. Der M. latissimus dorsi und der M. teres major sind Adduktoren, Innenroller im Schultergelenk, und senken den zum Hochhalten erhobenen Arm. Praktisch-klinisch hat der Ausfall des M. latissimus dorsi auffallend wenig Folgen, v. a. weil für die Adduktion des Armes der intakte M. pectoralis major und der M. teres major genügen.

Klinische Tests

Bei einem Ausfall des M. latissimus dorsi kann der Patient im Stehen den abgewinkelten und gebeugten Arm weniger kräftig nach vorne und unten drücken und z. B. in Bauchlage die gestreckten und innenrotierten Arme auch gegen Widerstand nicht mehr kräftig nach hinten und medial bis zur Berührung der beiden Handflächen erheben (Abb. 5.**2.23**). Beim kräftigen Drücken gegen eine Wand mit gestreckten Armen (s. Abb. 5.**2.21**) hat die Schulter auf der Seite der Parese die Tendenz, etwas höher zu stehen.

Elektrophysiologische Befunde

Als elektrophysiologische Untersuchungen bietet sich einzig die Nadelmyographie der entsprechenden Muskeln an.

*Synopsis (Tab. 5.**2.7**)*

Ursachen

Eine isolierte Parese des N. thoracodorsalis ist eine Seltenheit. Bei einer Plexuslähmung mit Läsion des Fasciculus posterior oder seiner (kaudaleren) zuführenden Bahnen ist auch dieser Nerv mitbetroffen. Er kann auch einmal im Rahmen einer neuralgischen Schulteramyotrophie paretisch sein.

Therapie

Ersatzoperationen drängen sich wegen der geringen funktionellen Auswirkung eines isolierten Ausfalles des M. latissimus dorsi im Alltag nicht auf.

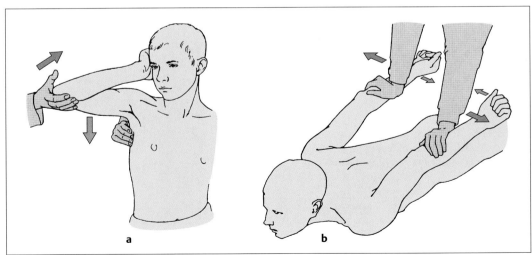

a   b

Abb. 5.**2.23**a u. **b**   Funktionsprüfung des M. latissimus dorsi (N. thoracodorsalis). Der Oberarm wird aktiv nach unten und vorn gedrückt. Der Muskelbauch ist in der hinteren Axillarfalte tastbar (**a**). Vergleichende Prüfung beider Seiten in Bauchlage (**b**).

Tabelle 5.**2.7** Synoptische Darstellung der Auswirkungen einer N.-thoracodorsalis-Läsion

Läsionsort	Befund	Funktionsausfall
Nervenstamm	Verschmächtigung der hinteren Axillarfalte. Leicht hervorstehender Angulus inferior der Skapula	Schwäche für das Drücken des Oberarms nach unten und vorne aus Seitwärtshaltung. Kein Sensibilitätsausfall

Nn. thoracales medialis et lateralis (C 5 – Th 1)

Anatomie

Die rein motorischen Nn. thoracales (Abb. 5.**2.24**) gehen aus dem lateralen bzw. medialen Faszikel ab. Sie ziehen im Trigonum deltoideopectorale ventral über die A. und V. axillaris oder auch zwischen beiden Gefäßen hindurch zur vorderen Wand der Achselhöhle. Die Äste für den M. pectoralis major et minor durchbrechen gemeinsam mit der A. und V. thoracoacromialis die Fascia clavipectoralis und innervieren den M. pectoralis minor (medialer Ast) und M. pectoralis major (N. pectoralis lateralis). Von beiden Nerven gehen Rr. articulares sowohl zu den oberen Anteilen des Schultergelenkes wie zur Articulatio acromioclavicularis.

Befunde

Klinik

Beide Pektoralmuskeln ziehen das Schulterblatt nach ventral und unten, der M. pectoralis minor über den Ansatz am Processus coracoideus, der M. pectoralis major durch einen Zug am Humerus (Crista tuberculi majoris). Im Schultergelenk ist der große Brustmuskel ein Adduktor und Innenroller. Besonders wirkungsvoll kommt er beim Führen eines Schlages aus der Hochhalte und beim Schleuderwurf zum Einsatz (z. B. Speerwerfen). Gegen die Schwerkraft wird er beim Hangeln, Klettern, aber auch beim Abstützen des Körpers auf dem Reck oder am Barren, eingesetzt. Bei fixiertem Schultergürtel wirken beide Mm. pectorales als Hilfsinspiratoren. Bei Läsion der Nn. thoracales ist v. a. die Atrophie des M. pectoralis major evident, ähnlich wie bei Läsionen einer seiner Hauptwurzeln (s. Abb. 4.**9**).

Entsprechend der Hauptfunktion der beiden Muskeln ist bei deren Ausfall die Adduktion des Ar-

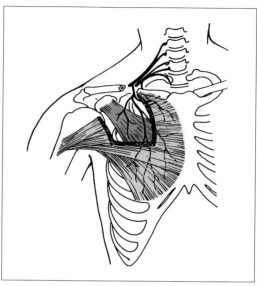

Abb. 5.**2.24** Nn. thoracales medialis et lateralis (C 5 – Th 1).

mes etwas beeinträchtigt. Praktisch fällt dies aber im Alltag kaum ins Gewicht.

Klinische Tests

Entsprechend der Hauptwirkung der Pektoralmuskeln als Adduktoren testet man entweder die Adduktion des elevierten Armes gegen den Widerstand des Untersuchers und palpiert hierbei zugleich den Pektoralmuskel (Abb. 5.**2.25a**) oder man lässt den Patienten seine beiden Hände vor der Brust zusammenpressen. Hierbei tastet man beiderseits die Ränder des Pektoralmuskels und kann somit deren Kontraktion und deren Volumen vergleichend beurteilen (Abb. 5.**2.25b**).

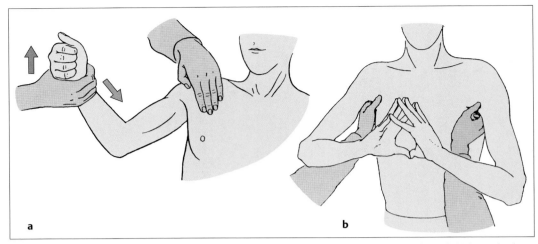

Abb. 5.2.25a u. b Funktionsprüfung des M. pectoralis major (Nn. thoracales medialis et lateralis)**(a)** Bei gleichzeitiger Prüfung beider Seiten durch Aneinanderpressen der Fingerkuppen vor der Brust (**b**) kann eine leichte einseitige Schwäche manifest werden.

Tabelle 5.**2.8**   Synoptische Darstellung der Auswirkungen einer N.-pectoralis-Läsion

Läsionsort	Befund	Funktionsausfall
Hauptstamm oder Äste des Nerven	Atrophie der Mm. pectorales	Schwäche für die Adduktion des Oberarmes, besonders aus horizontaler Haltung des Armes. Kein Sensibilitätsausfall

Elektrophysiologische Befunde

Als elektrophysiologische Untersuchungen bietet sich einzig die Nadelmyographie der entsprechenden Muskeln an.

Synopsis (Tab. 5.2.8).

Ursachen

Eine isolierte traumatische Läsion der Nn. pectorales, die in variabler Art aus den Fasciculi lateralis und medialis hervorgehen, gibt es kaum. Hingegen sind auch diese Nerven bei ausgedehnten traumatischen Plexuslähmungen mitbetroffen.

Therapie

Der funktionelle Ausfall der Mm. pectorales fällt klinisch nicht ins Gewicht, sodass eine Ersatzoperation bei einer Pektoralisparese sich erübrigt. Die Mm. pectorales können daher selten für Ersatzoperationen verwendet werden.

Differenzialdiagnose

Bei Atrophien der Mm. pectorales und bei Paresen derselben denke man differentialdiagnostisch v. a. auch an die nicht seltenen kongenitalen Aplasien dieses Muskels oder einzelner seiner Portionen (Abb. 5.**2.26**) sowie auch an ihren Befall im Rahmen der Schultergürtelform der progressiven Muskeldystrophien. Bei einer Läsion der 7. zervikalen Wurzel findet sich nicht selten eine Teilparese des M. pectoralis major.

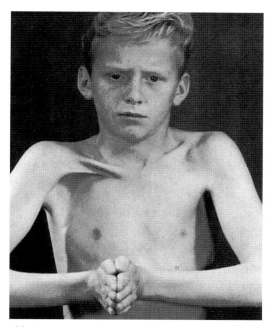

Abb. 5.**2.26** 14-jähriger Knabe mit Agenesie des M. pectoralis rechts. Dies ist bei kräftiger Adduktion des Armes gegen Widerstand besonders deutlich sichtbar. Man sieht deshalb von vorne in der Axilla den kräftigen Wulst des M. latissimus dorsi. Der Knabe wurde mit Verdacht auf eine Muskeldystrophie zugewiesen (aus M. Mumenthaler: Didaktischer Atlas der klinischen Neurologie, 2. Aufl. Springer, Heidelberg, 1986).

N. axillaris (C 5 – C 6)

Anatomie

Mit den dorsalen Ästen des oberen Primärstranges gelangen seine aus C 5 und C 6 stammenden Fasern in den Fasciculus posterior. Dorsal von der A. axillaris teilt sich dieser in den N. axillaris und den N. radialis auf. Der N. axillaris (Abb. 5.**2.27**) wendet sich nach dorsal und verlässt gemeinsam mit der A. circumflexa humeri posterior die Achselhöhle durch die laterale Achsellücke. Lateral wird diese vom Collum chirurgicum des Humerus abgeschlossen, um das der N. axillaris entlang der Innenfläche des M. deltoideus nach lateral und ventral verläuft. Beim Durchtritt durch die laterale Achsellücke gibt der N. axillaris an den unteren Teil der Kapsel zahlreiche sensible und vegetative Rr. articulares ab. Ein kleiner Muskelast versorgt von der lateralen Achsel-

lücke aus den M. teres minor. Der N. cutaneus brachii lateralis superior zieht um den dorsalen Rand des M. deltoideus und durch die Fascia deltoidea zur Haut über dem M. deltoideus und an der dorsolateralen Seite des Oberarmes. Die motorischen Äste des Nerven innervieren den M. deltoideus. Der Kontakt mit dem Collum chirurgicum humeri erklärt die Verletzungsmöglichkeit bei Frakturen, Luxationen und stumpfer Gewalteinwirkung.

Das sensible Innervationsfeld (s. Abb. 5.**2.27**) entspricht ungefähr der Außenfläche der Schulterwölbung, das autonome Gebiet ist aber auf ein kleines Areal distal vom Akromion beschränkt.

Befunde

Klinik

Die Atrophie des M. deltoideus bei einer Axillarisparese ist immer sehr eindrucksvoll. Die Schulter steht kantig hervor, und die Konturen von Akromion und Humeruskopf werden erkennbar (Abb. 5.**2.28**). Wenn auch der M. supraspinatus und die anderen Haltemuskeln des Schultergelenkes paretisch sind, kommt es zur Diastase dieses Gelenkes. Man sieht dann eine Delle zwischen dem Humeruskopf und dem Akromion.

Der M. deltoideus wirkt mit seinen 3 Teilen (Partes clavicularis, acromialis und spinalis) auf alle Bewegungsachsen des Schultergelenkes. Die Pars clavicularis besorgt zusammen mit dem M. coracobrachialis die Elevation nach vorn bis 90°, die mittlere Portion zusammen mit dem M. supraspinatus die Abduktion im Schultergelenk (Abb. 5.**2.29**). Die hintere Portion zieht den horizontal gehobenen Arm nach hinten. Wenn nur eine isolierte Axillarisparese ohne Beteiligung anderer Schultermuskeln vorliegt, ist der funktionelle Ausfall unter Umständen relativ gering. Durch Einsatz des M. supraspinatus, des M. biceps bei gleichzeitiger Pronation und der Schulterblattrotatoren kann der Arm noch etwas gehoben werden. Der M. teres minor unterstützt den M. infraspinatus bei der Außenrotation im Schultergelenk (s. Abb. 5.**2.14**). Die Sensibilität ist keineswegs immer gestört, da der sensible Endast des N. axillaris, der N. cutaneus brachii lateralis superior, von der Endstrecke des motorischen Axillarisanteils unabhängig zwischen M. deltoideus und langem Trizepskopf durchtritt und die Haut an Schulter und Oberarmaußenseite versorgt. Er kann somit unter Umständen bei traumatischen Läsionen des N. axillaris verschont bleiben.

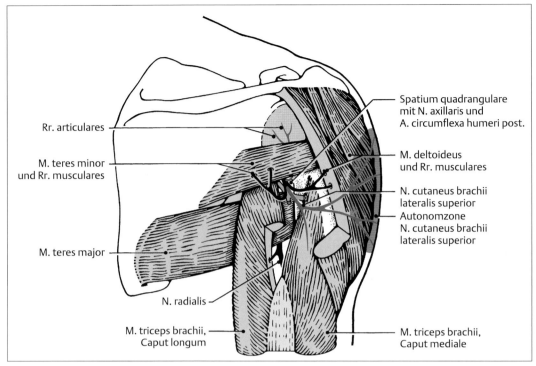

Abb. 5.**2.27**   N. axillaris (C 5 – C 6). Sensibles Areal (N. cutaneus brachii lateralis superior. Der Nervenast ist hier rot eingezeichnet). Rosa die Autonomzone.

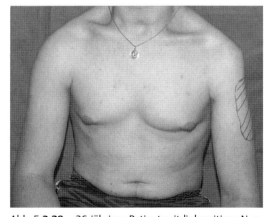

Abb. 5.**2.28**   26-jähriger Patient mit linksseitiger N.-a-xillaris-Läsion. Der M. deltoideus links ist paretisch und atrophisch. Die Schulterkontur ist weniger abgerundet als rechts. Eingezeichnet ist der Sensibilitätsausfall im Ausbreitungsgebiet des N. cutaneus brachii lateralis superior, dem sensiblen Endast des N. axillaris.

Klinische Tests

Der M. deltoideus entfaltet seine Hauptwirkung bei der Seitwärtselevation des Armes erst ab etwa 15°. Deshalb testet man die Funktion seiner mittleren Portion am besten, indem der bereits um etwa 30° seitwärts gehobene Arm gegen den Widerstand des Untersuchers weiter abduziert wird (s. Abb. 5.**2.29**).

Elektrophysiologische Tests

Das verlässlichste elektrophysiologische Merkmal einer Läsion des N. axillaris ist der Nachweis neurogener Veränderungen im M. deltoideus.

Synopsis (Tab. 5.**2.9**)

Tabelle 5.2.9 Synoptische Darstellung der Auswirkungen einer N.-axillaris-Läsion

Läsionsort	Befund	Funktionsausfall
Nervenstamm	M. deltoides atrophisch	Schwäche für die Elevation des Armes nach seitwärts, vor allem jenseits von 15°. Schwäche auch für die Elevation nach vorn und nach hinten. Sensibilität auf der Schulterwölbung etwa Kleinhandteller-groß beeinträchtigt

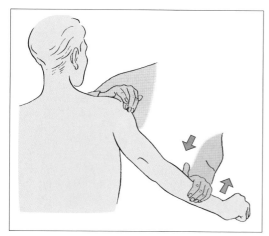

Abb. 5.2.29 Funktionsprüfung des M. deltoideus, mittlere Portion (N. axillaris).

Ursachen

Die isolierte Axillarisparese ist i. d. R. durch eine vordere untere Schultergelenksluxation, manchmal durch eine Fraktur des Collum chirurgicum humeri, selten durch eine Skapulafraktur verursacht. Bei der Schulterluxation wird eine primär bestehende Lähmung oft verkannt, da vor der Reposition der Arm aktiv nicht bewegt werden kann. Um so wichtiger ist es, vor jeder Reposition die Schulter genau zu untersuchen, zumal sich fast regelmäßig zur motorischen auch eine sensible Lähmung gesellt, sodass dieser Ausfall deutlich erkannt werden kann. Das Festhalten dieses Befundes ist aus Haftpflichtgründen wesentlich, da auch durch ein unvorsichtiges Repositionsmanöver selbst eine Axillarislähmung erzeugt werden kann. Die Häufigkeit einer N.-axillaris-Läsion infolge Schulterluxation beträgt in einem stationären Krankengut etwa 10–15 %.

Ein stumpfes Trauma ohne Luxation des Schultergelenkes führt selten nur zu einer Axillarisläsion, häufiger auch zu einer Schädigung anderer oberer Armplexusanteile. Drucklähmungen bei einer lang andauernden Narkose, im Schlaf auf dem Bauch mit über den Kopf emporgeschlagenem Arm und geburtstraumatische Paresen mit isoliertem Befall des N. axillaris sind beschrieben worden. Den zunehmend häufiger durchgeführten arthroskopischen Eingriffen im Bereich der Schulter folgen nicht so selten Sensibilitätsstörungen überwiegend im Hautareal des N. axillaris.

In der durch den M. teres major und minor, den langen Trizepskopf und den Humeruskopf abgegrenzten viereckigen Lücke, dem Spatium quadrilaterale, verläuft der Nerv zusammen mit der A. circumflexa humeri posterior. Hier kann es besonders bei jungen Männern ohne Trauma zu einem Engpasssyndrom kommen, das mit einer fassbaren Parese des N. axillaris einhergeht.

Therapie

Der Arm muss während der Erholungsphase einer spontan sich zurückbildenden Axillarisparese passiv bewegt und der Muskel selber evtl. durch Elektrotherapie funktionsfähig erhalten werden. Da es sich beim M. deltoideus um einen Antigravitationsmuskel handelt, ist die Verhinderung einer Dehnung durch entsprechende Lagerung wesentlich.

Der Nerv ist im Rahmen einer kompletten Läsion des Plexus brachialis oder einer isolierten oberen Plexuslähmung bzw. einer peripheren Läsion des Fasciculus posterior mit beteiligt. Die Aussicht auf Wiedererlangung der vollen Deltoideusfunktion ist dann allerdings gering. Ganz anders ist die Situation bei isolierten Läsionen des N. axillaris bzw. Läsionen gemeinsam mit dem N. suprascapularis. Im Rahmen von schweren stumpfen Traumen z. B. durch Verkehrsunfälle kommt es zu einer Ruptur des Nervs, und die Wiederherstellung des Nervs durch Nerventransplantation ist angezeigt.

Als Ersatzoperation dient z. B. die Verlagerung des Ansatzes der Pars horizontalis und der Pars descendens des M. trapezius zum Hals des Humerus.

Differenzialdiagnose

Der M. deltoideus wird im Rahmen der Dystrophia musculorum progressiva bilateral mitbefallen. Bei einer spinalen Muskelatrophie z. B. im Rahmen einer myatrophischen Lateralsklerose kann eine einseitige Deltoidesatrophie den Krankheitsprozess einleiten. Eine Deltoideusatrophie tritt als arthrogene Muskelatrophie und als Inaktivitätsatrophie bei chronischen Schultergelenksaffektionen auf. Eine Ruptur der Rotatorenmanschette nach Schultertrauma kann ebenfalls zum Ausfall der Rotation, der Elevation und Abduktion führen.

N. musculocutaneus (C 5 – C 7)

Anatomie

Der N. musculocutaneus (Abb. 5.**2.30**) verlässt als gemischter Nerv den Fasciculus lateralis in Höhe des lateralen Randes des M. pectoralis minor. Nach kurzem Verlauf in der Achselhöhle durchbohrt er den M. coracobrachialis und zieht zwischen dem M. biceps und dem M. brachialis distalwärts. Alle drei Muskeln werden von ihm innerviert. Sein Hautast, der N. cutaneus antebrachii lateralis, tritt lateral zwischen M. brachialis und M. biceps durch die Fascia brachii und versorgt die Haut über der radialen Seite des Unterarmes, insbesondere die Beugeseite, bis zur Basis des Thenar. Als autonome Zone wird aber lediglich ein schmaler Streifen über der distalen Hälfte des M. brachioradialis bzw. seiner Sehne angegeben.

Befunde

Klinik

Die motorischen Ausfälle beziehen sich auf den Vorderarm. Der M. brachialis ist ein reiner Beuger im Ellenbogengelenk, der M. biceps besitzt zusätzlich eine kräftige Supinationswirkung mit einem maximalen Drehmoment bei rechtwinklig gebeugtem Arm. Beide Muskeln werden bei der Flexion vom M. brachioradialis (N. radialis) und M. pronator teres (N. medianus) unterstützt. Bei dem seltenen Ausfall des N. musculocutaneus steht deshalb die Supinationsschwäche im Vordergrund, auch bei intaktem M. supinator (N. radialis). Aspektiv findet sich v. a. eine deutliche Verschmächtigung oder Atrophie des M. biceps (Abb. 5.**2.31**). Der Vorderarm wird in leichter Pronationsstellung gehalten.

Bei einer proximalen Läsion des Nervs vor seinem Durchtritt durch den M. coracobrachialis sind alle drei von ihm versorgten Muskeln paretisch. Dementsprechend tritt dann eine gewisse Schwäche für die Elevation des Armes nach vorn auf, v. a. aber eine ausgesprochene Parese für das Beugen im Ellenbogen bei supiniertem Vorderarm. Um kompensatorisch den M. brachioradialis einzusetzen, hat der Patient die Tendenz, beim Beugeversuch im Ellenbogen den Vorderarm in Mittelstellung zwischen Pro- und Supination zu halten (s. Abb. 5.**2.39**). Da der M. biceps den Vorderarm zusammen mit dem radialisinnervierten M. supinator bei rechtwinklig gebeugtem Ellenbogen supiniert, wird auch diese Funktion beeinträchtigt sein.

Es kann selten einmal trotz erwiesener vollständiger Muskulokutaneus-Durchtrennung eine Sensibilitätsstörung fehlen.

Klinische Tests

Zur Prüfung der Kraft des M. biceps brachii muss der Vorderarm in Supinationsstellung gehalten werden, wodurch die Funktion des radialisinnervierten M. brachioradialis ausgeschaltet wird (Abb. 5.**2.32**). Die Supinationswirkung des Muskels wird bei gebeugtem Ellenbogen geprüft (Abb. 5.**2.33a**). Bei gestrecktem Ellenbogen wird die Supination durch den radialisinnervierten M. supinator bewerkstelligt (Abb. 5.**2.33b**). Der Sensibilitätsausfall an der Radialseite des volaren Vorderarmes ist meist sehr diskret, sie kann sogar ganz fehlen.

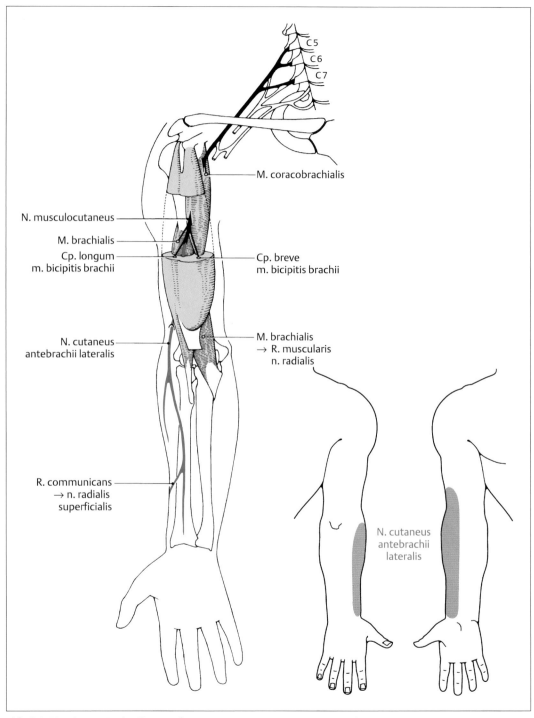

Abb. 5.**2.30**   Anatomie des N. musculocutaneus.

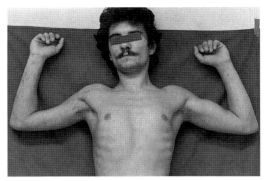

Abb. 5.**2.31** N.-musculocutaneus-Parese rechts bei 26-jährigem Mann. Man beachte das Fehlen der Konturen des M. biceps brachii auf der rechten Seite.

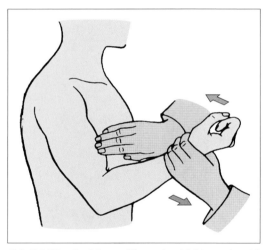

Abb. 5.**2.32** Funktionsprüfung des M. biceps brachii (N. musculocutaneus). Der Vorderarm muss in Supinationsstellung gehalten werden.

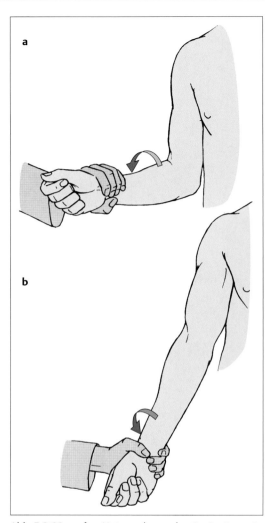

Abb. 5.**2.33a** u. **b** Untersuchung der Supinationswirkung des M. biceps brachii (N. musculocutaneus) bei gebeugtem Ellenbogen (a) und des M. supinator (N. radialis) bei gestrecktem Ellenbogen (**b**).

Elektrophysiologische Befunde

Bei einer Läsion des N. musculocutaneus werden in erster Linie neurogene Veränderungen im M. biceps brachii nachgewiesen.

Synopsis (Tab. 5.**2.10**)

Ursachen

Eine isolierte Lähmung des N. musculocutaneus ist selten und dann i. d. R. durch Stich-, Schnitt- oder Schussverletzungen verursacht. Im Rahmen einer oberen Armplexuslähmung ist der N. musculocutaneus nicht selten mitbetroffen. Bei einer neuralgischen Schulteramyotrophie ist selten auch der

Tabelle 5.**2.10**   Synoptische Darstellung der Auswirkungen einer N.-musculocutaneus-Läsion

Läsionsort	Befund	Funktionsausfall
proximal vor dem Durchtritt durch den M. thoracobrachialis	Atrophie des M. biceps	Minimale Schwäche für Vorwärtselevation im Schultergelenk. Vor allem Flexionsschwäche Ellenbogen bei Supinationshaltung und Supinationsschwäche des Vorderarmes bei rechtwinklig gebeugtem Ellenbogen. Diskreter Sensibilitätsausfall radiale Volarseite des Vorderarmes
nach Durchtritt durch den M. thoracobrachialis	wie oben	Intakte Elevation nach vorne im Schultergelenk, Rest wie oben

M. biceps paretisch. Eine isolierte Muskulokutaneusparese unter Aussparung des M. coracobrachialis kann nach angestrengter Betätigung der Armmuskulatur auftreten und hat eine gute Prognose. Isolierte lokale Druckschädigungen werden ausnahmsweise beobachtet, auch isolierte Schlafdrucklähmungen wurden beschrieben.

Therapie

Konservativ wird man sich zunächst in jenen Fällen verhalten, wo z. B. eine Druckläsion oder eine Parese ohne evidente Ursache vorliegen. Bei isolierter traumatischer Läsion wird man operativ vorgehen.

Differenzialdiagnose

Eine Schwäche des M. biceps ohne sensiblen Ausfall findet sich bei gewissen Formen der progressiven Muskeldystrophie. Sie ist allerdings beidseitig und immer auch von anderen Muskelsymptomen begleitet. Der Abriss der langen Bizepssehne ist in seinem Erscheinungsbild typisch (Abb. 5.2.34) und geht ohne nennenswerte Schwäche des Muskels einher.

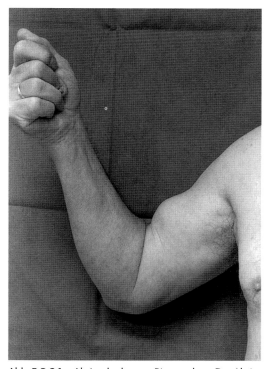

Abb. 5.**2.34**   Abriss der langen Bizepssehne. Der Abriss des Ursprungs der langen Bicepssehne führt dazu, dass der Muskelbauch bei aktiver Kontraktion als kugelige Masse sichtbar wird.

------ **N. radialis (C 5 – Th 1)**

Anatomie

Der N. radialis (Abb. 5.**2.35**) ist der kräftigste Ast aus dem für die Innervation der dorsalen Streckergruppe bestimmten Fasciculus posterior. Er führt Fasern aus den ventralen Ästen von C 5 – Th 1. Im Gegensatz zum N. axillaris, der noch in der Achselhöhle den Gefäß-Nerven-Strang verlässt, begleitet der N. radialis die A. axillaris auf ihrer Dorsalfläche bis zum Oberarm. Nach dem Überqueren der hinteren Achselfalte verlässt er zusammen mit der A. profunda brachii den Gefäß-Nerven-Strang und gelangt zwischen dem Caput longum und dem Caput mediale m. tricipitis auf die Dorsalseite des Oberarmes. Im Sulcus n. radialis windet er sich spiralig um den Humerus. Er liegt dabei direkt dem Periost auf. Der Sulcus n. radialis trennt die Ursprungsflächen des Caput mediale und des Caput laterale m. tricipitis. Noch in der Achselfalte geht der N. cutaneus brachii posterior vom Radialisstamm ab. Dieser sensible Ast gelangt über den langen Trizepskopf auf die Streckseite des Oberarmes und innerviert die Haut auf der Dorsalseite bis hinab zum Olekranon. Auch die Äste für den M. triceps zweigen noch vor dem Sulcus n. radialis ab, am weitesten proximal derjenige für den langen Trizepskopf. Vom Ast für das Caput laterale aus zieht ein Stämmchen abwärts bis zum M. anconaeus.

Nach dem spiralig gewundenen Verlauf an der dorsalen und lateralen Fläche des Humerus durchbohrt der N. radialis das Septum intermusculare brachii laterale etwa am Übergang des mittleren in das distale Drittel des Oberarmes. Auf der Beugeseite liegt er zusammen mit der A. collateralis radialis zwischen dem lateralen Rand des M. brachialis und dem M. brachioradialis und gelangt so in die Fossa cubitalis. Der N. cutaneus antebrachii posterior, der noch innerhalb des Sulcus n. radialis den Stamm verlässt, durchbohrt das Septum intermusculare brachii laterale distal des Ursprungs des M. brachialis, liegt aber dann lateral dem M. brachioradialis auf und dringt noch oberhalb des Epicondylus lateralis durch die Fascia brachii. Er verzweigt sich in der Haut der Streckseite des Vorderarmes bis gegen das Handgelenk.

In der Fossa cubitalis, etwas proximal von dem Gelenkspalt, innerviert der N. radialis den M. brachioradialis, den M. extensor carpi radialis longus und den M. extensor carpi radialis brevis. Vereinzelt gehen auch Äste an den M. brachialis ab. Oberhalb des Radiusköpfchens teilt sich der Nerv in seine Endäste, den sensiblen R. superficialis und den motorischen R. profundus.

Der R. superficialis setzt die Verlaufsrichtung des Stammes fort und liegt lateral von der A. radialis zunächst unter dem ventralen Rand des M. brachioradialis. Im distalen Drittel des Unterarmes tritt er unter der Sehne des M. brachioradialis hindurch auf die Streckseite über und verzweigt sich auf der Dorsalseite des Handgelenkes über der Tabatière und am Handrücken. Mit fünf Nn. digitales dorsales versorgt er die Streckseite des Daumens bis zum Endglied und die Haut über dem Grundglied des Zeigefingers und der medialen Hälfte des Mittelfingers. Eine Anastomose stellt eine Verbindung zum R. dorsalis n. ulnaris her. Am Unterarm besteht eine Anastomose zum N. cutaneus antebrachii lateralis. Das Autonomgebiet kann daher sehr klein sein.

Der R. profundus kehrt aus der Fossa cubitalis auf die dorsale Seite des Unterarmes zurück, wo er die Streckmuskeln innerviert. Er zieht dabei spiralig um das proximale Ende des Radius, eingebettet in den M. supinator, den er innerviert. Nach dem Austritt aus dem Supinatorenkanal teilt er sich auf in die Äste für die drei recht oberflächlich gelegenen Mm. extensor carpi ulnaris, extensor digiti minimi und extensor digitorum communis. Über tiefergelegene Äste innerviert er den M. extensor indicis und die Muskeln für den Daumen: Mm. extensores pollicis longus und brevis, M. abductor pollicis longus. Direkt auf der Membrana interossea gelangt schließlich der N. interosseus antebrachii posterior bis auf die dorsale Fläche der Handgelenke und zum Periost von Radius und Ulna.

Als Nerv der dorsalen Muskelgruppe versorgt der N. radialis sämtliche Strecker für Ellenbogen-, Hand- und Fingergelenke. Dazu kommen der M. supinator und die Strecker sowie der lange Abduktor für den Daumen. Als Beuger des Ellenbogengelenkes nimmt der M. brachioradialis unter den vom N. radialis innervierten Muskeln eine Sonderstellung ein. An der Gefäßversorgung des N. radialis beteiligen sich die A. axillaris, die A. profunda brachii und die A. recurrens radialis sowie die A. radialis (R. palmaris superficialis).

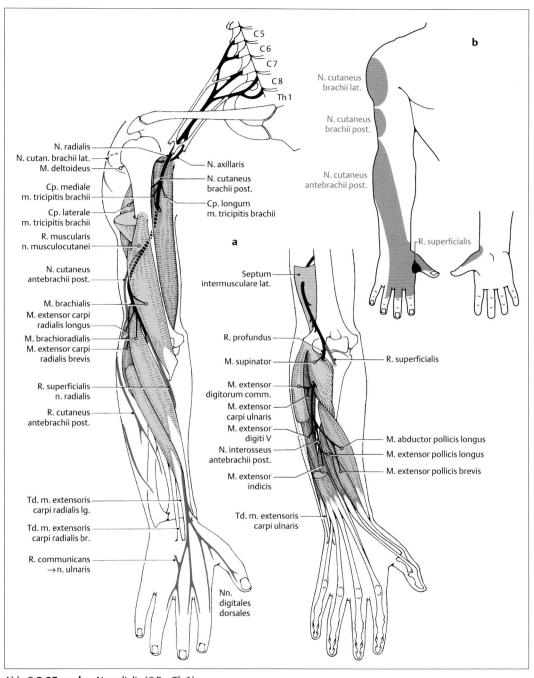

Abb. 5.**2.35a** u. **b**   N. radialis (C 5 – Th 1).
a Reihenfolge der Muskeläste.
b Sensibilitätsareal. Schwarz: Autonome Zone.

Befunde

Klinik

Radialisläsion in der Axilla. Hier kommt es oft zunächst zu einer Schädigung des N. cutaneus brachii posterior. Es findet sich dementsprechend ein Sensibilitätsausfall an der Rückseite des Oberarmes (s. Abb. 5.**2.35**), der allerdings oft nur diskret ist, da meist eine starke Überlappung mit den Ausbreitungsgebieten des N. cutaneus brachii medialis und N. cutaneus antebrachii lateralis besteht. Der erste vom N. radialis versorgte Muskel, der M. triceps, ist aber schon paretisch. Hierdurch kommt es zu einer Streckerschwäche im Ellenbogen.

Läsion am Oberarm. Bei einer Parese im Rahmen von Schaftfrakturen des Oberarmes ist der M. triceps nicht paretisch. Der proximalste motorische Ausfall ist in diesen Fällen die Lähmung des M. brachioradialis, wobei sensibel lediglich ein Ausfall im Ausbreitungsgebiet des R. superficialis am Handrücken zu verzeichnen ist. Das eindrücklichste und typische Zeichen ist die Fallhand. Eine solche ist schematisch in Abb. 5.**2.36** dargestellt sowie in einem Patientenfoto in Abb. 5.**2.37**. Die Parese der Hand- und Fingerextensoren bewirkt funktionell aber auch einen ungenügenden Faustschluss.

Läsion am Vorderarm. In manchen Fällen (s.u.) wird der N. radialis proximal am Vorderarm dort lädiert, wo er durch den M. supinator hindurchtritt. Da der sensible R. superficialis den Radialisstamm hier ebenfalls schon verlassen hat, tritt eine rein motorische Lähmung auf. Sie ist einerseits durch eine partielle Fallhand gekennzeichnet, andererseits durch ein leichtes Radialabweichen der Hand, da die intakten M. extensor carpi radialis brevis und M. extensor carpi radialis longus gegenüber dem paretischen M. extensor carpi ulnaris überwiegen. Das dadurch entstehende Supinatorlogensyndrom wird unten auf S. 117 noch eingehender geschildert.

Distale Läsionen am Vorderarm. Wenn eine Läsion noch weiter distal liegt, können auch isoliert einzelne Radialismuskeln betroffen sein. Auch eine isolierte Läsion des sensiblen R. superficialis ist möglich, was lediglich eine Sensibilitätsstörung dorsal über dem ersten Spatium interosseum zur Folge hat.

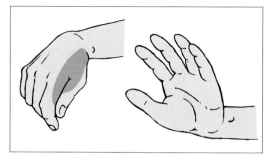

Abb. 5.**2.36** Fallhand rechts bei Radialislähmung. Schraffiert: die Zone der autonomen Sensibilität (Zeichnung nach einer Photographie).

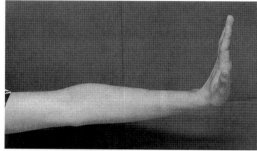

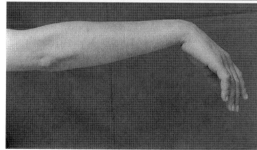

Abb. 5.**2.37** Läsion des rechten N. radialis am Oberarm. Während links (oben) Hand und Finger aktiv dorsal extendiert werden können, findet sich rechts eine typische Fallhand.

Klinische Tests

Durch gezielte Prüfung der Funktionen der einzelnen vom N. radialis innervierten Muskeln kann der Ort der Nervenläsion lokalisiert werden. Für den M. triceps wird dessen Streckfunktion auf den Ellenbogen geprüft (Abb. 5.**2.38**). Der M. brachioradialis entfaltet seine maximale Beugefunktion auf den Ellenbogen, wenn der Vorderarm in Mittelstellung zwischen Pro- und Supination gehalten wird (Abb. 5.**2.39**). Die Mm. extensores carpi (radialis und ulnaris) testet man, indem man die Dorsalextension des Handgelenkes bei flektierten Fingern (wodurch die ebenfalls als Extensoren wirkenden langen Fingerstrecker ausgeschaltet werden) untersucht wird (Abb. 5.**2.40**). Der M. extensor digitorum communis und der M. extensor indicis strecken die Langfinger im Grundgelenk (Abb. 5.**2.41**), der M. abductor pollicis longus den Daumen in der Ebene der Hand (Abb. 5.**2.42**). Der M. extensor pollicis longus streckt das Daumenendglied (Abb. 5.**2.43a**), der M. extensor pollicis brevis das erste Interphalangealgelenk des Daumens (Abb. 5.**2.43b**).

Der Sensibilitätsausfall ist dorsal über dem ersten Spatium interosseum nachweisbar.

Elektrophysiologische Befunde

Für die Bestimmung der Läsionshöhe einer Radialisschädigung kann die systematische Untersuchung der verschiedenen von diesem Nerv versorgten Muskeln sehr nützlich sein. Im Weiteren bieten sich auch motorische und sensible elektroneurographische Untersuchungen an.

*Synopsis (Tab. 5.**2.11**)*

Ursachen

Läsionen in der Axilla. Fast alle Ursachen sind hier mechanischer Natur. Durch den Druck von Krücken oder von Achselstützen eines Eulenburg-Dreirades wird im Rahmen der sog. Krückenlähmungen der N. radialis in erster Linie betroffen.

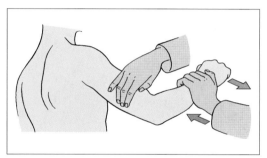

Abb. 5.**2.38**   Funktionsprüfung des M. triceps brachii (N. radialis).

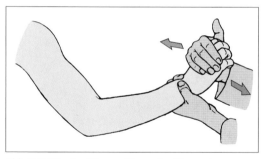

Abb. 5.**2.40**   Funktionsprüfung der Mm. extensor carpi radialis und extensor carpi ulnaris (N. radialis).

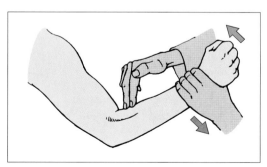

Abb.5.**2.39**   Funktionsprüfung des M. brachioradialis (N. radialis). Vorderarm in Mittelstellung zwischen Pro- und Supination.

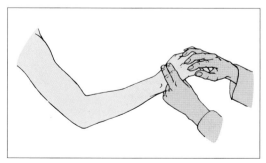

Abb. 5.**2.41**   Funktionsprüfung des M. extensor digitorum communis und des M. extensor indicis (N. radialis). Streckung der Fingergrundgelenke.

Tabelle 5.**2.11**   Synoptische Darstellung der Auswirkungen einer N.-radialis-Läsion

Läsionsort	Befund	Funktionsausfall
proximal (Axilla)	Atrophie des M. triceps, brachioradialis und aller Handextensoren	Streckausfall des Ellenbogens, Flexionsschwäche des Ellenbogens in Mittelstellung, Fallhand. Sensibilitätsstörung dorsal über dem ersten Spatium interosseum
Oberarmmitte (z. B. Humerusschaftfraktur)	intakter Trizeps, Rest wie oben	bei guter Kraft für das Strecken im Ellenbogen, Rest wie oben
proximaler Vorderarm im Supinatorkanal	intakte Extension und pronatorische Flexion des Ellenbogens, intakte Sensibilität. Parese ulnare Handextensoren sowie Parese der langen Fingerextensoren	bei Extension der Hand abweichen nach radial (wegen des Ausfalles des M. extensor carpi ulnaris). Parese für das Strecken der Langfinger und des Daumens im Grundgelenk. Intakte Sensibilität

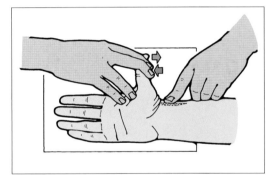

Abb. 5.**2.42**   Funktionsprüfung des M. abductor pollicis longus (N. radialis). Der Handrücken liegt flach auf einer Unterlage, und der Daumen wird gegen Widerstand in der Ebene der Metakarpalia II-V abduziert. Man tastet die Sehne knapp volar von der Radialkante des Vorderarmes und von der deutlich vorspringenden Sehne des M. extensor pollicis brevis.

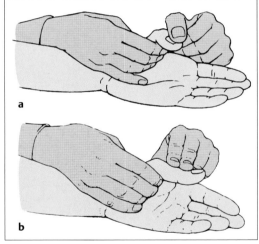

Abb. 5.**2.43a** u. **b**   Funktionsprüfung des M. extensor pollicis longus (**a**) und des M. extensor pollicis brevis (**b**) (N. radialis).

Läsionen am Humerusschaft. An der Dorsalseite des Humerus windet sich der Nerv im Sulcus n. radialis von innen oben nach unten außen herum. Bei Frakturen tritt eine Radialisparese nur in einer kleinen Zahl von Fällen auf.

Operative Radialislähmung. Der N. radialis ist durch seine engen anatomischen Beziehungen zum Humerus und Radius nicht nur bei Frakturen dieser Knochen, sondern auch bei deren Reposition und Osteosynthese gefährdet.

Druckläsionen am Oberarm. Druckläsionen am Oberarm sind in ihrer Symptomatologie der oben beschriebenen proximalen Lähmung analog und die häufigste Radialisparese überhaupt. Der Schlaf ist i. d. R. aus irgendeinem Grund besonders tief gewesen (*paralysie des ivrognes, Saturday night palsy*), oder der Arm lag (zusätzlich) ungünstig auf einer harten Unterlage auf (Parkbanklähmung) (Abb. 5.**2.44**). Beim Erwachen ist dann die Lähmung in voller Stärke ausgebildet. Die Prognose dieser Druckparesen ist

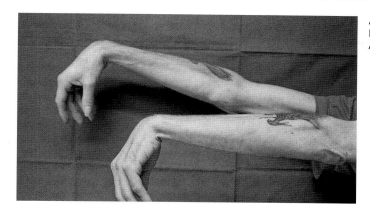

Abb. 5.**2.44**   Fallhand beidseitig bei Druckparese des N.radialis bei einem Alkoholiker.

gut und eine Rückbildung, die oft schon nach wenigen Tagen einsetzt, innerhalb einiger Wochen die Regel.

Supinatorsyndrom

Klinisches Bild

Bei der Schädigung des R. profundus des N. radialis bei seinem Durchtritt durch den M. supinator proximal am Vorderarm handelt es sich entsprechend den anatomischen Gegebenheiten um eine rein motorische Lähmung. Die Mm. triceps, brachioradialis und die radialen Handextensoren bleiben ausgespart. Betroffen sind meistens der M. supinator selbst, immer die Mm. extensor carpi ulnaris sowie die langen Finger- und Daumenextensoren. Bei der chronischen Kompression fällt i. d. R. zuerst eine Schwäche des M. extensor digiti minimi und später aller vom R. profundus n. radialis versorgten Finger- und Handextensoren auf. Im Einzelfall kann allerdings auch ein anderer Extensormuskel zuerst betroffen sein. Nach und nach werden auch die anderen betroffen. Dadurch resultiert schließlich ein Bild, wie es in Abb. 5.**2.45** dargestellt ist.

Läsionsursachen

Als traumatische Ursachen kommen Schnitt- oder Stichverletzungen an der Vorderarmrückseite in Frage, unsachgemäße intramuskuläre Injektion in den Vorderarm (Abb. 5.**2.46**), ausnahmsweise eine Luxation des Radiusköpfchens mit starker Dislokati-

on, gelegentlich eine Monteggia-Fraktur mit Fraktur der Ulna und Dislokation des Radiusköpfchens. Bei den traumatischen Fällen ist diese Lähmung sofort nachweisbar und kann mit einer Ulnarisparese kombiniert sein. Eine operative Revision ist berechtigt, obwohl auch spontane Erholung beschrieben wurde.

Aber auch ohne eine solche manifeste Ursache kann ein Supinatorlogensyndrom oder Supinatorkanalsyndrom spontan als progrediente Lähmung sich manifestieren. Man muss dann annehmen, dass der M. supinator irgendwo beim Durchtritt des Nervs abnorm sehnig verhärtet ist und dadurch den Nerv mechanisch beeinträchtigt. Der sehnig ausgebildete Rand der Eintrittslücke des Nervs in den M. supinator wird als Arkade von Frohse bezeichnet, sodass manche Autoren auch von einem Frohse-Syndrom sprechen.

Differenzialdiagnose

Dazu gehört der fokale Beginn einer Mononeuropathia multiplex. Auch eine anfänglich fokale spinale Muskelatrophie muss erwogen werden.

Therapie

Spontane Erholungen kommen vor. Ansonsten muss eine operativen Exploration erfolgen. Sofern nicht ein Lipom oder eine andere abnorme Struktur vorliegt, wird man i. d. R. eine Strikturierung des Nervs durch sehnige Anteile des M. extensor carpi radialis brevis bzw. des M. supinator finden.

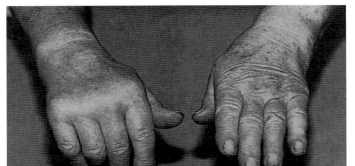

Abb. 5.**2.45a**

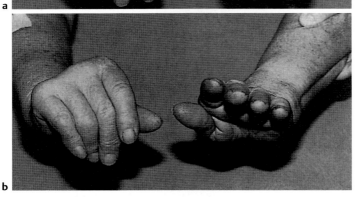

Abb. 5.**2.45a** u. **b**   Supinatortunnel-syndrom rechts bei 71-jähriger Frau. Es liegt eine deutliche Parese für die Elevation der Finger vor (**a**) bei teilwei-se (besonders radial) erhaltener Eleva-tion der Hand (**b**).

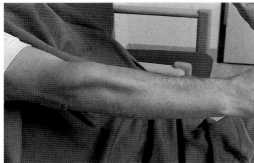

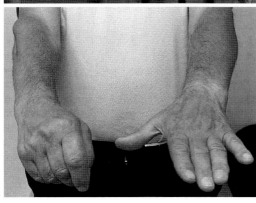

Abb. 5.**2.46**   Läsion des R. profundus nn. radialis rechts nach Injektion eines Lokalanästheticums wegen Epicondylitis humeri radialis.
a Atrophie der radialen Streckermuskeln am Vorder-arm.
b Extensionsparese der Finger rechts. Im Gegensatz zu einer proximalen Radialisläsion hält der noch intakte M. extensor carpi radialis longus das Handgelenk. Der Ausfall der ulnaren Fingerstrecker ist deutlicher als je-ner der radialen. Vergleiche auch Abb. 5.**2.45b**.

Läsion des sensiblen R. superficialis n. radialis.
Der dadurch entstehende sensible Ausfall dorsal
und medial am Handrücken wird auch als *Wartenberg-Syndrom* bezeichnet. Zu einer isolierten Verletzung dieses Nervenastes kann es bei Schnitt-
oder Schlagverletzungen dorsal und an der radialen
Kante des distalen Vorderarmes kommen. Auch der
Druck eines zu engen Uhrenbandes, eines Schmuck-
armbandes und von Handschellen kann unter anderem zu einer Druckschädigung des sensiblen R. superficialis führen (Arrestantenlähmung oder Fesselungslähmungen). Nach Shuntoperationen zwischen
A. radialis und V. cephalica antebrachii bei Hämodia-
lyse kann es zu Ausfällen des sensiblen Radialisastes
kommen, die keine nennenswerten subjektiven Beschwerden machen. Auch nach intravenösen Injektionen kann dies vorkommen (Abb. 5.**2.47**).

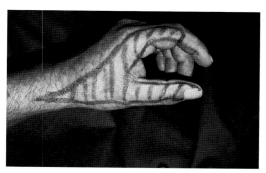

Abb. 5.2.47   Sensible Radialisparese nach i. v.Infusion.
Im Anschluss an eine Venenpunktion an der Radialseite
des linken Unterarmes kam es zu dem eingezeichneten
Sensibilitätsausfall im Ausbreitungsgebiet des ramus superficialis des N. radialis

Läsion des N. interosseus posterior. Dieser sensible Endast des R. profundus n. radialis versorgt kein
Hautareal, sondern lediglich das dorsale Handgelenk. Er kann durch ein Ganglion, durch eine intravenöse Kanüle oder durch forcierte und wiederholte Beanspruchung des Handgelenkes gereizt werden. Dumpfe Schmerzen dorsal über dem Radiokarpalgelenk treten auf, die durch eine Leitungsanäs-
thesie knapp proximal davon verschwinden.

Druckparese des sensiblen N. digitalis dorsalis.
Bei chronischem Druck durch Arbeitsinstrumente,
z. B. einer Schere, kann es zu einer Sensibilitätsstörung an der radialen Daumenseite kommen. Diese
geht oft mit Dysästhesien einher und wurde von
Wartenberg in Überschneidung mit der Symptomatologie bei Läsion des sensiblen R. superficialis n. radialis als *Cheiralgia paraesthetica* bezeichnet. Die
Therapie besteht lediglich in der Unterbrechung der
pathogenen Tätigkeit.

Therapie

Konservative Maßnahmen

Konservativ wird man immer dann vorgehen, wenn
eine Druckparese vorliegt und vielfach wird dies
auch bei den Paresen nach Oberarmfraktur der Fall
sein.

Operative Maßnahmen

Operationen am Nerv sind in allen Fällen angezeigt,
in denen eine Kontinuitätsdurchtrennung oder eine
tiefgreifendere Verletzung der Binnenstruktur des
Nervs anzunehmen ist.

Bei der Katamnese von 180 Patienten einer amerikanischen Klinik, die wegen einer Radialisläsion
nervenchirurgisch behandelt wurden, konnten nach
mindestens 18 Monaten oder länger 90 % nachun-
tersucht werden. Bei Läsionen die durch eine primäre Nervennaht versorgt wurden, erholten sich 91 %
motorisch gut bis sehr gut, und bei sekundärer Naht
83 %. Nach einem Transplantat betrug die Erho-
lungsrate 80 %. Wenn lediglich eine Neurolyse er-
folgte, erholten sich 98 % gut bis sehr gut.

Ersatzoperationen

Bei intaktem N.medianus und N.ulnaris kann die
Funktion des N.radialis sehr gut durch Muskel- und
Sehnentransfers ersetzt werden.

Differenzialdiagnose

Hier muss manchmal zunächst die Abgrenzung gegenüber einer zentralen Lähmung, einer distalen
Prädilektionsparese bei einem zerebralen Prozess,
vorgenommen werden. Eine spinale Muskelatrophie kann anfänglich mehr oder weniger isoliert die

Extensoren der Hand betreffen und eine rein motorische (distale) Radialisparese vortäuschen. Ein
Wurzelsyndrom C 7 hat eine motorische Schwäche
des M. triceps, daneben aber eine Pronationsschwä-
che des Vorderarmes und neben einem Extensoren-
auch einen Flexorenausfall zur Folge. Distale Muskelatrophien des Vorderarmes z. B. im Rahmen einer Dystrophia myotonica Steinert, weisen genügend andere Merkmale einer Myopathie auf, um ei-
ne Unterscheidung gegenüber der Radialisparese
leicht zu machen. Vereinzelt können lange Strecker-
sehnen reißen, besonders die Sehne des M. extensor
pollicis longus. Dies wird als Trommlerlähmung bezeichnet.

N. medianus (C 5 – Th 1)

Anatomie

Der N. medianus (Abb. 5.**2.48**) geht aus der Vereinigung der beiden Medianuszinken hervor, die vom
Fasciculus medialis und vom Fasciculus lateralis ab-
gehen und die A. axillaris ventral umfassen. Auf diesem Weg erhält der N. medianus Fasern aus sämtlichen Segmenten des Plexus brachialis. Mit den
Armgefäßen gelangt er am Oberarm in den Sulcus
bicipitalis medialis und rückt im weiteren Verlauf
gegen die Ellenbeuge an die mediale Seite der
A. brachialis. Dorsal liegt er dem Septum intermusculare brachii mediale und dem davon entspringenden M. brachialis auf. In der Ellenbeuge zieht er un-

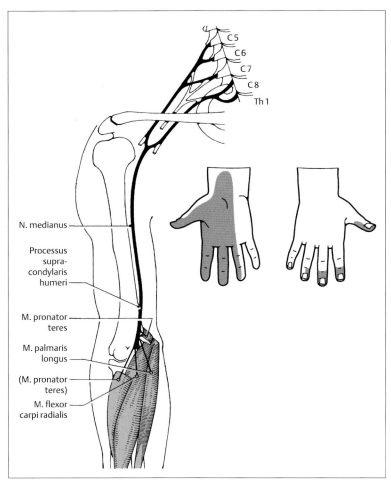

Abb. 5.**2.48**   N. medianus
(C 5 – Th 1), allgemeine Übersicht.

C 5
C 6
C 7
C 8
Th 1

N. medianus

Processus
supra-
condylaris
humeri

M. pronator
teres

M. palmaris
longus

(M. pronator
teres)

M. flexor
carpi radialis

ter die Aponeurosis m. bicipitis brachii (Lacertus fibrosus) und läuft dabei medial der A. brachialis resp. bei hoher Teilung dieser Arterie der A. ulnaris medial der Tendo m. bicipitis brachii. Unter dem Lacertus fibrosus gibt der N. medianus Äste zu einer Reihe von Vorderarmmuskeln ab (M. pronator teres, M. flexor carpi radialis. M. palmaris longus, M. flexor digitorum superficialis). Der Stamm des Nervs verlässt die Ellenbeuge, indem er zwischen den beiden Köpfen des M. pronator teres in die Tiefe tritt (Abb. 5.**2.49**). Der N. medianus und die Gefäße wer-

den durch den M. brachialis gegen das Ellenbogengelenk abgepolstert. Dies verhindert in den meisten Fällen eine direkte Nervenverletzung bei Frakturen des Ellenbogens.

Durch den M. pronator teres gelangt der N. medianus unter die bogenförmige Ursprungssehne des M. flexor digitorum superficialis. An der Unterseite des oberflächlichen Fingerbeugers, aber in dessen Faszienhülle eingeschlossen, zieht er in der Medianlinie des Vorderarmes distalwärts. Distal vom M. pronator teres gibt er den N. interosseus anterior

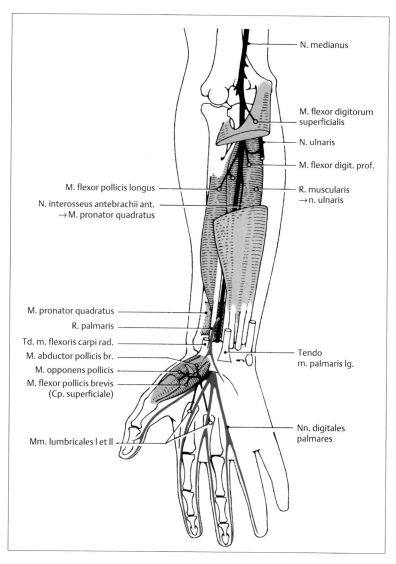

Abb. 5.**2.49**   N. medianus (C 5 – Th 1) in der Ellenbeuge.

N. medianus

M. flexor digitorum superficialis

N. ulnaris

M. flexor digit. prof.

M. flexor pollicis longus

N. interosseus antebrachii ant.
→ M. pronator quadratus

R. muscularis
→ n. ulnaris

M. pronator quadratus
R. palmaris
Td. m. flexoris carpi rad.
M. abductor pollicis br.
M. opponens pollicis
M. flexor pollicis brevis
(Cp. superficiale)

Tendo
m. palmaris lg.

Mm. lumbricales I et II

Nn. digitales
palmares

ab, der auf der Membrana interossea eingebettet zwischen dem M. flexor pollicis longus und dem M. flexor digitorum profundus bis zum M. pronator quadratus reicht. Er innerviert die genannten Muskeln mit Ausnahme der beiden ulnaren Bäuche des M. flexor digitorum profundus für die Finger IV und V, die vom N. ulnaris versorgt werden. Feine Äste gehen auch an die Unterarmknochen und an das Handgelenk.

Praktisch bedeutsam ist die topographische Lage des N. medianus beim Übergang in die Hand (Abb. 5.**2.50**). Proximal vom Handgelenk tritt er aus der geschützten Lage zwischen dem oberflächlichen und dem tiefen Fingerbeuger wieder an die Oberflä-

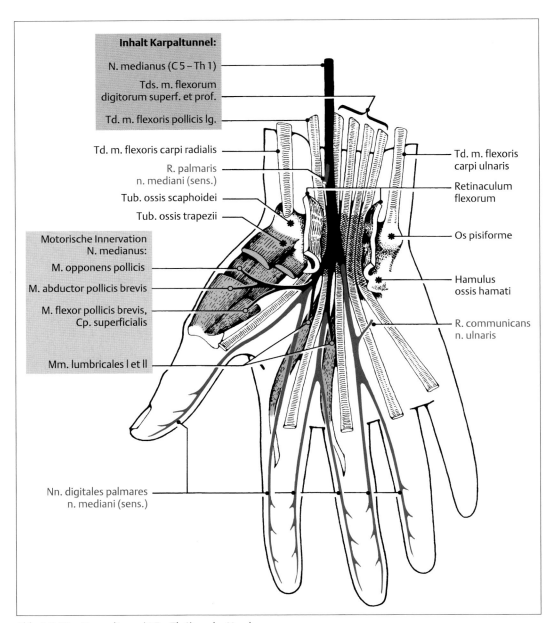

Inhalt Karpaltunnel:

N. medianus (C 5 – Th 1)
Tds. m. flexorum digitorum superf. et prof.
Td. m. flexoris pollicis lg.

Td. m. flexoris carpi radialis
R. palmaris n. mediani (sens.)
Tub. ossis scaphoidei
Tub. ossis trapezii

Motorische Innervation N. medianus:
M. opponens pollicis
M. abductor pollicis brevis
M. flexor pollicis brevis, Cp. superficialis
Mm. lumbricales I et II

Nn. digitales palmares n. mediani (sens.)

Td. m. flexoris carpi ulnaris
Retinaculum flexorum
Os pisiforme
Hamulus ossis hamati
R. communicans n. ulnaris

Abb. 5.**2.50**   N. medianus (C 5 – Th 1) an der Hand.

che. An der ulnaren Seite der Sehne des M. flexor carpi radialis liegt er direkt unter der Faszie. Unter dem Nerv befindet sich die Zeigefingersehne des M. flexor digitorum superficialis, ulnar von ihm, falls vorhanden, die Sehne des M. palmaris longus. Gegen den Karpalkanal hin wird der Nerv immer mehr abgeplattet und entlässt noch ca. 5 cm proximal vom Retinaculum flexorum einen R. palmaris, der die Faszie durchbohrt, radial vom Hauptstamm verläuft und die Haut über dem Thenar sowie in der radialen Hälfte der Vola manus versorgt. Variationen sind aber nicht selten.

Der Verlauf des N. medianus durch den Karpalkanal ist klinisch wegen der hier möglichen Raumbeengung wichtig. Die Wandung dieses osteofibrösen Kanals wird aus den Karpalknochen und dem Retinaculum flexorum (Lig. carpi transversum) gebildet. Querschnittsform und Durchmesser des Kanals ändern sich von proximal nach distal. Die engste Stelle liegt etwa 2–2,5 cm distal vom Eingang. Auf dieser Höhe bilden die Karpalknochen eine schmale, aber tiefe Rinne; das Retinaculum flexorum ist hier ziemlich dick. Der Karpalkanal enthält, umhüllt von Sehnenscheiden, die Sehnen des M. flexor pollicis longus und der oberflächlichen und tiefen Fingerbeuger. Der dorsovolar abgeplattete N. medianus liegt volar vom Hohlhandsehnenscheidensack, jedoch nahe der Sehne des M. flexor pollicis longus unter den Ursprüngen der oberflächlichen Thenarmuskeln. Die genaue Lagebeziehung zu den Sehnen ändert sich von proximal nach distal, immer aber bleibt der Nerv in Kontakt mit der unter ihm liegenden Zeigefingersehne des M. flexor digitorum superficialis. Bei Dorsalextension kann der Druck im Karpaltunnel 3-mal höhere Werte erreichen als bei der Neutralstellung. Besonders kritisch werden aber die Verhältnisse, wenn es durch Verdickungen der Wand, Formveränderungen des Kanals oder raumbeengende Prozesse in seinem Inneren zu einer Kompression des Inhalts kommt.

Nach dem Verlassen des Karpalkanals verzweigt sich der N. medianus im Mittelfach der Palma manus. Muskeläste zum Thenar gehen am Ausgang des Karpalkanals, oft noch das Retinaculum flexorum durchbohrend, nach radial ab. Sie versorgen den M. abductor pollicis brevis, den M. opponens und den oberflächlichen Kopf des M. flexor pollicis brevis. Bei etwa 2/3 der Fälle findet sich eine Anastomose zwischen dem R. profundus n. ulnaris und Medianusästen im Thenarbereich, die für die nicht seltene Doppelinnervation der Thenarmuskeln verantwortlich ist und für die die Bezeichnung *Ansa*

thenaris vorgeschlagen wurde, Eine Erfassung solcher Doppelinnervationen bei Nervenverletzungen bzw. vor Nervenoperationen ist wichtig.

Als Endäste sind die Nn. digitales palmares communes I, II und III anzusehen. Sie teilen sich auf in die Nn. digitales palmares proprii, die den Daumen, Zeigefinger, Mittelfinger und die radiale Hälfte des Ringfingers innervieren. Am 2.–4. Finger versorgen sie nicht nur die Haut der Beugeseite, sondern auch die Streckseite über der Mittel- und Endphalanx. Motorische Äste gehen vom N. digitalis palmaris communis I und II an den 1. und 2. M. lumbricalis.

Ernährende Blutgefäße erhält der N. medianus im Oberarm aus der A. brachialis und ihren Ästen. Im Unterarm ist die von der A. interossea anterior abgehende A. mediana bemerkenswert. Normalerweise ist sie einzig für die Versorgung des N. medianus bestimmt. Der N. medianus gibt auf seinem Weg sensible Äste zur Synovialhaut von Ellenbogen und Handgelenk, zum Periost und Knochen von Ulna, Radius, Metakarpal- und Phalangealknochen ab. Vasomotorische Fasern verlassen den Nerv an Stellen, an denen er nahen Gefäßkontakt besitzt, d. h. im Sulcus bicipitalis medialis, in der Regio cubiti und in der Palma manus.

Befunde

Klinik

Eine Läsion des N. medianus wirkt sich ausschließlich auf die Motorik des Vorderarmes und der Hand aus. Auch die sensiblen Ausfälle beschränken sich auf die Radialseite der Hand. In der Ellenbeuge werden zunächst beide Pronatoren, der M. pronator teres und der M. pronator quadratus, vom N. medianus innerviert. Da der M. brachioradialis (N. radialis) den supinierten Arm nur bis zu einer Mittelstellung pronieren kann, ist der Ausfall der erwähnten Muskeln für die topische Diagnostik von Läsionen proximal der Ellenbeuge wichtig (s. Abb. 5.**2.56**). In der Regio cubiti werden von den Handgelenkbeugern der M. palmaris longus und der M. flexor carpi radialis innerviert. Der vom N. ulnaris versorgte M. flexor carpi ulnaris zieht bei isolierter Kontraktion die Hand bei der Volarflexion gleichzeitig ulnarwärts (Ulnarduktion). Am Vorderarm innerviert der N. medianus die langen Fingerbeuger mit Ausnahme der ulnaren Köpfe des M. flexor digitorum profundus für den 4. und 5. Finger. Die Sehnen des oberflächlichen Fingerbeugers reichen bis zur Mittelphalanx, die des tiefen durch die oberflächlichen hindurch bis zur Endphalanx.

Proximaler Ausfall des N. medianus. Wenn der Nerv am Oberarm oder aber in der Ellenbeuge vor dem Abgang seiner Äste zum M. flexor carpi radialis und zu den langen Fingerbeugern lädiert wird, führt dies beim Versuch zum Faustschluss zur charakteristischen Schwurhand (Abb. 5.**2.51**). Die Testung der einzelnen N. medianus versorgten Muskeln am Vorderarm wird in den Abb. 5.**2.52** und Abb. 5.**2.53** sowie Abb. 5.**2.56** bis Abb. 5.**2.62** dargelegt werden.

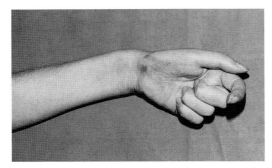

Abb. 5.**2.51**   Schwurhand bei kompletter proximaler Medianusparese. Bei Aufforderung zum Faustschluss können die Finger I und II nicht in die Hohlhand eingeschlagen werden. (Bei einem Teil der proximalen Medianuslähmungen ist auch die Beugung des Mittelfinger ausgefallen; bei manchen Patienten wie im vorliegenden Fall wird dieser Anteil des M. flexor digitorum profundus durch den N. ulnaris innerviert.

Medianusausfall an der Hand. Die Hand kann einerseits bei proximaler Läsion des Nervenstammes mitbetroffen sein. Praktisch wichtiger ist aber die

Kenntnis der auf die Hand beschränkten Ausfallsymptomatik. In solchen Fällen findet sich motorisch am Thenar eine Parese des M. abductor pollicis brevis. Der M. abductor pollicis longus genügt nicht, um ihn zu ersetzen. Die Schwäche kann einerseits durch Testung der Abduktion senkrecht zur Handebene demonstriert werden (s. Abb. 5.**2.61**). Eindrucksvoll ist das ungenügende Abspreizen des Daumens beim Versuch, einen runden Gegenstand, z. B. eine Flasche, zu umgreifen (Abb. 5.**2.52**), sodass von einem „Flaschenzeichen" gesprochen wird. Die Parese des M. opponens pollicis äußert sich dadurch, dass die Opposition des Daumens bis zur Berührung der Volarfläche von Daumen und Kleinfinger bei flach auf einer Unterlage aufliegendem Handrücken erschwert ist. Die pronatorische Kreiselung des Daumens ist aber ungenügend. Dadurch sieht man bei Betrachtung von oben im Vergleich mit der Gegenseite nicht den ganzen Daumennagel, sondern lediglich denselben im Profil von der radialen Seite her (Abb. 5.**2.53**). Die Parese des medianusinnervierten oberflächlichen Kopfes des M. flexor pollicis brevis und der Mm. lumbricales I–II fällt praktisch kaum je ins Gewicht. In fortgeschrittenen Fällen imponiert die isolierte Abduktor-opponens-Atrophie des Daumenballens als deutliche Vertiefung in der lateralen Thenarpartie und erlaubt schon auf den ersten Blick die Diagnose einer Medianusläsion (Abb. 5.**2.54**), die allerdings differentialdiagnostisch gegen eine radikuläre Läsion C 7 – C 8 (S. 32) abgegrenzt werden muss.

Bei einer peripheren Medianusparese ist die Sensibilitätsstörung charakteristisch. Ganz besonders muss auf die Ausfälle dorsal an den 2 Endgliedern der Finger II–III geachtet werden. Bei Läsionen im Karpalkanal ist in der Palma manus der größere Teil

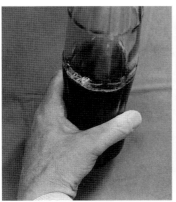
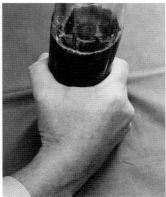

Abb. 5.**2.52**   Positives Flaschenzeichen links. An der rechten gesunden Hand wird die Flasche vollständig durch den Daumen und Zeigefinger umschlossen und die dazwischen befindliche Hautfalte liegt fest an. An der betroffenen linken Hand sind die Abduktion und die Opposition des Daumens beeinträchtigt, sodass die Flasche nur unvollständig umfasst wird.

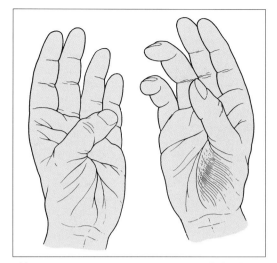

Abb. 5.**2.53**   Opposition von Daumen und Kleinfinger bei rechtsseitiger Medianusparese. Durch den Ausfall des M. opponens pollicis und des M. abductor pollicis brevis nähert sich nicht nur der Daumen ungenügend dem Kleinfinger, sondern es fällt auch die pronatorische Kreiselung des Daumens um seine Längsachse teilweise aus. Dadurch ist von oben her der Daumennagel nur im Profil sichtbar.

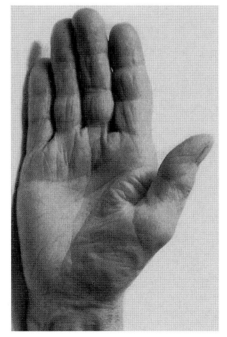

Abb. 5.**2.54**   Daumenballenatrophie bei Karpaltunnelsyndrom (Photographie der Chirurgischen Universitätsklinik B Zürich, damaliger Direktor Prof. H. U. Buff).

der Sensibilität noch erhalten, da der die distale Vorderarmfaszie durchbohrende R. palmaris ja nicht durch den Karpalkanal hindurch verläuft. Eine Sensibilitätsstörung findet sich dann nur über einer kleinen Zone volar von den Grundgelenken von Daumen, Zeige- und Mittelfinger und radialer Ringfingerhälfte distalwärts sowie an deren Dorsalseite über den zwei Endphalangen. Über dem Thenar ist die Sensibilität intakt.

Der N. medianus ist besonders reich an vegetativen Fasern. Bei einer traumatischen Medianusläsion werden deshalb kaum trophisch-vegetative Störungen vermisst. Diese können von ödematösen Veränderungen an Hand und Fingern über eine Schmerzhyperpathie, von einer aszendierenden Neuritis oder Algie diffusante bis zur eigentlichen Kausalgie reichen. Da auch die Fasern für die Schweißdrüsen mit den sensiblen Ästen zur Haut verlaufen, fällt bei Medianusverletzungen die Befeuchtung der entsprechenden Hautbezirke der Tastfinger aus.

Isolierte Läsion des N. interosseus anterior. Dieser rein motorische Medianusast versorgt die Mm. flexor pollicis longus, flexor digitorum profundus zum Zeige- und Mittelfinger sowie den Pronator quadratus. Klinisch manifestiert sich sein Ausfall in der Unfähigkeit, die Endglieder von Daumen und Zeigefinger (sowie Mittelfinger) zu flektieren. Es gelingt somit nicht, mit Daumen und Zeigefinger einen gleichmäßigen Ring, ein schönes rundes „O" zu formen (Abb. 5.**2.55**).

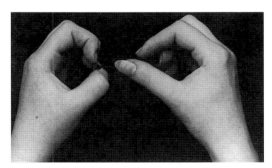

Abb. 5.**2.55**   20-jährige Rechtshänderin. Nach anstrengender Arbeit an der Schreibmaschine Schmerzen volar am Vorderarm und Auftreten einer Parese des N. interosseus anterior rechts. Die Endglieder von Daumen und Zeigefinger können im Gegensatz zu links nicht ein „O" formen.

Klinische Tests

Gemäß den oben beschriebenen Funktionen der medianusinnervierten Muskeln können letztere einzeln getestet werden. Die eine Pronation bewirkenden Mm. pronator teres und weiter distal den Pronator quadratus prüft man bei rechtwinklig gebeugtem Ellenbogen, wobei der Unterarm in Mittelstellung zwischen Pro- und Supination gehalten wird (Abb. 5.**2.56**). In dieser Stellung ist die pronatorische Wirkung des M. brachioradialis ausgeschaltet. Den M. flexor carpi radialis testet man, indem der Patient das Radiokarpalgelenk gegen Widerstand flektiert, wobei auch die Sehne des Muskels deutlich tastbar ist (Abb. 5.**2.57**). Der M. flexor digitorum superficialis beugt die Hand und v. a. die 2. Phalanx der Langfinger. Zur Testung seiner Funktion wird das Handgelenk in Neutralstellung fixiert und die benachbarten Finger werden zum Ausschalten der Funktion des M. flexor digitorum profundus durch den Untersucher gestreckt gehalten (Abb. 5.**2.58**). Nur die zum Endglied des Zeige- und Mittelfinger gelangenden Teile des M. flexor digitorum profundus werden vom N. medianus versorgt. Man prüft deshalb die Flexion der Endphalangen dieser zwei Finger (Abb. 5.**2.59**). Ähnlich geht man vor, um die Beugefunktion des M. flexor pollicis longus auf das Daumenendglied zu prüfen (Abb.

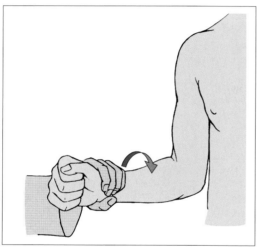

Abb. 5.**2.56** Untersuchung der Pronation des Vorderarmes bei gebeugtem Ellenbogen (Mm. pronator teres und pronator quadratus: N. medianus).

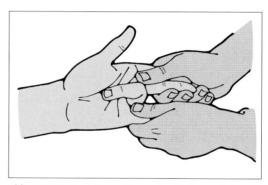

Abb. 5.**2.58** Funktionsprüfung des M. flexor digitorum superficialis (N. medianus). Das Handgelenk wird fixiert und die benachbarten Finger zur Ausschaltung des M. flexor digitorum profundus gestreckt gehalten. Der Muskel beugt die Finger im ersten Interphalangealgelenk.

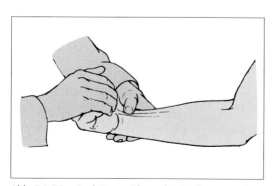

Abb. 5.**2.57** Funktionsprüfung des M. flexor carpi radialis (N. medianus).

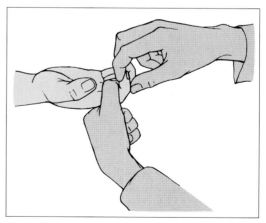

Abb. 5.**2.59** Funktionsprüfung des M. flexor digitorum profundus für Finger II und III (N. medianus). Zeige- und Mittelfinger werden im Endgelenk gebeugt.

5.2.60). Die Funktion des M. abductor pollicis brevis prüft man, indem der Daumenstrahl in der Handebene gegen Widerstand abgespreizt wird (Abb. 5.2.61). Eine Insuffizienz dieses Muskels lässt sich auch dadurch demonstrieren, dass eine (dicke) Flasche nicht richtig umfasst werden kann, wobei dann die Schwimmhaut zwischen erstem und zweitem Strahl auf der betreffenden Seite der Flasche nicht ganz anliegt (Abb. 5.2.62).

Elektrophysiologische Befunde

Bei Medianusläsionen am Vorderarm ist der Nachweis neurogener Veränderungen in den entsprechenden Muskeln meist zuverlässiger als die Verlangsamung der Leitgeschwindigkeit.

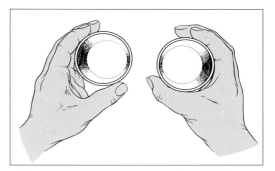

Abb. 5.2.62   Positives „Flaschenzeichen" links bei Medianusparese. Die Schwäche der Daumenabduktion äußert sich u. a. darin, dass beim Ergreifen einer Flasche die Hautfalte zwischen Daumen und Zeigefinger der Rundung der Flasche nicht anliegt (nach Lüthy).

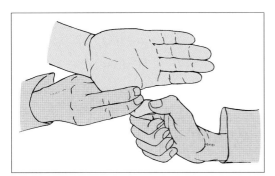

Abb. 5.2.60   Funktionsprüfung des M. flexor pollicis longus (N. medianus). Das Daumenendglied wird gebeugt.

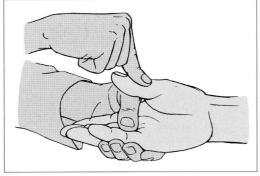

Abb. 5.2.61   Funktionsprüfung des M. abductor pollicis brevis (N. medianus). Die Mittelhand wird fixiert und der Daumen senkrecht zur Handebene abduziert.

Synopsis (Tab. 5.2.12).

Ursachen

Läsionen in der Axilla. Medianusparesen können bei Arterienpunktionen in der Axilla bzw. am proximalen Oberarm oder im Anschluss an einen Axillarblock auftreten.

Läsionen am Oberarm. Hier kann selten einmal ein Trauma zu einer Medianusparese führen. Drucklähmungen, besonders im Schlaf, betreffen selten auch den N. medianus. Der Druck des Kopfes des schlafenden Partners kann eine Druckläsion des N. medianus verursachen (*paralysie des amants*). Bei Eingriffen in Blutleere wird die Esmarch-Binde manchmal u. a. zu einer Medianusparese führen, die praktisch immer voll reversibel ist.

Bei etwa 1 % der Menschen findet sich an der Innenkante des Humerus, 6 cm oberhalb des Ellenbogengelenkes, ein Processus supracondylaris humeri als phylogenetischer Rest des Canalis supracondylaris gewisser Säuger. Von seiner Spitze aus zieht ein fibröses Band zum Epicondylus medialis (*Struthers ligament*). Der N. medianus zieht an der Basis dieses Prozesses und unter dem Band hindurch und wird auch von dem meist hier entspringenden oberflächlichen Kopf des M. pronator teres bedeckt. Eine Fraktur des Processus supracondylaris kann zu einer Läsion des N. medianus führen. Aber auch ohne ein Trauma muss man in einzelnen, seltenen Fällen vermuten, dass eine Reizung des Nervs durch den Knochensporn bewirkt wird.

Tabelle 5.**2.12**   Synoptische Darstellung der Auswirkungen einer N.-medianus-Läsion

Läsionsort	Befund	Funktionsausfall
proximal bis und mit Ellenbogen	Atrophie radiale Anteile der volaren Vorderarmmuskeln und des lateralen Thenars	Pronationsschwäche, Schwäche Flexion Daumen und radiale Langfinger („Schwurhand"). Abduktionsschwäche des Daumens („Flaschenzeichen"). Sensibler Ausfall radiale Handfläche sowie 3 1/2 radiale Finger
Vorderarm, isolierte Läsion N. interosseus anterior	Atrophie radiale Beugermuskeln am Vorderarm	Flexionsausfall Endglieder Daumen und Zeigefinger. Sensibilität intakt
im Karpalkanal	Atrophie lateraler Thenar	Abduktionsschwäche Daumen mit positivem „Flaschenzeichen". Ungenügende pronatorische Kreiselung bei Opposition des Daumens. Sensibel über Thenar und Handvola kein Ausfall, jedoch Ausfall 3 1/2 radiale Finger

Läsionen im Ellenbogenbereich. Bei Frakturen des distalen Humerus, insbesondere bei suprakondylären Überstreckungsbrüchen mit starker Dislokation in p.-a. Richtung, kann es zu einer umschriebenen Läsion des N. medianus kommen.

Schädigungen durch Punktion und Injektion sind bei 1 auf 25 000 Punktionen besonders in der medialen Ellenbeuge möglich.

Läsionen am Vorderarm. An der Stelle, an welcher der Nerv unter dem M. pronator teres hindurchtritt, kann es besonders in Streckstellung und bei bestimmten Beschäftigungen zu einer chronischen mechanischen Reizung des N. medianus kommen. Für das Pronator-teres-Syndrom sind Schmerzen und Krämpfe der volaren Vorderarmmuskeln und Parästhesien der radialen Finger sowie eine Druckdolenz am Pronator teres (aber auch ein Druckpunkt am Thenar) charakteristisch.

Auch durch die Aponeurose der Bizepssehne am Vorderarm, den Lacertus fibrosus kann eine Kompression des N. medianus mit Schmerzen und motorischen Ausfällen verursacht werden.

Im Rahmen einer Volkmannschen ischämischen Kontraktur der Beugermuskeln am Vorderarm z. B. nach suprakondylärer Humerusfraktur ist der N. medianus oft zugleich mit dem N. ulnaris ischämisch mitgeschädigt. Der neurogene Anteil der Parese erholt sich meist befriedigend, die durch die Muskelischämie bedingte Funktionsstörung bleibt jedoch bestehen (S. 145).

Vorderarmfrakturen, insbesondere Grünholzfrakturen beim Kind, führen nur ausnahmsweise zu einer Medianusschädigung.

Interosseus-anterior-Syndrom (Kiloh-Nevin-Syndrom)

Der rein motorische Ast des N. medianus, der Nn. interosseus anterior, verläuft volar auf der Membrana interossea und versorgt die Mm. flexores pollicis longus und digitorum profundus zum Zeige- und Mittelfingerendglied sowie den M. pronator quadratus. Eine isolierte Läsion dieses Medianusastes wird nach den Erstbeschreibern auch als *Kiloh-Nevin-Syndrom* bezeichnet.

Klinisches Bild

Es ist v. a. durch die Unfähigkeit im Endglied von Daumen sowie den Zeige- und Mittelfinger zu beugen gekennzeichnet (s. Abb. 5.**2.55**). Die Lähmung kann Folge fassbarer Ursachen bzw. äußerer Einwirkungen sein oder ebenso häufig spontan auftreten.

Prognose

Von den ohne fassbare Ursachen aufgetretenen Fällen, erholen sich nicht wenige spontan. Andere müssen operativ behandelt werden. In der Abb. 5.**2.63** ist ein hierbei erhobener Befund dargestellt.

Differenzialdiagnose

Ein Ausfall der Beuger von Daumen- und Zeigefinger-Endgliedern kann auch durch eine traumatische Ruptur der betreffenden Muskeln oder einen Abriss der Sehnen zustande kommen.

Läsionen am Handgelenk. Eine Verletzung volar am Handgelenk führt häufig zu einer Medianusläsion, besonders bei Schnittverletzungen, selten bei distalen Radiusfrakturen. Tumoren des N. medianus sitzen gelegentlich in der Nähe des Handgelenkes, zum Beispiel ein Schwannom oder ein Fibrolipom. Der R. palmaris des N. medianus kann selten einmal im Rahmen von Fesselungslähmungen oder durch ein zu enges Uhrenband geschädigt werden.

Karpaltunnelsyndrom

Definition

Wir verstehen darunter in etwas restriktivem Sinn die chronische Kompression des Nervs im Karpalkanal bei seinem Durchtritt unter dem Retinaculum

flexorum ohne besondere äußere Einwirkung. Dies ist die weitaus häufigste Form einer Medianusläsion.

Epidemiologie

In Holland wurde die Prävalenz nicht diagnostizierter Fälle mit 0,6 % bei erwachsenen Männern und mit 6 % bei erwachsenen Frauen angegeben. Zu letzteren kamen noch 3 % bereits diagnostizierte Fälle hinzu. Die Inzidenz (Fälle pro 100 000 Einwohner pro Jahr) wurde in Rochester/Minnesota mit 99, alterskorrigiert für Männer mit 52 und für Frauen mit 149 angegeben.

Anatomie

Der N. medianus verläuft im Karpalkanal bereits ohne den R. palmaris zusammen mit den Sehnen und Sehnenscheiden der langen Fingerbeuger in dem knappen Raum zwischen volarer Fläche der Handwurzelknochen und dem straffen Retinaculum flexorum (s. Abb. 5.**2.50**). Eine pathogenetische Rolle

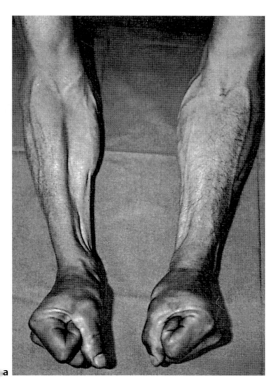

a

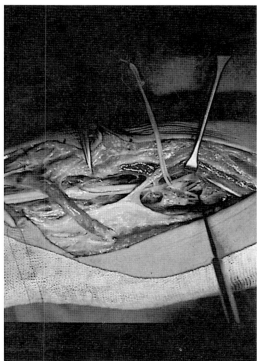

b

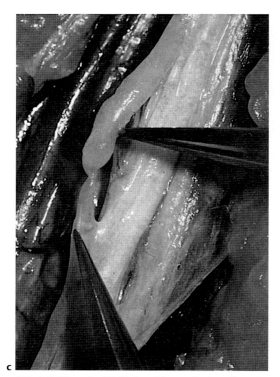

c

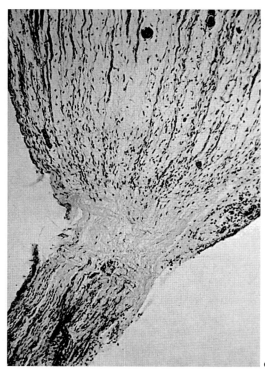

c

Abb. 5.**2.63a – d**   37-jähriger Mann mit einer über vie-le Monate progredienten, rein motorischen Lähmung und Atrophie der langen Fingerbeuger und der Mm. pronator teres und pronator quadratus (**a**). Bei der Ope-ration fand sich auf Höhe der Ellenbeuge unterhalb der V. cubiti eine isolierte, scharf begrenzte Kompression der drei Faszikeln, die aus dem Medianusstamm kom-mend den N. interosseus anterior bilden (**b** u. **c**). Die Fa-sern des Perineuriums verliefen unter dem Operations-

mikroskop schraubenförmig um die Faszikel. Da unter dem Mikroskop keine durchgehenden Strukturen mehr nachweisbar waren, wurde der Nerv reseziert und der Defekt mit einem Transplantat überbrückt. Histologisch (**d**) war die Einschnürung des Nervs sehr eindrücklich (die Abbildungen und der Fallbericht wurden in dan-kenswerter Weise von Prof. K. Kendel und PD. Dr. P. Haussmann zur Verfügung gestellt).

spielt die Druckerhöhung im Karpalkanal, z. T. ab-hängig von der Handstellung.

Zusätzliche auslösende Ursachen

Klinische Symptome können durchaus allein schon durch die soeben geschilderten anatomischen Be-sonderheiten im Karpalkanal verursacht werden. Manchmal aber lassen sich zusätzliche Faktoren eruieren. Eine vorausgegangene Handwurzelfraktur oder andere Fraktur in der Nähe des Radiokarpalge-lenkes, eine Sehnenscheidenerkrankung, eine pri-mär chronische Polyarthritis, Gichttophi oder ein schnellender Finger können prädisponierend wir-

ken. Mechanische Einwirkungen am Arbeitsplatz spielen in vielen Fällen eine Rolle. Ein Karpaltunnel-syndrom kann nach dem Anlegen einer Cimino-Bre-scia-Fistel am Vorderarm auftreten.

Stoffwechselstörungen und Endokrinopathien sind nicht selten von einem Karpaltunnelsyndrom begleitet (Myelom, primäre Amyloidose, Mukopoly-saccharidose). Bei Diabetes mellitus kann ein Kar-paltunnelsyndrom durch die Zeichen der allgemei-nen diabetischen Polyneuropathie maskiert wer-den.

Familiäre Fälle sind bei diesem häufigen Leiden nicht weiter verwunderlich.

Klinik

Initial bestehen nur subjektive Beschwerden im Sinne einer Brachialgia paraesthetica nocturna. Diese wohlumschriebene Form von Brachialgie, die am Häufigsten auf ein Karpaltunnelsyndrom zurück geht, stellt in großen Statistiken über Brachialgien übereinstimmend bei etwa der Hälfte der Fälle das Initialsymptom des Karpaltunnelsyndromes dar. Die Patienten erwachen in der Nacht meist wenige Stunden nach dem Einschlafen wegen eines diffusen Schwellungsgefühls und Parästhesien der ganzen Hand. Die Finger sind steif, und die Patienten empfinden sie als geschwollen und gespannt. Die Patienten schütteln und massieren die Hand, verlassen dabei oft das Bett und sind nach kurzer Zeit erleichtert. Die Angaben über momentane Erleichterung beim Schütteln der Handgelenke mit raschem Flektieren und Extendieren (*Flicking*) korrelieren meist mit pathologischen Werten bei der elektrodiagnostischen Untersuchung auf ein Karpaltunnelsyndrom. Nach erneutem vorübergehendem Einschlafen können sich die Beschwerden mehrfach in einer Nacht wiederholen und zu einer beachtlichen Störung des Schlafes führen. Nicht selten gehen die Beschwerden über das Handgelenk hinaus, sodass Schmerzen bis zum Oberarm, zur Schulter und sogar im Nacken auftreten können. Am Morgen beim Aufwachen ist die Hand i. d. R. immer noch holzig und steif, und die ersten Verrichtungen des Tages wie Waschen und Ankleiden sind noch während etwa einer Stunde erschwert. Die Brachialgie ist zu Beginn i. d. R. einseitig meist auf der dominanten Seite, später oft beidseitig, selbst wenn schließlich nur auf einer Seite objektive Ausfallserscheinungen vorliegen. Diese bestehen in einer Atrophie des lateralen Thenars (Abb. 5.**2.64**) und/oder in einem mehr oder weniger ausgeprägten Sensibilitätsausfall im Medianusbereich der Hand.

Betroffen werden etwa 3–4 mal häufiger Frauen als Männer. Selten wird das Syndrom schon bei Kindern beobachtet. Die kindlichen Fälle sind besonders durch kurzdauernde und intensive Schmerzattacken gekennzeichnet. Meist treten die Beschwerden im Klimakterium und im Alter zwischen 40 und 50 Jahren auf. Aber auch andere endokrine Umstellungen wie Gravidität und Puerperium können für die Beschwerden auslösend sein, ebenso abnorme Gewichtszunahme. Verstärkt werden die Beschwerden i. d. R. durch besonders intensive manuelle Arbeit am Vortage.

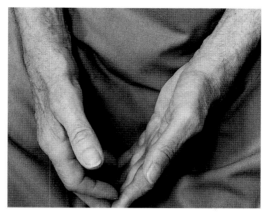

Abb. 5.**2.64**   Karpaltunnelsyndrom rechts. Der laterale Anteil des Thenars rechts ist im Vergleich zu links deutlich atrophisch.

Verlauf

Die Brachialgia paraesthetica nocturna kann als einziges Symptom, d. h. ohne subjektive oder gar objektive Zeichen einer sensiblen oder motorischen Medianusparese, während vieler Monate oder Jahre weiterbestehen. Gelegentlich finden sich aber schon in diesem Stadium Anomalien der sensorischen Erregungsleitung. In dieser unter Umständen jahrelang andauernden monosymptomatisch bleibenden Phase sind die Patienten während des Tages meist beschwerdefrei.

Später allerdings treten auch am Tage brachialgische Schmerzen auf, v. a. aber Parästhesien und Gefühlsstörungen in den Kuppen von Daumen und Zeigefinger. Die Patienten können feinere Arbeiten wie z. B. Nähen nur noch eingeschränkt leisten. Eine motorische Schwäche der Thenarmuskulatur fällt den Patienten höchstens bei ganz bestimmten Beschäftigungen auf, sodass viele lediglich durch die Muskelatrophie des lateralen Daumenballens erschreckt werden. In diesem Stadium finden sich die weiter oben beschriebenen Symptome der sensiblen und motorischen Medianusparese an der Hand und außerdem i. d. R. ein sehr schmerzhafter Druckpunkt in der Tiefe an der Wurzel des Thenars (s. Abb. 5.**2.50**). In vielen Fällen können die sensiblen Störungen, in anderen aber die motorische Parese ganz im Vordergrund stehen.

Sowohl nach elektrophysiologischen wie auch nach Patienten orientierten klinischen Kriterien bessern sich die Beschwerden bei einer Reihe von Patienten spontan ohne chirurgische Intervention.

Diagnostik

Provokationsmethoden

Beklopfen des Karpalkanals erzeugt gelegentlich Parästhesien in den Fingerspitzen der radialen Finger im Sinne eines positiven *Tinel-Zeichens*. Wird das Handgelenk des Patienten passiv durch den Untersucher stark nach volar oder nach dorsal gebeugt gehalten, dann treten oft schon nach 30–40 Sekunden Parästhesien im Medianusgebiet auf. Hierbei sollten die Finger gestreckt gehalten werden (*Phalen-Zeichen*). Der Wert solcher Provokationstests erschien allerdings in einer systematischen Studie zweifelhaft.

Elektrophysiologische Diagnostik

Für die Diagnose des Karpaltunnelsyndromes stehen die Verlängerung der motorischen Latenz zu den Thenarmuskeln und die Verzögerung der sensiblen Leitgeschwindigkeit im distalen Segment weit im Vordergrund.

Bildgebende Untersuchungen

Diese spielen im Hinblick auf die meist eindeutige Beurteilung aufgrund der Klinik und der elektrophysiologischen Befunde kaum eine Rolle.

Therapie des Karpaltunnelsyndromes

Im Stadium der Brachialgia paraesthetica nocturna soll die Therapie zunächst immer konservativ sein. Wir sehen oft befriedigende Ergebnisse beim Anlegen einer volaren, gut gepolsterten Schiene während der Nacht, die das Handgelenk in neutraler Mittelstellung fixiert, die Finger jedoch frei lässt. Die konservative Behandlung bei Patienten, die noch keine schweren motorischen oder sensiblen Ausfälle zeigen, erfolgt mit einer thermoplastischen Cock-up Schiene in Neutralstellung bis max. 20° Dorsalextension.

Dem Geübten gelingt es, mit der Injektion von Hydrocortison in den Karpalkanal langdauernde Beschwerdefreiheit zu erzielen. Die Injektion sollte nur einmal vorgenommen werden und nicht in Fällen mit nachweisbaren neurologischen Ausfällen bzw. pathologischen neurophysiologischen Befunden.

Die chirurgische Behandlung des Karpaltunnelsyndromes kann als offene oder endoskopische Operation durchgeführt werden. Sie wurde ursprünglich mit einer einfachen geschlossenen Durchtrennung des Retinaculum flexorum mit einem Scherenschlag vorgenommen. Die Operationsinzisionen wurden später kürzer, und man führte die Freilegung des Karpalkanales schließlich von zwei Inzisionen, einerseits in der Thenarfalte und anderseits quer am Uterarm aus. Mit Hilfe eines Endoskopes kann die Durchtrennung des Retinaculum flexorum von einer oder, je nach der Technik, zwei minimalen Inzisionen unter Sicht durchgeführt werden. In geübter Hand ist heute die Komplikationsrate der endoskopischen Technik nicht höher ist als die der offenen Operationsweise. Auch die Erfolgsquote ist bei mit beiden Methoden erfahrenen Operateuren etwa gleich. Der bei einem Eingriff erhobene Befund kann besonders bei klinisch fortgeschrittenen Fällen sehr eindrücklich sein (Abb. 5.**2.65**).

Differenzialdiagnose des Karpaltunnelsyndromes

Diese umfasst zunächst die anderen Brachialgien. Thenaratrophie und Paresen müssen gegen ein radikuläres Syndrom C 8 und Th 1 abgegrenzt werden bzw. gegen eine Schädigung des unteren Armplexus. Eine Agenesie der Daumenballenmuskulatur kann alle zugehörigen Muskeln auch beidseitig betreffen oder aber einseitig und hereditär sein.

Läsionen des N. medianus in der Handvola. Durch chronischen Druck in der Handvola können rein motorische Lähmungen der medianusinnervierten Daumenballenmuskeln auftreten. Gewisse berufliche Betätigungen sind besonders prädisponierend. Unter Umständen wird auch der N. ulnaris mitbetroffen. Dies ist z. B. bei den Radfahrerlähmungen der Fall.

Als *Keglerdaumen* (*bowlers thumb*) wird ein schmerzhaftes Neurom des ulnaren N. digiti proprius des Daumens bezeichnet.

Therapie der Medianusläsionen

Konservative Maßnahmen sind immer beim Karpaltunnelsyndrom sowie beim N.-interosseus-anterior-Syndrom berechtigt. Ebenso trifft dies auch zu für jene Fälle, bei denen der N. medianus oder einer

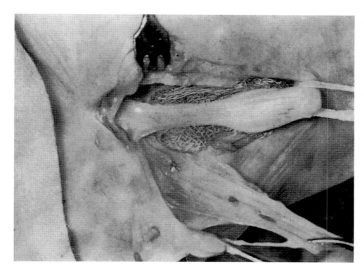

Abb. 5.**2.65**   Hochgradige Kompression des N. medianus bei Karpaltunnelsyndrom. Das Retinaculum flexorum ist gespalten und an einer Klemme zurückgeklappt worden. Der Nerv ist proximal angeschlungen (Operationsphotographie der Chirurgischen Universitätsklinik B Zürich, damaliger Direktor Prof. H. U. Buff).

seiner Äste druckgeschädigt wurde. In den meisten anderen Fällen wird allerdings eine chirurgische Therapie erfolgen.

Differenzialdiagnose

Während eine voll ausgebildete N.-medianus-Parese kaum mit einem anderen Krankheitsbild verwechselt werden kann, können gewisse andere Affektionen Teilsymptome einer Medianusläsion imitieren. Eine Brachialgie kann durch eine Reihe von rheumatologischen Affektionen ebenfalls verursacht werden (s.o.). Gelegentlich muss bei Arbeitern ein Karpaltunnelsyndrom von den Missempfindungen des Hand-Vibrationssyndromes unterschieden werden. Sensible Ausfälle der radialen Finger kommen bei einer Schädigung der Wurzel C 7 und C 8 vor. Die isolierte Thenaratrophie findet sich auch bei Wurzelläsionen C 8 und D 1, aber auch als kongenitale Aplasie oder beim seltenen Kompartmentsyndrom des Daumenballens.

N. ulnaris (C 8 – Th 1)

Anatomie

Über den Fasciculus medialis erhält der N. ulnaris (Abb. 5.**2.66**) Fasern aus den Segmenten C 8 und Th 1. Er folgt der A. axillaris an ihrer medialen Fläche in den Sulcus bicipitalis medialis. Bereits in der Mitte des Oberarmes tritt er durch das Septum intermusculare mediale auf die Streckseite über. Zwischen dem Septum und dem medialen Trizepskopf erreicht er den auf der Dorsalseite des Epicondylus medialis humeri gelegenen Sulcus n. ulnaris.

Der relativ exponierte Verlauf auf der Streckseite des Ellenbogengelenkes ist mit einer Reihe von Hilfs- und Führungseinrichtungen versehen. Eine sehnige Verstärkung der Faszie verbindet den Epicondylus medialis humeri mit dem Olekranon (Lig. collaterale ulnare). Unter dem Sehnenbogen tritt der N. ulnaris auf den Vorarm über und kehrt an der lateralen Seite seines Leitmuskels dem M. flexor carpi ulnaris folgend auf die Beugeseite zurück. Im Bereich des Epicondylus medialis gibt der N. ulnaris einen R. articularis cubiti zu den hinteren Anteilen des Ellenbogengelenkes ab. Unmittelbar distal vom Ellenbogengelenk gibt er die Äste zum M. flexor carpi ulnaris und zur ulnaren Portion des M. flexor digitorum profundus ab. Etwa in der Mitte des Unterarmes lagert sich die A. ulnaris, nachdem sie die oberflächlichen und tiefen Beuger unterkreuzt hat, dem Nerv an der radialen Seite an. Meist erst im distalen Drittel des Unterarmes geht ein R. dorsalis aus dem N. ulnaris ab. Dieser zieht unter die Sehne des M. flexor carpi ulnaris, über die ulnare Ansatzstelle des M. pronator quadratus und volar um den Processus styloideus ulnae herum wieder auf die Streckseite und überkreuzt auf diesem Wege die Sehnen des M. abductor pollicis longus und M. extensor pollicis brevis. Über dem Retinaculum extensorum teilt er sich in seine Endäste auf. Diese Äste

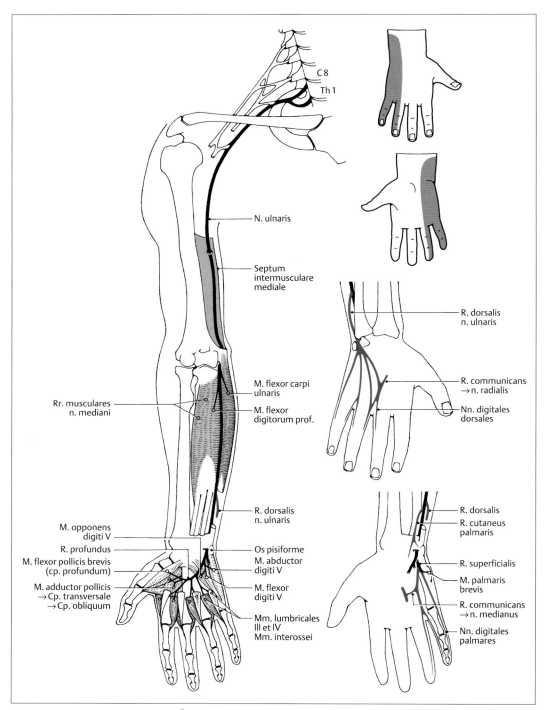

Abb. 5.**2.66**   N. ulnaris (C 8 – Th 1), Übersicht.

sind die Nn. digitales dorsales für die Haut auf der Streckseite der ulnaren Hälfte des 3. sowie für die Haut des 4. und 5. Fingers. Die Hautareale der Nerven reichen dorsal nur bis zum Mittelgelenk. Der sensible R. palmaris n. ulnaris durchbohrt im distalen Drittel die Fascia antebrachii und versorgt die ulnare Partie der palmaren Fläche des Handgelenkes sowie des proximalen Hypothenars.

Der Stamm des N. ulnaris überquert das Handgelenk auf der Beugeseite (Abb. 5.**2.67**), wobei er radial teilweise von der Sehne des M. flexor carpi ulnaris bedeckt ist. Der Nerv liegt an dieser Stelle zwischen dem Retinaculum flexorum und Faserzügen, die vom Os pisiforme über den N. und die A. ulnaris an das Retinaculum flexorum ziehen (Lig. carpi palmare) und die hier einen fibrösen Kanal (Loge de Guyon) bilden. Beim Verlassen dieser Loge teilt sich der N. ulnaris in seine beiden Endäste, den R. superficialis und den R. profundus. Der R. superficialis gibt einen kleinen motorischen Ast zum M. palmaris brevis ab und teilt sich dann in die sensiblen Nn. digitales palmares communes IV und V. Aus diesen entspringen 3 Nn. digitales palmares proprii für die ulnare Hälfte des Ringfingers und für den kleinen Finger. Sie versorgen dort die Beugeseite und die Streckseite über der Mittel- und Endphalanx.

Der R. profundus dringt durch den Ursprung des M. flexor digiti minimi brevis zum Boden des Mittelfaches der Hohlhand. Außer den Muskeln des Hypothenars innerviert er die Mm. lumbricales III und IV, alle Mm. interossei sowie den M. adductor pollicis und den tiefen Kopf des M. flexor pollicis brevis. Sowohl der oberflächliche als auch der tiefe Ast des N. ulnaris stehen über Anastomosen mit dem N. medianus in Verbindung. Abb. 5.**2.68** gibt eine Übersicht über die Verteilung der Endäste des N. medianus und des N. ulnaris an der Hand. Das sensible Innervationsgebiet ergibt sich aus der Ausbreitung der Hautäste, wobei als autonome Zone die Haut über dem Kleinfinger und der anschließenden ulnaren Kante der Hand betrachtet werden kann. Fast immer lässt sich eine deutliche Grenze der Sensibilitätsstörung in der Mitte des Ringfingers nachweisen. Auch gegen den Vorderarm ist die Sensibilitätsstörung am Handgelenk meist deutlich abgesetzt.

Die arterielle Versorgung des Nervs am Oberarm geschieht durch feine Äste der A. brachialis und der Aa. collaterales ulnares superior und inferior. Am Vorderarm treten kleine Gefäße aus der A. ulnaris an den Nervenstamm.

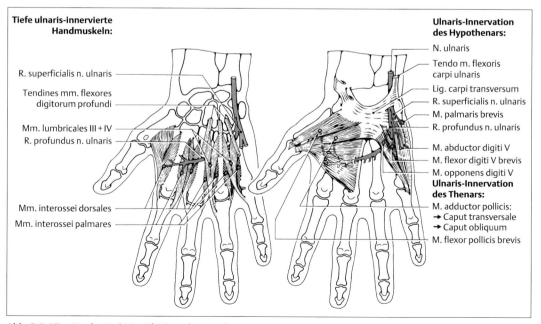

Tiefe ulnaris-innervierte Handmuskeln:

R. superficialis n. ulnaris

Tendines mm. flexores digitorum profundi

Mm. lumbricales III + IV
R. profundus n. ulnaris

Mm. interossei dorsales
Mm. interossei palmares

Ulnaris-Innervation des Hypothenars:

N. ulnaris
Tendo m. flexoris carpi ulnaris
Lig. carpi transversum
R. superficialis n. ulnaris
M. palmaris brevis
R. profundus n. ulnaris

M. abductor digiti V
M. flexor digiti V brevis
M. opponens digiti V
Ulnaris-Innervation des Thenars:
M. adductor pollicis:
→ Caput transversale
→ Caput obliquum
M. flexor pollicis brevis

Abb. 5.**2.67**   N. ulnaris (C 8 – Th 1) an der Hand.

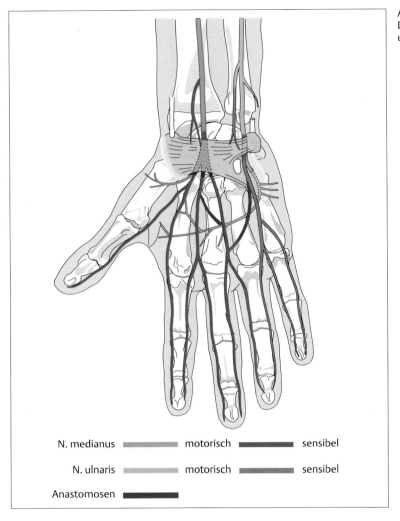

Abb. 5.**2.68**   Schematische Darstellung von N. medianus und N. ulnaris an der Hand.

N. medianus ▨▨▨▨▨ motorisch ▩▩▩▩▩ sensibel

N. ulnaris ▨▨▨▨▨ motorisch ▩▩▩▩▩ sensibel

Anastomosen ▩▩▩▩▩

Befunde

Klinik

Die vom N. ulnaris am Vorderarm und an der Hand innervierten Muskeln beteiligen sich an der Volarflexion und Ulnarduktion im Handgelenk (M. flexor carpi ulnaris) und an der Beugung der Finger IV und V (ulnare Köpfe des M. flexor digitorum profundus). Die Sehnen dieses Muskels setzen an der Endphalanx an, wobei seine Funktion besonders deutlich beim isolierten Beugen des Kleinfingerendgliedes beurteilt werden kann (s. Abb. 5.**2.73**). Distal vom Handgelenk wird der M. palmaris brevis vom R. su-

perficialis versorgt. Durch seine Kontraktion verstärkt er die Wölbung des Hypothenars und erzeugt dabei charakteristische kleine Dellen und eine Hautfurche an der ulnaren Kante der Hand (s. Abb. 5.**2.70**). Der R. profundus greift durch die Innervation der Mm. interossei dorsales und palmares ganz wesentlich ins Spiel der Finger ein. Diese Muskeln bewirken das Spreizen und Schließen der Langfinger. Gemeinsam mit den Mm. lubricales beugen sie die Grundphalanx und strecken durch den Übertritt der Sehnen in die Dorsalaponeurose der Langfinger die Mittel- und Endphalanx.

An der Hand können selten alle kleinen Handmuskeln vom N. medianus versorgt bzw. mitversorgt werden. Ebenso kommt es aber auch vor, dass praktisch alle kleinen Handmuskeln vom N. ulnaris versorgt werden.

Bei Läsion am Oberarm bis zur Ellenbeuge sind alle vom N. ulnaris versorgten Muskeln betroffen. Der Ausfall des M. flexor carpi ulnaris und der ulnaren Anteile des M. flexor digitorum profundus hat funktionell nur eine diskrete Schwäche für die Beugung der Handgelenke und der Endglieder von Klein- und Ringfinger zur Folge (s. Abb. 5.**2.72** und Abb. 5.**2.73**). Hingegen ergibt sich an der Hand das sehr eindrückliche und typische Bild der Krallenhand (Griffe cubitale) (Abb. 5.**2.69**). Diese Haltungsanomalie findet sich bei jeder Läsion des Nervs, die am Handgelenk oder höher lokalisiert ist. Sie ist durch folgende Eigentümlichkeiten charakterisiert: Durch Ausfall der Mm. interossei werden die Langfinger in den Grundgelenken hyperextendiert, in den Interphalangealgelenken leicht flektiert gehalten. Daher auch die Bezeichnung *Kralle*. Diese Haltungsanomalie ist an den Fingern II und III am We-

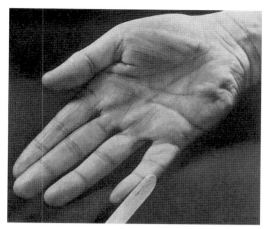

Abb. 5.**2.70**   Normale Funktion des M. palmaris brevis. Beim Abduzieren des Kleinfingers werden grübchenförmige Hauteinziehungen und eine Fältelung des Kleinfingerballens sichtbar (aus M. Mumenthaler: Die Ulnarisparesen. Thieme, Stuttgart 1961).

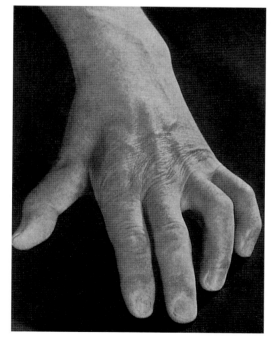

Abb. 5.**2.69**   Hand bei einer Ulnarisspätparese nach Ellenbogenfraktur. Atrophie der Interossei, Hyperextension des Daumens im Grundgelenk (signe de Jeanne) und Krallenstellung, besonders der zwei ulnaren Finger (aus M. Mumenthaler: Die Ulnarisparesen. Thieme, Stuttgart 1961).

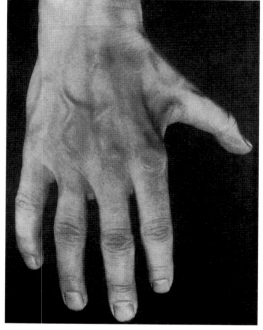

Abb. 5.**2.71**   Hand bei Läsion des R. profundus des N. ulnaris am Handgelenk. Die hochgradige Atrophie des ersten Spatium interosseum kontrastiert mit dem praktisch intakten Hypothenar. Keine Störung der Sensibilität (aus M. Mumenthaler: Die Ulnarisparesen. Thieme, Stuttgart 1961).

nigsten ausgeprägt, da hier die medianusinnervierten Mm. lumbricales I und II zum Teil kompensierend wirken. Durch Überwiegen der Funktion der langen Fingerstrecker bei Ausfall der Interossei werden der Klein- und Ringfinger leicht abduziert gehalten. Der Daumen wird vielfach wegen des Ausfalles des M. flexor pollicis brevis im Grundgelenk hyperextendiert gehalten (*signe de Jeanne*). Zu dieser typischen abnormen Haltung kommt noch die Muskelatrophie hinzu, die eindrücklich im 1. Spatium interosseum von dorsal her sichtbar ist, und außerdem auch die Hypothenaratrophie. Die Sensibilität ist im ulnaren Handbereich, an der ulnaren Hälfte des Ringfingers sowie am Kleinfinger sowohl dorsal wie volar beeinträchtigt (s. Abb. 1.**1** und 5.**2.66**).

Der Sensibilitätsausfall ist durch einen Ausfall der Schweißsekretion begleitet, der volar an den Fingern sowohl durch das Betasten erfasst als auch durch Schweißteste objektiviert werden kann.

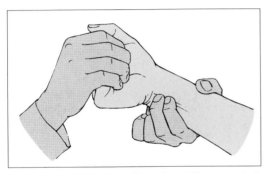

Abb. 5.**2.72**   Funktionsprüfung des M. flexor carpi ulnaris (N. ulnaris).

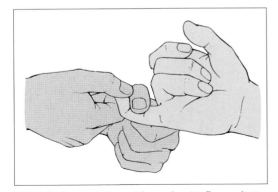

Abb. 5.**2.73**   Funktionsprüfung des M. flexor digitorum profundus des Kleinfingers (N. ulnaris). Flexion des Kleinfingers im Endgelenk (vgl. auch Abb. 5.**2.59**).

Läsionen am Vorderarm bis zum Handgelenk bewirken die typische Krallenhand. Hingegen werden der M. flexor carpi ulnaris und der ulnare Anteil des M. flexor digitorum profundus verschont. Bei distaler Läsion am Vorderarm bzw. Läsion am Handgelenk wird die Sensibilität im Ausbreitungsgebiete des R. dorsalis n. ulnaris intakt sein. Somit ist die Sensibilität am ulnaren Handrücken normal. Sehr weit distal lokalisierte Läsionen können unter Umständen auch den sensiblen R. palmaris aussparen, wobei dann auch die Sensibilität über der ulnaren Handvola und dem proximalen Hypothenar intakt ist.

Läsionen an der Handwurzel können entweder beide Endäste, den rein motorischen R. profundus und den gemischten R. superficialis betreffen oder lediglich den einen davon (s. Abb. 5.**2.67**). Im fibrösen Kanal, der Loge de Guyon, werden beide betroffen. Es findet sich dann einerseits wegen der Beteiligung des R. superficialis eine Parese des M. palmaris brevis, sodass die normalerweise sichtbare Kontraktion desselben mit Einziehung der Haut über dem Hypothenar bei der Abduktion des Kleinfingers wegfällt (Abb. 5.**2.70**). Zusätzlich ist die Sensibilität ulnar an der distalen Vola sowie an den Fingern 1/2 IV und V betroffen. Außerdem liegt ein Ausfall des rein motorischen R. profundus vor. Dies erzeugt eine Parese des Kleinfingerballens sowie auch aller anderen vom N. ulnaris versorgten kleinen Handmuskeln, im Besonderen der M. interossei. Ist allein der R. profundus proximal befallen, so sind bei intaktem M. palmaris brevis alle anderen ulnarisinnervierten kleinen Handmuskeln paretisch mit typischer Krallenhand bei intakter Sensibilität(s. Abb. 5.**2.69**). Ist jedoch der R. profundus etwas weiter distal lädiert, nachdem der Ast zum Hypothenar abgegangen ist, dann kontrastiert die Krallenstellung der Langfinger mit dem intakten Hypothenar (Abb. 5.**2.71**). Auch hier bleibt die Sensibilität völlig intakt.

Klinische Tests

Die Flexion im Handgelenk durch den M. flexor carpi ulnaris prüft man unter gleichzeitiger Betastung seiner Sehne vor ihrem Ansatz am Os pisiforme (Abb. 5.**2.72**). Der ulnare Teil des M. flexor digitorum profundus beugt die Endglieder von Klein- und Ringfinger, was bei gestreckter Grund- und Mittelphalanx geprüft werden sollte (Abb. 5.**2.73**). Die Mm. interossei dorsales üben v. a. eine Spreizwir kung auf die Langfinger aus, deren Kraft im Vergleich zwischen rechts und links besonders gut beurteilbar ist (Abb. 5.**2.74**). Einzig am Mittelfinger wirken sich diese langen Muskeln nicht als Ab- oder Adduktoren aus. Seine Lateralbewegungen werden nur durch die Interossei bewerkstelligt und können als Ulnarisfunktion getestet werden. Die Mm. interossei flektieren aber auch zusammen mit dem M. flexor digitorum superficialis die Langfinger im Grundgelenk (Abb. 5.**2.75**). Der Ausfall der Streckfunktion durch die Mm. interossei auf die Interphalangealgelenke, besonders des 2. und 3. Strahls, wo auch die Ulnaris-innervierten Mm. lumbricales aus-

fallen, äußert sich in einer Schwäche der sog. Nasenstüberbewegung (*chiquenaude*) (Abb. 5.**2.76**). Der Ausfall des M. adductor pollicis äußert sich in einer Schwäche für die Adduktion des Daumens an das Zeigefinger-Grundgelenk. Um dennoch einen Gegenstand zwischen Daumen und Zeigefinger festzuklemmen, flektiert der Patient dann automatisch das Daumenendglied mit dem medianusinnervierten M. flexor pollicis longus. Dies ist beim Rechts/Links-Vergleich z. B. beim beidseitigen Ziehen an einem zwischen die beiden Hände gelegten Spatel oder an einer zusammengefalteten Zeitung gut sichtbar (Abb. 5.**2.77**) und wird Froment-Zeichen genannt.

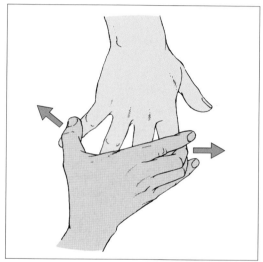

Abb. 5.**2.74** Funktionsprüfung der Mm. interossei dorsales (N. ulnaris) durch Spreizen der Finger gegen Widerstand.

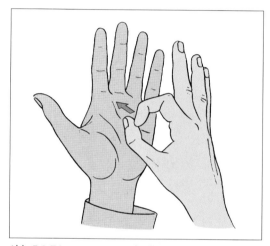

Abb. 5.**2.76** Die Nasenstüberbewegung ist bei Ausfall der Mm. interossei (Strecken der Interphalangealgelenke im Rahmen einer Ulnarisparese) geschwächt (*signe de la chiquenaude*). Der Untersucher spürt den schwächeren Anprall an seiner Handfläche.

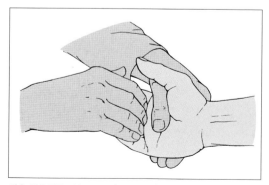

Abb. 5.**2.75** Untersuchungen der Flexion der Langfinger im Grundgelenk (Mm. interossei: N. ulnaris).

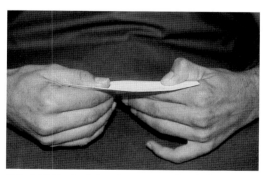

Abb. 5.**2.77** Posistives Froment-Zeichen links bei Ulnarisparese.

Elektrophysiologische Befunde

Für die elektrophysiologische Diagnostik einer Ulnarisläsion am Ellenbogen eignen sich v. a. die motorischen und sensiblen Leitgeschwindigkeiten, die in diesem Bereich eine Verlangsamung zeigen. Die Leitgeschwindigkeit im Ellenbogenbereich ist schon normalerweise etwas langsamer ist als in den angrenzenden Segmenten.

Synopsis (Tab. 5.2.13)

Ursachen

Läsionen in Axilla und Oberarm. Als Ursache kommt am Häufigsten ein direktes Trauma in Frage, wobei dann oft auch andere Plexusäste, speziell der N. medianus, mitbetroffen werden.

Läsionen im Ellenbogenbereich. Ursächlich kommen ein direktes Trauma bei Schlag auf die Innenseite des Ellenbogens, Schnittverletzungen, Frakturen des Condylus medialis oder der Trochlea sowie seltener suprakondyläre Frakturen in Frage.

Sekundäre Paresen nennt man jene Fälle, bei welchen die Lähmung einige Wochen bis einige Monate nach der Fraktur aufgetreten ist. Sie betreffen selten den Ulnaris. In solchen Fällen ist die chirurgische Intervention und die Volarverlagerung des Nervs in die Ellenbeuge (S. 141) angezeigt.

Die überwiegende Mehrzahl aller operativen N. ulnaris Läsionen erfolgen im Zusammenhang mit der operativen Versorgung ellenbogengelenksnaher Frakturen und Luxationsfrakturen, bes. supra-, dia- und transkondylärer Humerusfrakturen.

Druckläsionen sind die häufigste Ursache der Ulnarisparesen am Ellenbogen. Gelegentlich tritt dies nach einer Narkose in Erscheinung. Eine gleich-

Tabelle 5.**2.13**   Synoptische Darstellung der Auswirkungen einer N.-ulnaris-Läsion

Läsionsort	Befund	Funktionsausfall
Ellenbogen oder weiter proximal	Atrophie ulnare Beuger am Vorderarm. Krallenstellung der Langfinger. Atrophie der Interossei und des Hypothenars	Schwäche für Beugung und Ulnarduktion im Handgelenk. Schwäche für Flexion Endglieder von Klein- und Ringfinger. Schwäche Fingerspreizen. Schwache Nasenstüberbewegung, positiver Froment. Schwäche Abduktion des Kleinfingers. Sensibilitätsausfall ulnare Seite der Handvola und des Handrückens sowie der Finger V und 1/2 IV
Vorderarm proximal	Krallenstellung der Langfinger, Atrophie der Interossei und des Hypothenars	Wie oben, jedoch bei intakter Beugung im Handgelenk und der Endglieder von Klein- und Ringfinger
Vorderarm distal bis Handgelenk (inkl. Ramus palmaris)	Krallenstellung der Langfinger, Atrophie der Interossei und des Hypothenars	Wie oben, jedoch Sensibilität dorsal an der Handvola intakt
Vorderarm noch weiter distal unter Aussparung des Ramus palmaris brevis	Krallenstellung der Langfinger, Atrophie der Interossei und des Hypothenars	Wie oben, jedoch Sensibilität auch an der ulnaren Handvola intakt
Handwurzel unter Aussparung des Ramus superficialis (nur R. profundus-Stamm)	Krallenstellung der Langfinger sowie Atrophie der Interossei und des Hypothenars	Wie oben, jedoch keine Aktivierung des M. palmaris brevis bei Abduktion des Kleinfingers gegen Widerstand, kein sensibler Ausfall an der Hand
distale Partie des R. profundus	Krallenstellung der Langfinger, Atrophie der Interossei, jedoch erhaltener Hypothenar	Parese der Interossei mit schwacher Nasenstüberbewegung und positivem Froment. Die Bewegungen des Kleinfingers jedoch sind intakt, ebenso die Sensibilität

zeitig vorhandene Luxation trägt zum Auftreten der Lähmung bei. Drucklähmungen des N. ulnaris in Allgemeinnarkose machen 10–25 % aller Ulnarisparesen aus und stellen eine der häufigsten lagerungsbedingten Lähmungen dar. Die Prognose der lagerungsbedingten Ulnarisparesen ist im Allgemeinen günstig. Die Lähmungen bilden sich völlig oder weitgehend innerhalb eines halben Jahres zurück. Funktionsbeeinträchtigende Restparesen sind bei etwa 20 % der Patienten zu erwarten.

Das Aufstützen des Ellenbogens auf eine harte Unterlage bei bestimmten Arbeiten kann zu einer Drucklähmung des Nervs führen. Eine besondere Kategorie stellen die Druckparesen des N. ulnaris bei Bettlägerigen dar.

Luxation des Ulnarnerven aus dem Sulkus. Vielfach bleibt eine Ulnarisluxation zeitlebens ohne Symptom. Die Häufigkeit von Beschwerden ist in Tab. 5.**2.14** zusammengefasst. Das Luxieren des Nerven kann gelegentlich inspektorisch bei gebeugtem Ellenbogen schon sichtbar sein (Abb. 5.**2.78**). Zum Nachweis sitzt der Untersucher dem Patienten gegenüber und betastet von innen her den Sulkus. Der Ellenbogen des Patienten ist etwa in einem rechten Winkel gebeugt (Abb. 5.**2.79**).

Therapie der Ulnarisluxation

Die Therapie der Ulnarisluxation besteht in der Vermeidung der zusätzlichen pathogenen Momente, im Tragen eines gut sitzenden Polsters an der Ellenbogeninnenseite, das den luxierenden Nerv vor Druck schützt, und in der Vermeidung der Ellenbogenbeugehaltung. Es wird nur selten, z. B. bei immer wieder rezidivierenden Störungen oder wenn eine Vermeidung von Druckschädigungen aus äußeren Gründen nicht möglich erscheint, nötig sein, den Nerv operativ nach volar zu verlagern (S. 143).

Andere pathologische Veränderungen am Ellenbogen

Hierzu gehören Veränderungen des perineuralen Bettes im Sulkus, z. B. Chondromatosen des Ellenbogens. Dazu ist ebenfalls die sekundäre Lähmung nach Frakturen zu zählen. Hierzu gehören aber v. a. die Spätparesen nach alter Ellenbogenfraktur und -luxation. Die Muskelatrophie und die Parese sind i. d. R. ausgeprägter als die Sensibilitätsstörungen, die in Ausnahmefällen sogar ganz fehlen können.

Tabelle 5.**2.14**   Hauptsymptome bei 91 Fällen von Ulnarisluxation (aus M. Mumenthaler: Die Ulnarisparesen. Thieme, Stuttgart 1961)

Motorische und sensible Ulnarisparese	28 (6 beidseits)
Nur sensible Ulnarisparese	10
Nur motorische Ulnarisparese	3
Dupuytren-Kontraktur	23 (22 beidseits)
Kleinfingerdeformitäten	16
„Knuckle pads"	1
Nur subjektive Symptomatologie	14
Total	95*

* in einzelnen Fällen war mehr als ein Symptom vorhanden

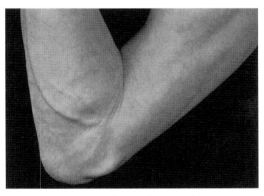

Abb. 5.**2.78**   Luxierender N. ulnaris rechts. Der Nerv gleitet beim Beugen des Ellenbogens spontan über den Epikondylus nach vorn (aus M. Mumenthaler: Die Ulnarisparesen. Thieme, Stuttgart 1961).

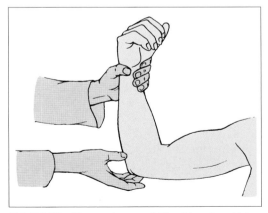

Abb. 5.**2.79**   Untersuchung auf Ulnarisluxation. Untersucher und Patient sitzen einander gegenüber. Der Arm des Patienten ist etwa rechtwinklig gebeugt. Der Sulkus wird am rechten Arm des Patienten mit der rechten Hand, am linken Arm mit der linken sorgfältig abgetastet.

Bei der Spätparese nach alten Ellenbogenverletzungen liegt eine Fraktur oder Luxation i. d. R. Jahre oder gar Jahrzehnte zurück. Für die Diagnose wesentlich ist in solchen Fällen die sorgfältige palpatorische Beurteilung des Nervs im Sulkus (s. Abb. 5.**2.79**). Der Ellenbogen selber ist i. d. R. deformiert und in seiner Beweglichkeit eingeschränkt. Vielfach liegt ein Valgus des Ellenbogens vor. Ein Röntgenbild vermag Veränderungen aufzudecken. In manchen Fällen wird aber eine chronische Schädigung durch perineurale Prozesse im Sulkus auch ohne röntgenologisch fassbare Veränderungen vorkommen. Gerade bei einem Prozess im Sulkus spielt die elektromyographische Untersuchung eine wichtige Rolle. Sie erlaubt eine präzise Lokalisation des Läsionsortes.

Bei all diesen chronischen Schädigungen des Ulnarnervs durch perineurale Prozesse im Sulkus ist die Behandlung operativ. Beim Eingriff findet sich i. d. R. eine spindelige Auftreibung des Nervs im Sulkus, v. a. proximal von der eigentlichen Einschnürung, die als Pseudoneurom bezeichnet wird (Abb. 5.**2.80**).

So schlecht die Prognose ohne operativen Eingriff ist, so gut erholen sich die operierten Patienten, sofern die Parese vor dem Eingriff nicht allzu lange in ausgeprägter Form bestanden hatte. Die Zeit, die zwischen dem alten Trauma und dem Auftreten der Ulnarissymptome verstrichen war, spielt keine Rolle für die Indikationsstellung zur Operation und für die Prognose.

Auch eine über viele Tage oder Wochen andauernde Beanspruchung des Ellenbogens durch gehäufte Beuge- und Streckbewegungen kann unabhängig von einer Luxation des Nervs zu einer Ulna-risparese führen. Ein derartiger Mechanismus liegt bei gewissen Fabrikarbeiten vor. Man könnte in solchen Fällen von einem Kubitaltunnelsyndrom sprechen. Vielfach wird auch der Ausdruck des Ulnaris-Rinnensyndroms oder der chronischen Ulnarisneuropathie am Ellenbogen verwendet. Therapeutisch führt die Unterbrechung der pathogenen Tätigkeit ohne weitere Maßnahmen i. d. R. zum Verschwinden der Beschwerden. Auch eine nächtliche Schienung des Ellenbogens wird als konservative Therapie empfohlen. Bei fehlender Spontanbesserung besteht die Indikation zur operativen Exploration. Man sollte aber nicht schon bei geringfügigen Symptomen eine solche Exploration durchführen, da nach solchen Eingriffen auch vorher nicht vorhandene objektive Ausfälle auftreten können (Abb. 5.**2.81**).

Läsionen am Vorderarm. Traumatische Ursachen sind hier seltener, da der Nerv von Muskeln geschützt in der Tiefe liegt. Der sensible R. dorsalis n. ulnaris, der in sehr wechselnder Höhe im Vorderarmbereich vom Hauptstamm abgeht und über die Ulnarkante nach dorsal zieht, kann isoliert geschädigt werden. Dies führt zu einem Sensibilitätsausfall dorsal an der ulnaren Handkante und an den 2 ulnaren Fingern bis zum 1. Interphalangealgelenk (s. Abb. 1.**1** und Abb. 5.**2.66**). Eingriffe an der Ulnarseite des distalen Unterarms, z. B. Shunt- und Ganglienoperationen, führen nicht selten zu einer Verletzung des sensiblen R. dorsalis mit konsekutiven Sensibilitätsstörungen und teilweise Schmerzen am ulnaren Handrücken. Eine solche Sensibilitätsstörung kann auch einmal durch ein zu enges Uhrenarmband oder als Fesselungslähmung auftreten.

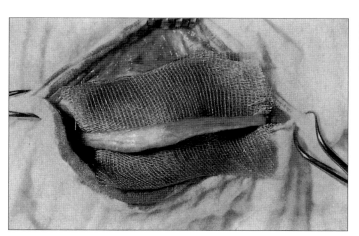

Abb. 5.**2.80**   Pseudoneurom des N. ulnaris. Spätparese bei (traumatischer?) Ellenbogenarthrose. (aus M. Mumenthaler: Die Ulnarisparesen. Thieme, Stuttgart 1961).

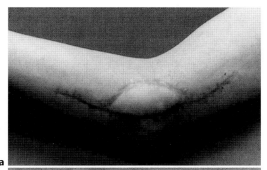

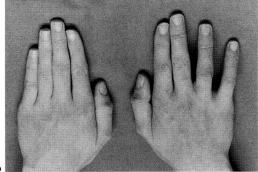

Abb. 5.**2.81a** u. **b** Ulnarisparese nach Volarverlagerung des Nerven in die Ellenbeuge. Wegen Schmerzen bei sulcus ulnaris-Syndrom wurde der Nerv in die Ellenbeuge verlagert (**a**). Im Anschluss trat eine Ulnarisparese auf, die sich durch eine Krallenstellung der ulnaren Finger, der Unfähigkeit, die Finger aneinander zu adduzieren und der typischen Fehlhaltungs des Daumens zeigt (**b**).

Läsionen am Handgelenk. Ursächlich wird der N. ulnaris am Handgelenk relativ oft durch ein direktes Trauma wie z. B. durch Schnittverletzungen betroffen. Neben direkten Verletzungen durch Schlag oder Schnitt kommen v. a. chronische Druckläsionen durch Arbeitsinstrumente in Frage. Die auf S. 132 erwähnten Radfahrerlähmungen sind in erster Linie durch eine distale Ulnarisparese gekennzeichnet. Diese kann isoliert den R. profundus treffen und ist dann rein motorisch. In anderen Fällen findet sich bei der Exploration ein Ganglion. Manchmal lässt sich allerdings keine fassbare Ursache eruieren, und man spricht dann mit Bezug auf die topische Lokalisation der Schädigung am Nerv von einem *Syndrome de la loge de Guyon*.

Die Therapie richtet sich nach der Pathogenese. Wenn eine chronische Druckschädigung vorliegt, genügt die Unterbrechung der pathogenen Tätigkeit. Ist dies nicht möglich, kann ein Arbeitshandschuh mit ausgiebiger Polsterung, evtl. unter Ein-

schaltung einer Metallplatte zur Verteilung des Drucks, verwendet werden. Unter diesen Maßnahmen bilden sich die Druckparesen fast immer zurück. Wenn es sich nicht um eine Druckparese handelt und nach 2 Monaten keine spontane Rückbildungstendenz nachweisbar ist, dann ist die sorgfältige operative Exploration des N. ulnaris an der Handwurzel angezeigt.

Läsionen der Fingernerven. Sensible Ulnarisendäste können ebenso wie Medianusäste an den Fingern geschädigt werden. Eine Läsion der Nn. digitales palmares propii kann auch durch äußeren Druck zustande kommen (Digitalgia paraesthetica).

Therapie der Ulnarisparesen

Wenn die oben erwähnten konservativen Maßnahmen nicht ausreichen, muss operativ vorgegangen werden. Für die chirurgische Therapie gelten die allgemeinen Richtlinien. Durch die Verlagerung des N. ulnaris an die Palmarseite des Ellenbogengelenkes kann man etwa 2 cm an Länge gewinnen. Es ist daher möglich, bei einer Läsion des N. ulnaris im Ellenbogenbereich durch eine Palmarverlagerung einen Defekt von 2 cm spannungslos auszugleichen. Dies gilt bei gestrecktem Ellenbogengelenk. Der Längengewinn ist also relativ gering. Auch nach chirurgisch-technisch gut gelungener Nervennaht, besonders bei Verwendung eines Interponates, neigen die regenerierenden Fasern des N. ulnaris zu Fehlsprossung. Es kommt dann zur Mitinnervation und Masseninnervation (S. 10), die bei den hohen Ansprüchen an die Koordination von Feinbewegungen der Finger sich sehr störend auswirken kann.

Differenzialdiagnose

Diese umfasst radikuläre Syndrome C 8 und Th 1 bzw. eine untere Armplexusparese. Diese sind jedoch i. d. R. von einer motorischen Schwäche des Thenars sowie der langen Fingerbeuger begleitet. Außerdem ist ein Sensibilitätsausfall C 8 nur äußerst selten in der Mitte des Ringfingers begrenzt, während dies praktisch ausnahmslos bei allen peripheren Ulnarislähmungen der Fall ist. Bei Vorderhornprozessen, sei es eine chronische spinale Muskelatrophie vom Typus Aran-Duchenne, sei es eine myatrophische Lateralsklerose, ist die Atrophie oft distal an den kleinen Handmuskeln lokalisiert. Diese kann sehr langsam progredient sein (*O'Sullivan-McLeod Syndrom*). Intramedulläre Prozesse, Tumoren, v. a. aber eine Syringomyelie, können zu Atrophien der kleinen Handmuskeln und zu Sensibilitätsstörungen führen.

5.2.2 Übrige Nerven der oberen Extremitäten, insbesondere sensible Nerven

N. subclavius

Er bezieht seine Fasern aus C 5 und C 6 und geht aus dem oberen Primärstrang des Armplexus hervor. Er versorgt den M. subclavius motorisch Die muskeleigene Faszie verbindet sich mit der Fascia clavipectoralis. Über diese Verbindung vermag der Muskel das Lumen der V. subclavia offen zu halten. Eine Parese des M. subclavius ist ohne Bedeutung. Der Nerv wird zwar regelmäßig im Rahmen der Plexusdarstellung gesehen, ich (H. M.) hatte aber noch keine Gelegenheit, eine Operation an diesem Nerv auszuführen.

Nn. intercostobrachiales

Sie beziehen ihre Fasern aus dem 2., manchmal aus dem 1. und 3. Thorakalsegment und aus dem Fasciculus medialis des Armplexus. Sie durchbohren den M. serratus anterior und innervieren dann die Haut der Axilla und die Innenseite des Oberarmes zusammen mit den N. cutaneus brachii medialis. Der Nerv steht in topographischer Verbindung zu Nodi lymphoidei pectorales

N. cutaneus brachii medialis

Dieser stammt aus dem Fasciculus medialis (C 8 – Th 1) Er tritt in der Axilla und am Oberarm mit Ästen durch die Faszie und versorgt die Haut in der Achselhöhle und an der medialen Fläche des Oberarmes bis zum Epicondylus medialis. Seine autonome Zone reicht von der Achselhöhle etwa handbreit distalwärts. Der Nerv kann von einem queren Hautschnitt im proximalen Oberarmbereich medial dargestellt und allenfalls auch als Transplantatspender verwendet werden.

N. cutaneus brachii lateralis

Dieser Nerv tritt durch eine Lücke in der seitlichen Obararmfaszie in die subkutane Region der Oberarmaußenseite. Er kann hier mechanisch lädiert werden Dies ist z. B. bei einem Langstreckenläufer geschehen (Mitteilung Dr. A. Kleider, Darmstadt).

N. cutaneus antebrachii medialis

Auf die Läsionen des aus C 8 – Th 1 stammenden Hautnerven sei besonders hingewiesen, da sie im Rahmen einer unteren Armplexusparese nicht selten vorkommen. Dieser Nerv stammt aus dem Fasciculus medialis, schließt sich am Oberarm der V. brachialis an und durchbohrt mit der V. basilica die Fascia brachii proximal von der Fossa cubitalis (Hiatus basilicus). Er teilt sich in einen R. anterior für die Haut der ulnaren Hälfte der Volarfläche des Vorderarmes und einen R. posterior, der die Haut des Vorderarmes entlang der ulnaren Kante und auf der ulnaren Hälfte der Streckseite versorgt. Sein autonomes Gebiet umfasst einen Streifen über dem mittleren Drittel der Ulna.

Die zweite Bedeutung des Nervs liegt darin, dass sowohl der Nerv als auch seine Äste bei der Hautinzision und bei der Unterminierung der Haut der Ellenbogengegend des Unterarmes geschont werden müssen.

N. cutaneus antebrachii lateralis

Der N. cutaneus antebrachii lateralis zieht am distalen Ende des Sulcus bicipitalis lateralis als Endast des N. musculocutaneus durch die Fascia brachii. Er verläuft an der Lateralseite des Unterarmes bis in die Nähe des Handgelenkes. Sein Versorgunsgebiet überdeckt sich hier fallweise mit dem Versorgungsgebiet des R. superficialis nervi radialis. Auch der N. cutaneus antebrachii lateralis kann im subkutanen Bereich nach Durchtrennen schmerzhafte Neurome bilden. Der N. cutaneus antebrachii lateralis kann als Nerventransplantat von etwa 8–10 cm Länge entnommen werden.

N. cutaneus antebrachii posterior

Der Nerv geht in der Mitte des Oberarmes aus dem N. radialis hervor und gelangt entweder durch das Septum intermusculare laterale oder hinter diesem durch den lateralen Trizepskopf an die Oberfläche.

Er begleitet die V. cephalica und versorgt die Rückseite der Ellbogen- und Unterarmregion. Dieser Nerv kann bei Verletzungen zu schmerzhaften Neuromen führen. Es konnten aber auch Fälle von Schmerzsyndromen beobachtet werden, wenn der Nerv nach Traumen verschiedener Art durch Narbengewebe komprimiert wird.

Kompressionssyndrome von Hautnerven

Ein Hautnerv kann beim Durchtritt durch die Faszie von Ober- oder Vorderarm einer chronischen Kompression ausgesetzt sein. Dies führt zu isolierten Sensibilitätsausfällen.

Therapie der Hautnervenläsionen

Nur selten führen Verletzungen der sensiblen Äste zu einem Dauerausfall, da von der Nachbarschaft her eine Reneurotisation stattfindet. Der Ersatz aus Nervenästen der Nachbarschaft rechtfertigt es auch, dass größere Hautnerven für freie Transplantate verwendet werden können.

Ischämische Kontrakturen an den oberen Extremitäten

Als Folge eines Kompartmentsyndroms an den Armen oder Händen entstehen ischämische Muskelnekrosen, die nicht selten mit isolierten Nervenschäden verwechselt werden. Das klinische Bild hängt von den betroffenen Kompartments (Muskellogen) ab. Es variiert zudem in Abhängigkeit von dem unterschiedlichen Befall der einzelnen Muskeln und dem Ausmaß der die Kontrakturen begleitenden Nervenschäden.

An den Unterarmen können anatomisch insgesamt 10 Kompartments abgegrenzt werden. Für klinische Belange ist eine Unterscheidung eines volaren und eines dorsalen Kompartments ausreichend.

Kontraktur des volaren Unterarm-
kompartments (Volkmann-Kontraktur)

Diese wurde erstmals 1881 in der klassischen Arbeit von v. Volkmann als Komplikation suprakondylärer Humerusfrakturen beschrieben. Sie kann aber auch nach anderen Frakturen, Gefäßverletzungen, Quet-

schungen und Verbrennungen entstehen. Die ausgebildete Volkmann-Kontraktur des Unterarmes zeigt neben einer Muskelatrophie und -verhärtung, die oft stufenförmig im proximalen Drittel des Unterarmes beginnt, eine typische Beugestellung des Handgelenks und der Finger. Da sie Folge einer narbigen Schrumpfung der Beugemuskulatur ist, können die Finger nur bei gebeugtem Handgelenk voll gestreckt werden, während sie bei Übergang in die Handgelenksstreckung zunehmend einkrallen. Varianten des klinischen Bildes können durch zusätzliche Nervenschäden entstehen, die oft den N. medianus, weniger häufig den N. ulnaris betreffen.

Kontraktur der Unterarmstrecker
(sog. inverse Volkmann-Kontraktur)

Diese ist sehr selten. Sie wird durch ähnliche Ursachen hervorgerufen. Charakteristisch ist eine Unfähigkeit, bei gebeugtem Handgelenk den Daumen und den Zeigefinger zu beugen.

Ischämische Kontrakturen der Hand

Diese werden durch Quetschverletzungen, Frakturen, Verbrennungen, oft aber auch durch verschiedene ärztliche Eingriffe wie paravenöse Injektionen und Infusionen hervorgerufen. Nicht selten sind Kompartments des Unterarms mitbeteiligt. Charakteristisch ist eine Beugekontraktur der Fingergrundgelenke bei Streckstellung in den Interphalangealgelenken (sog. Intrinsic-plus-Position). Oft ist der Daumen in Adduktionsstellung vor dem 2. Mittelhandknochen fixiert, sodass der Zeigefinger beim Faustschluss nicht mehr gebeugt werden kann.

Durch plastisch-chirurgische Maßnahmen kann bei voll ausgebildeten ischämischen Kontrakturen an den Unterarm oder Händen fast immer eine wesentliche Verbesserung erreicht werden, jedoch kaum jemals eine vollständige Wiederherstellung der Funktionen.

5.2.3 Synoptische Tabelle der Nervenläsionen an den oberen Extremitäten

Tab. 5.2.15 gibt eine Übersicht über die Läsionen der peripheren Nerven der oberen Extremitäten, ihre Symptomatologie und die häufigsten Läsionsursachen.

Tabelle 5.**2.15**   Übersicht über die Plexuslähmungen und die Lähmungen der einzelnen peripheren Nerven an den oberen Extremitäten (aus M. Mumenthaler: Dtsch. med. Wschr. 87 [1962], 1887; 1967)

Nerv	Betroffene Muskeln	Sensibilitätsausfall
Oberer Armplexus C 5–C 6 N. dorsalis scapulae C 3–C 5	M. rhomboideus major M. rhomboideus minor	
N. suprascapularis C 4–C 6	M. supraspinatus M. infraspinatus	
(N. axillaris, s. unten)		
(N. thoracicus longus, s. unten)		
(N. musculocutaneus, s. unten)		
(N. radialis, s. unten)		
Unterer Armplexus (C 8) Th 1		
N. cutaneus brachii medialis C 8–Th 1	ø	
N. cutaneus ante- brachii medialis C 8–Th 1	ø	
(N. medianus, s. unten)		
(N. ulnaris, s. unten)		

→

Fortsetzung Tabelle 5.**2.15**

Funktion	Besondere Tests	Ätiologie	Bemerkungen	Differentialdiagnose
Skapula an die Wirbelsäule adduzieren	stehend, Hand in Hüfte, Ellenbogen rückwärts			
Abduktion und Außenrotation im Schultergelenk	erste 15° der Schulterabduktion			
		Trauma (mit oder ohne Schulterluxation)	Motorradfahrer gefährdet	Abriss der Rotatorenhaube, Wurzelläsionen (Spondylose, Diskushernie), familiäre proximale neurogene Muskelatrophie
am häufigsten gestört bei oberer Plexusparese sind:		Rucksacklähmungen, Druck auf Schulter beim Tragen von Lasten	N. thoracicus longus häufig betroffen	
Abduktion in Schultergelenk, Beugung in Ellenbogengelenk, Supination des Vorderarmes (Evtl. Außenrotation der Schulter)		neuralgische Schulteramyotrophie, serogenetische Neuritis	in einem Viertel der Fälle beidseitig	Armvenenthrombose

myatrophische Lateralsklerose |
| | | Infiltration durch Tumor | | |
| Ad- und Abduktion der Finger, Beugung der Fingergelenke (Beugung des Handgelenkes) | | Trauma Geburtstrauma Skalenussyndrom (mit und ohne Halsrippe), kostoklavikuläres Syndrom, „Pancoast-Tumor" der Lungespitze, Infiltration durch Lymphome | u. U. mit Horner-Syndrom

manchmal Symptome von Seiten der A. subclavia

frühzeitig Schmerzen und Horner-Syndrom | Wurzelläsionen, periphere Ulnarisparese, myatrophische Lateralsklerose, Myopathien mit distaler Muskelatrophie (z. B. Dystrophia myotonica) Syringomyelie |

→

Fortsetzung Tabelle 5.**2.15**

Nerv	Betroffene Muskeln	Sensibilitätsausfall
N. thoracicus longus C 5 – C 7	M. serratus anterior	
N. axillaris C 5 – C 7	M. deltoideus	
	M. teres minor	
N. musculocutaneus C 5 – C 7	M. coracobrachialis	
	M. biceps brachii	
	M. brachialis (teilweise vom N. radialis versorgt)	
N. radialis C 5 – Th 1	Mm. triceps brachii und anconaeus	
	M. brachioradialis	
	M. brachialis (mit N. musculocutaneus)	
	M. extensores carpi radialis brevis et longus	
	M. supinator	
	M. extensor digitorum	
	M. extensor carpi ulnaris	
	M. extensor digiti minimi	
	M. abductor pollicis longus	
	M. extensor pollicis longus	
	M. extensor pollicis brevis	
	M. extensor indicis	

1 N. axillaris
2 N. cutaneus antebrachii lateralis (aus dem N. musculocutaneus)
3 R. superficialis n. radialis

→

Fortsetzung Tabelle 5.**2.15**

Funktion	Besondere Tests	Ätiologie	Bemerkungen	Differentialdiagnose
Skapula nach lateral und ventral ziehend, Spitze rotierend	Anstemmen des ausgestreckten Armes gegen Wand (Scapula alata wird manifest)	operative Eingriffe in Axilla, Heben schwerer Lasten, Drucklähmungen (Rucksack), „entzündlich-allergisch"	Teil einer neuralgischen Schulteramyotrophie	Scapula alata bei (Schultergürtelform) der progressiven Muskeldystrophie
Abduktion im Schultergelenk / Außenrotation im Schultergelenk	Seitwärtshochheben des Armes über 15°	Trauma (oft mit Schulterluxation)		Muskeldystrophie
vor allem Haltemuskeln des Schultergelenkes (Flexion und Adduktion des Oberarmes)				Abriss der Rotatorenhaube
Flexion Ober- u. Vorderarm, Supination des Vorderarmes / Flexion Oberarm	Beugen des Ellenbogens bei supiniertem Vorderarm	traumatisch / selten isoliert ohne Trauma		Abriss der langen Bizepssehne
Strecken im Ellenbogen				
Flexion des Ellenbogens	in Mittelstellung zwischen Pro- und Supination			
Flexion des Ellenbogens				
Strecken (und Radialabduktion) im Handgelenk	mit gebeugten Fingergelenken	Oberarmfraktur	M. triceps ausgespart	
Supination des Vorderarmes und der Hand	bei gestrecktem Ellenbogen	Druckparese am Oberarm	spontane Erholung	
Extension der Fingergrundgelenke	Finger in Interphalangealgelenken gebeugt	„Bleineuritis"	oft rein motorisch	
Strecken (und Ulnarabduktion) des Handgelenkes	Finger gebeugt	isolierte Parese des R. profundus auf Höhe des M. supinator		
Kleinfingerstrecker				
Abduktion Grundphalanx I		Druckläsion des sensiblen Endastes am Daumen (Cheiralgia paraesthetica)		
Extension der distalen Daumenphalanx				
Extension der proximalen Daumenphalanx	distale Phalanx gebeugt			
Extension des Zeigefingers	andere Finger gebeugt			

→

Fortsetzung Tabelle 5.**2.15**

Nerv	Betroffene Muskeln	Sensibilitätsausfall
N. medianus C 5–Th 1	Mm. pronator teres et quadratus M. flexor carpi radialis M. palmaris longus M. flexor digitorum superficialis M. flexor digitorum profundus (II–III) M. flexor pollicis longus M. flexor pollicis brevis (Caput superficiale) M. abductor pollicis brevis M. opponens pollicis Mm. lumbricales I–II	
N. ulnaris C 8–Th 1	M. flexor carpi ulnaris M. flexor digitorum profundus (IV–V) M. palmaris brevis M. abductor digiti minimi M. opponens digiti minimi M. flexor digiti minimi brevis Mm. lumbricales III–IV Mm. interossei M. adductor pollicis M. flexor pollicis brevis (Caput profundum)	

$\rightarrow$

Fortsetzung Tabelle 5.**2.15**

Funktion	Besondere Tests	Ätiologie	Bemerkungen	Differentialdiagnose
Pronation des Vorderarmes				
Volarflexion des Handgelenkes und Radialabduktion		traumatisch, z. B. suprakondyläre Humerusfraktur	Schwurhand bei proximaler Parese	
reine Volarflexion des Handgelenkes				
Beugung der Mittelphalanx der Finger	Abspreizen des Daumens beim Ergreifen eines Gegenstandes ("Flaschenzeichen")	Druckparese am Oberarm	gute Prognose	
Beugung des Endgliedes von II und III		bei Processus supracondylaris humeri		Volkmann-Kontraktur
Beugung der distalen Daumenphalanx				
Beugung der Grundphalanx des Daumens		Schnittverletzung am Handgelenk	Beschwerdebild einer Brachialgia paraesthetica nocturna	(untere) Plexusläsionen
Abduktion des Metakarpale I		Karpaltunnelsyndrom		myatrophische Lateralsklerose
Rotation des Daumens	Berühren der Basis des Digitus V mit volarer Daumenkuppe	(professionelle) Druckparesen an der Handwurzel	oft rein motorisch	
Flexion im Grundgelenk, Extension der Interphalangealgelenke II und III				
Volarflexion und Ulnarabduktion Handgelenk	Abspreizen des Kleinfingers (Sehne tritt hervor)			
Flexion der Fingerendglieder IV und V				
"Hautmuskel" am Kleinfingerballen	grübchenförmiges Einziehen der Haut am Hypothenar beim Abspreizen des Digitus V	Druckläsionen am Ellenbogen	professionell, Bettlägerigkeit	
Abduktion des Kleinfingers		Luxation des Nervs am Ellenbogen	mit oder ohne zusätzliches Trauma, Beidseitigkeit!	Wurzelläsionen C 8
Opposition des Kleinfingers		traumatisch bei Ellenbogenfrakturen	bes. Epicondylus medialis	untere Plexusparese
Flexion des Kleinfingers im Grundgelenk		Spätparesen nach alter Ellenbogenfraktur	bes. lateraler Teil Condylus radialis	Epicondylitis medialis
Flexion im Grundgelenk und Extension der Interphalangealgelenke der Finger IV und V		Paresen bei Arthrosen und Chondromatosen des Ellenbogengelenkes	manchmal beidseitig	Muskeldystrophie mit distalen Atrophien
Ad- und Abduktion derselben	Lateralbewegung des Mittelfingers	Drucklähmungen an der Handwurzel	meist rein motorisch	(Dupuytren-Kontraktur)
Adduktion des Daumens	Froment-Zeichen	abnorm häufiges Beugen und Strecken des Ellenbogens	z. B. beim Stanzen und bei Arbeit an Bohrmaschinen	myatrophische Lateralsklerose
Flexion des Daumengrundgelenkes				

5.3 Läsionen der Rumpfnerven

5.3.1 Aufbau und Funktion der Rumpfnerven

Anatomie

Die ventralen Äste der im Thorakalbereich gelegenen Spinalnerven breiten sich als Nn. intercostales I-XI und als N. subcostalis in der Brust- und Bauchwand aus. Auf ihrem ganzen Verlauf folgen sie dem kaudalen Rand der Rippen. Die begleitende V. intercostalis liegt direkt am Periost im Sulcus costae, dann folgen nach kaudal die Arterie und der Nerv.

Äste der Interkostalnerven ziehen zu den Wirbel-Rippen-Gelenken, zur Pleura parietalis und zur Interkostalmuskulatur. Rr. cutanei laterales gelangen in der seitlichen Rumpfwand unter die Haut und teilen sich in einen vorderen und einen hinteren Ast. An der Innenseite der Thoraxwand innervieren die Interkostalnerven sensibel die Pleura costalis.

Die unteren sechs Nn. intercostales treten zwischen den Ursprungszacken des Zwerchfelles und denjenigen des M. transversus abdominis in die Bauchwand über.

Besondere Verhältnisse zeigen der 1. und 2. Interkostalnerv sowie der N. subcostalis. Nach dem Austritt aus dem Foramen intervertebrale gibt der R. ventralis des 1. Thorakalnervs einen kräftigen Ast an den Plexus brachialis ab, der schräg ansteigend den Hals der 1. Rippe überquert. Ein kräftiger R. communicans albus führt dem Ganglion stellatum (cervicothoracicum) präganglionäre Fasern zu. Der dünne N. intercostalis I folgt dem Unterrand der 1. Rippe, ein R. cutaneus lateralis fehlt. Der 2. Interkostalnerv gibt ziemlich weit dorsal einen R. cutaneus lateralis ab, der als N. intercostobrachialis in die Subkutanschicht der Achselhöhle zieht und häufig mit dem N. cutaneus brachii medialis anastomosiert. Sein sensibles Areal umfasst einen Teil der lateralen Thoraxwand, einen Teil der Achselhöhle und ein angrenzendes Feld in der medialen Oberarmhaut (s. Abb. 5.**3.3**).

Die von den Interkostalnerven versorgten Dermatome stimmen mit der Lage der Interkostalräume nicht überein. Sie sind ganz beträchtlich nach kaudal verschoben, sodass z. B. das Dermatom Th 12 dorsal etwa in Höhe des Dornfortsatzes L 5, lateral kaudal von der Crista iliaca und ventral oberhalb der Symphyse gelegen ist.

Hinsichtlich der Funktion der Interkostalmuskeln muss erwähnt werden, dass diese in erster Linie die Interkostalräume verspannen. Erst bei forcierter Atmung greifen die Mm. intercostales externi als Rippenheber, die Interni als Rippensenker in die Thoraxbewegung ein. Die Bauchmuskulatur liefert einen bedeutenden Beitrag für die Stabilisierung des Rumpfes in der Körpermitte, die Stellung des Beckens und das Tragen der Eingeweide. Sie greift in vielfältiger Weise ins Bewegungsspiel des Rumpfes ein.

Im Bereich der Rumpfnerven ist die primäre metamere Gliederung weit weniger modifiziert als im Bereich der Extremitäten. Größere Plexusbildungen kommen nicht vor, und die peripheren Verlaufsstrecken weichen von der primären metameren Ordnung der Spinalnervenmuskeln nicht nennenswert ab. Dies führt zu großen Überschneidungen des klinischen Bildes bei Läsionen der Wurzeln Th 10 – Th 12 und bei distaler gelegenen Schädigungen. Deswegen werden sie hier zusammen diskutiert.

5.3.2 Beschwerden und Befunde

Sensible Reizerscheinungen. Klinisch führend sind zumeist Schmerzen und Parästhesien, die bei Läsion eines Thorakalnerven gürtelförmig angeordnet sind, die Breite des Dermatomrandes aber überschreiten können (s. Abb. 4.**3**). Bei Läsion des R. dorsalis oder des R. ventralis sind die Reizerscheinungen auf die entsprechenden Anteile des Dermatoms begrenzt. Sind sensible Endaufzweigungen betroffen, beschränken sich die Schmerzen und Parästhesien auf einen eng umgrenzten Bezirk. Lokalisatorisch entscheidend kann die Provokation der Schmerzen am Ort der Läsion sein (Triggerpunkt).

Sensibilitätsstörungen. Meist werden bei der Untersuchung nur geringe Sensibilitätsstörungen angegeben wie z. B. eine Dysästhesie oder Hypalgesie. Deren räumliche Anordnung erlaubt Rückschlüsse auf den Läsionsort. So zeigt ein frei bleibendes Areal des dorsalen Astes an, dass die Läsion distal von dessen Abzweigung gelegen ist.

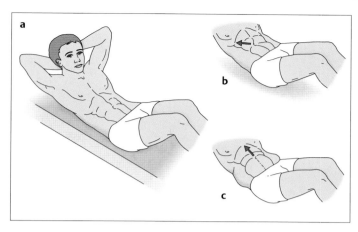

Abb. 5.**3.1a – c** Funktionsprüfung der Bauchdecken beim Aufrichten aus Rückenlage.

a normale Innervation, wobei der Nabel unverändert in der Mittellinie bleibt.

b Bei einer linksseitigen Parese der Bauchwandmuskulatur wandert der Nabel nach rechts.

c Bei beidseitiger Parese der caudalen Bauchwandmuskeln wandert der Nabel nach kranial.

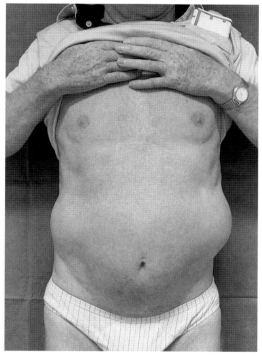

Abb. 5.**3.2** Linksbetonte Bauchwandparese bei Neuroborreliose mit ausschließlichem Betroffensein der unteren thorakalen Nervenwurzeln.

Motorik. Motorische Ausfälle sind bei Läsionen einzelner Rumpfnerven meist wenig eindrucksvoll. In der Abb. 5.**3.1** ist dargestellt, wie man die Kraft der Bauchwandmuskeln testen kann. Lähmungen der Interkostalmuskeln oder der autochthonen Rü-

ckenmuskulatur sind nur elektromyographisch zu erfassen. Klinisch erkennbare Lähmungen der Bauchwandmuskulatur werden im Allgemeinen erst bei Läsion von zwei oder mehr benachbarten Rumpfnerven deutlich (Abb. 5.**3.2**). Sie äußern sich in einer umschriebenen Vorwölbung der seitlichen Bauchwand, die v. a. bei Betätigung der Bauchpresse, z. B. beim Husten oder bei Anhebung der Beine in Rückenlage, sichtbar werden. Bei entsprechender Höhe der Lähmung ist der Bauchnabel bei Anspannung zur gesunden Seite gezogen.

Reflexanomalien. Eine Läsion der Nn. intercostales 7–12 führt zu einem Verlust des segmententsprechenden Bauchhautreflexes.

Neurophysiologische Untersuchung. Durch elektromyographische Untersuchung kann eine neurogene Läsion in Muskeln erfasst werden, die klinisch nicht beurteilt werden kann (Mm. intercostales, paraspinale Muskulatur).

5.3.3 Ursachen

Bandscheibenvorfall. Der thorakale Bandscheibenvorfall wurde unter den Wurzelläsionen besprochen.

Trauma. Unmittelbar traumatische Läsionen der Rumpfnerven sind selten. Stichverletzungen und Rippenfrakturen können die Interkostalnerven unmittelbar oder sekundär durch überschießende Kallusbildung schädigen. Hartnäckige Schmerzen als Folge einer Verletzung von Interkostalnerven treten oft erst nach einer Latenz von mehreren Wochen nach operativen Eingriffen im Bereich des Thorax auf. Nach Brustkrebsoperationen können grundsätzlich behandelbare Neurome der Interkostalnerven hartnäckige Schmerzen verursachen. Nach abdominalchirurgischen oder urologischen Eingriffen und sogar nach einer laparoskopischen Cholezystektomie können neben Schmerzen gelegentlich auch Bauchwandlähmungen entstehen (s. Abb. 5.**5.2**).

Entzündungen. Wurzelschädigungen können infolge Herpes zoster und Borreliose entstehen (s. Abb. 5.**3.2**). Rumpfnerven können nicht selten durch entzündliche Prozesse in der Nachbarschaft zu Schaden kommen.

Tumoren. Eine Läsion von Interkostalnerven mit hartnäckigen Schmerzen kann als Folge infiltrierend wachsender Malignome auftreten.

Diabetische thorako-abdominale (trunkale) Neuropathie. Meist sind Patienten mit langjährigem Diabetes vom Typ I oder II betroffen. Die Patienten klagen i. d. R. über heftige Schmerzen und unangenehme Parästhesien in mehr oder weniger großen Bezirken einer Brust- oder Bauchwand. Manchmal liegt eine Überempfindlichkeit gegen Berührungsreize nach Art einer Allodynie vor. Bei der Minderzahl der Betroffenen tritt eine Bauchwandlähmung ein. Bei der klinischen Untersuchung sind oft Zeichen einer distalen symmetrischen Polyneuropathie nachweisbar.

5.3.4 Besondere Krankheitsbilder

Läsionen des N. intercostobrachialis

Diese kommen v. a. bei der operativen Ausräumung von Lymphknoten in der Achselhöhle bei Patienten mit Mammakarzinom oder bei der Operation eines Thoracic outlet-Syndroms vor. Es entstehen unterschiedlich angeordnete sensible Ausfälle in der Achselhöhle und in angrenzenden Teilen der Thoraxwand und des Oberarmes (Abb. 5.**3.3**).

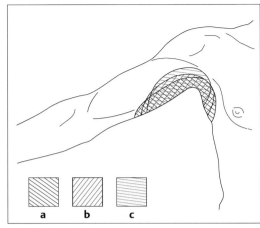

Abb. 5.**3.3**   Unterschiedlich ausgedehnte Sensibilitätsausfälle bei Läsion des N. intercostobrachialis.

M.-rectus-abdominis-Syndrom (Neuropathie der Rr. cutanei mediales der Interkostalnerven)

Die 6 kaudalen Interkostalnerven senden einen ihrer sensiblen Endäste, den R. cutaneus medialis, durch die Faszien des M. rectus abdominis, den sie auch motorisch innervieren, an die Hautoberfläche der paramedianen Bauchwand. Innerhalb dieser Passage kann es zu einer mechanischen Läsion kommen. Die Patienten klagen über brennende Schmerzen in der paramedianen Bauchdecke, die durch Anspannung des Muskels verstärkt werden. Diagnostisch wegweisend sind eine lokale Druckdolenz, mitunter eng umschriebene Sensibilitätsstörungen, im EMG Denervationszeichen sowie eine Schmerzfreiheit nach Injektion eines Lokalanästhetikum. Auch eine Rhabdomylyse der Rectus-muskultur wird übrigens als Musculus rectus abdominis syndrom bezeichnet (s. u.).

Mechanische Neuropathie der Rr. dorsales (Notalgia paraesthetica)

Die Rr. dorsales der Spinalnerven können z. B. durch degenerative Veränderungen in der Nähe der kleinen Wirbelgelenke, aufgrund von Kompression durch Fettgewebshernien oder auch durch Lipome und Traumen geschädigt werden. Betroffen sind vornehmlich die Rr. dorsales Th 2–6. Die Patienten klagen über fleckförmig begrenzte Schmerzen paramedian in Höhe des Schulterblatts. Die Schmerzen werden durch Husten oder Niesen verstärkt. Gelegentlich lässt sich ein kleiner Sensibilitätsausfall am Rücken paramedian nachweisen (Abb. 5.**3.4**). Schmerzfreiheit nach Infiltration des dolenten Punktes durch ein Anästhestikum bestätigt die Diagnose und bewirkt in vielen Fällen eine anhaltende Beschwerdefreiheit. Bei anderen Patienten ist eine operative Neurolyse erforderlich.

Läsionen der Rr. cutanei laterales äußern sich in ähnlicher Weise in umschriebenen Schmerzen in der seitlichen Thoraxwand. Diagnostisch entscheidend ist ihr Verschwinden nach Lokalanästhesie.

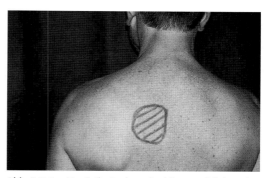

Abb. 5.**3.4**   Hypästhetischer Bezirk am Rücken bei Notalgia paraesthetica.

Head-Zonen

Bei der differentialdiagnostischen Beurteilung von Schmerzzuständen im Bereich des Rumpfes muss besonders an den *referred pain* bei Viszeralerkrankungen, also an die Head-Zonen, gedacht werden. Der akute Viszeralschmerz wird über viszerosensible Nervenfasern zu den Hinterhornzellen des Rückenmarks geleitet. Er konvergiert hier mit Schmerzimpulsen, die von der Rumpfwand her zu den gleichen Rückenmarkszellen gelangen. Reizverschmelzungen führen zu Fehlprojektionen der Organschmerzen in die Strukturen der Rumpfwand, v.a. in die Haut (Headsche hyperalgetische Zonen) und in die Muskulatur (Mackenzie-Maximalpunkte). Tab. 5.**3.1** gibt diese topographischen Beziehungen wieder.

Tabelle 5.**3.1**   Segmentbezug innerer Organe (nach Hansen und Schliack 1962)

Herz, Perikard	(C 3–C 4) C 8–Th 8 li (re)
Aorta descendens,	
Aortenbogen	C 3–C 4, Th 1–Th 3 re/li
Lunge, Pleura	Th 3–Th 10
Oesophagus	Th 1–Th 8
Magen	Th 5–Th 9 li
Duodenum	Th 6–Th 10 re
Pankreas	Th 7–Th 9 li
Dickdarm	Th 11–Th 12
Leber, Gallenblase	Th 6–Th 10 re
Milz	Th 7–Th 10 li
Zäkum, Appendix	Th 9–Th 11 re
Niere	Th 9–L 2
Harnblase	
(Schleimh. & Hals)	S 3–S 4
Prostata	S 1–S 2, Th 10–Th 12
Adnexe	Th 11–L 1
Uterus (Muttermund)	S 2–S 4

5.4 Läsionen des Plexus lumbosacralis

5.4.1 Bau und Funktion

Anatomie

Im Plexus lumbosacralis findet in gleicher Weise wie im Armplexus eine Umgruppierung der Axone aus den Wurzeln (Th 12) L 1 – S 3 (S 4) auf die peripheren Nerven des Hüftgürtels und der unteren Extremitäten statt. Im Plexus lumbosacralis (Abb. 5.**4.**1) werden die ventralen Äste der Lumbal- und Sakralnerven zusammengefasst unter Beteiligung des N. subcostalis und des N. coccygeus. Der Aufbau des lang gestreckten Plexus ist charakterisiert durch die Ausbildung von Schlingen, die die benachbarten Spinalnerven verbinden. Diese Schlingen haben die gleiche Bezeichnung wie der kaudale der beiden miteinander verbundenen Nerven. Die erste Schlinge (Ansa lumbalis I) z. B. verbindet Th 12 mit L 1. Mit Rücksicht auf die Versorgungsgebiete und die topographische Lage der einzelnen Abschnitte wird der Plexus lumbosacralis weiter unterteilt. Der Plexus lumbalis reicht von (Th 12) L 1 bis L 4. Der R. ventralis L 4 ist mit L 5 durch eine Nervenschlinge (N. furcalis) verbunden, die den Truncus lumbosacralis formiert, der auf der Pars lateralis des Kreuzbeines in das kleine Becken übertritt und sich mit den Sakralnerven zum Plexus sacralis verbindet. Es empfiehlt sich, den Plexus sacralis weiter in den Plexus ischiadicus und den Plexus pudendus aufzugliedern, obwohl sich diese beiden in mehreren Segmenten überschneiden. Der Plexus ischiadicus versorgt Beckengürtel und untere Extremität und stammt aus L 4 – S 3. Der Plexus pudendus (S 2 – S 4) innerviert Haut und Muskulatur im Bereich des Beckenbodens, des Dammes und der äußeren Genitalorgane und führt außerdem Fasern

Abb. 5.**4.**1   Der Plexus lumbosacralis.
  1 N. iliohypogastricus L 1 (Th 12)
     Bauchmuskeln, unterer Teil
  2 N. ilioinguinalis L 1
     Bauchmuskeln, unterer Teil
  3 R. iliacus
  4 (N. femoralis, s. u. 10)
     Ast zum M. psoas
  5 Ast zum M. iliacus
  6 N. genitofemoralis L 1, 2
     R. genitalis L 2
     Kutaner Ast L 1
     (R. femoralis)
  6a N. cutaneus femoris posterior S 1 – S 3
  7 N. glutaeus sup. L 4 – S 1
     M. glutaeus med.
     M. glutaeus min.
     M. tensor fasciae latae
  8 N. glutaeus inf. L 5 – S 2
     M. glutaeus max.
  9 N. ischiadicus L 4 – S 3
     N. peroneus communis L 4 – S 2
     N. tibialis L 4 – S 3
 10 N. femoralis L 1–4
     M. psoas L 1–3
     M. iliacus L 1–3
 11 M. pectineus L 2–4
 12 M. sartorius L 2–3
 13 M. quadriceps L 2–4
 14 N. saphenus L 2–4
 15 N. peroneus communis L 4 – S 2
     M. biceps (Caput brev.) L 5 – S 2
     M. peroneus long. L 5 – S 2

     M. peroneus brev. S 1
     M. tibialis ant. L 4–5
     M. extens dig. long. L 4 – S 1
     M. extens. hall. long. L 4–5
 16 N. cutaneus femoris lat. L 2–3
 17 Nn. anococcygei
 18 M. coccygeus
 19 M. levator ani
 20 N. pudendus S 1–4
 21 N. obturatorius L 2–4
 22 R. ant./M. add. brev. L 2–4
     R. ant./Mm. add. lg./gracilis
 23 R. post./Mm. add. min./magn. L 3–4
 24 N. tibialis L 4 – S 3
 25 Caput comm. der Beuger
     M. semitend, S 1, 2
 26 M. add. magn. L 4–5
     M. semimembr. L 4 – S 1
 27 Caput long. M. bicipitis
     M. gastrocnem. S 1, 2
     M. popliteus L 4 – S 1
     M. soleus L 5 – S 2
     M. flexor digit. long. L 5 – S 1
     M. tibialis post. L 5 – S 1
     M. flex. hall. long. L 5 – S 2
     Mm. plant. ped. Abduktoren
     Adduktoren, Interossei
     Lumbricales usw. L 5 – S 2
 28 Plexus lumbalis
 29 Plexus sacralis
 30 „Plexus pudendus"
 31 Plexus coccygeus

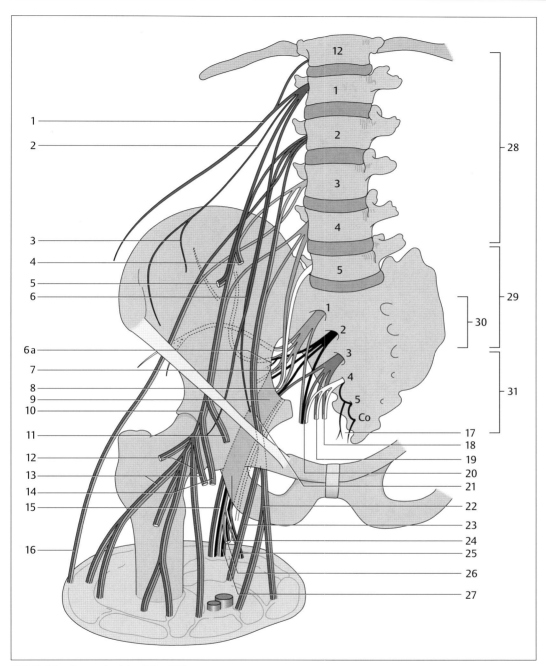

Abb. 5.**4.1**   (Legende siehe Seite 156)

des sakralen Parasympathikus an die Beckeneingeweide.

Die ventralen Äste von (Th 12) L 1 – L 4, die den Plexus lumbalis bilden, liegen nach dem Verlassen der Intervertebralkanäle versteckt im M. psoas. Dieser wird durch den Plexus lumbalis in eine tiefe an den Querfortsätzen entspringende Portion und in die oberflächlichere Hauptmasse unterteilt. Der M. psoas major entspringt mit charakteristischen Sehnenbögen in der Gegend der Zwischenwirbelscheiben des 1. bis 4. Lendenwirbels. Unter den Sehnenarkaden treten Rr. communicantes aus dem ventral der Spinalwurzeln gelegenen sympathischen Grenzstrang mit dem Plexus in Verbindung. Präganglionäre Fasern sind nur in den Rr. communicantes von L 1 und L 2 vorhanden, alle übrigen sind postganglionäre Rr. communicantes grisei. Variationen kommen v. a. im Sinne einer Kranial- oder Kaudalverschiebung des ganzen Plexus lumbosacralis vor. Analog zum Armgeflecht spricht man auch hier von einem präfixierten bzw. postfixierten Typus. Es kommen beachtliche Variationen des Plexus lumbalis vor.

Als Äste des Plexus lumbalis sind zunächst kurze Rr. musculares für die Mm. intertransversarii, den M. quadratus lumborum und die Mm. psoas major und minor bestimmt. Die größeren Äste treten an verschiedenen Stellen aus dem M. psoas. Lateral vom Psoas kommen der N. iliohypogastricus, der N. ilioinguinalis, der N. cutaneus femoris lateralis und der N. femoralis zum Vorschein. Der N. genitofemoralis durchbohrt den Psoas und gelangt so auf seine ventrale Fläche. Am medialen Rand des Muskels verläuft der N. obturatorius.

Als Unterabschnitt des Plexus sacralis entsteht der Plexus ischiadicus aus dem Truncus lumbosacralis, dem mächtigen ventralen Ast des 1. Sakralnervs und aus Teilen der ventralen Äste von S 2 und S 3. Auf der Vorderfläche des M. piriformis vereinigen sich die Stämme des Plexus zu einer dreieckförmigen Platte, deren Spitze im Foramen infrapiriforme liegt. Der Plexus sacralis wird bedeckt von der Fascia pelvis parietalis, die eine Grenzschicht gegenüber dem die Beckeneingeweide umgebenden Bindegewebe darstellt.

Medial von der Austrittstelle der Sakralnerven aus den Foramina sacralia liegt der sakrale Anteil des Truncus sympathicus. Er steht durch Rr. communicantes mit dem Plexus in Verbindung. Vom vegetativen Plexus hypogastricus inferior (Plexus pelvinus) ist der Plexus sacralis durch die Äste der A. iliaca interna getrennt. Vom Plexus sacralis ziehen zahlreiche parasympathische Nn. splanchnici pelvici (Nn. erigentes) in den vegetativen Plexus ein. Die arterielle Versorgung des Plexus erfolgt über Äste der A. glutea superior und A. pudenda interna.

Der Plexus ischiadicus kann schematisch in einen ventralen und einen dorsalen Anteil gegliedert werden. Beide führen Fasern aus sämtlichen am Plexus beteiligten Spinalnerven (L 4 – S 3). Aus dem ventralen Anteil geht der N. tibialis, aus dem dorsalen der N. fibularis (peroneus) communis hervor. Gelegentlich sind diese beiden Nerven schon beim Verlassen des kleinen Beckens geteilt. Der N. fibularis (peroneus) communis durchbohrt in diesem Falle fast immer den M. piriformis. Kurze Rr. musculares des Plexus ischiadicus versorgen den M. piriformis, die Mm. gemelli und den M. quadratus femoris. Einen etwas längeren Verlauf beschreibt der Ast für den M. obturatorius internus. Dieser verlässt das Becken im Foramen infrapiriforme, biegt mit dem N. pudendus um die Spina ischiadica herum und gelangt durch das Foramen ischiadicum minus an die mediale Fläche des Muskels.

Der Plexus pudendus bezieht seine Fasern aus den ventralen Ästen von S 2, S 3 und S 4. Außer sympathischen Fasern, die er über Rr. communicantes vom sakralen Anteil des Grenzstranges erhält, führt er auch parasympathische Anteile. Diese verlassen das Rückenmark in den ventralen Wurzeln der 2. bis 4. Sakralnerven. Sie sind für die Innervation der Beckeneingeweide bestimmt. Kurze Äste aus dem Plexus pudendus innervieren den M. levator ani und den M. coccygeus. Hauptsächlich geht aus dem Plexus der N. pudendus hervor, der nach dem Austritt aus dem Foramen infrapiriforme um die Spina ischiadica herum ins Foramen ischiadicum minus einbiegt und von dort aus in der seitlichen Wand der Fossa ischioanalis ventralwärts zieht. Der Nerv und die ihn begleitenden Blutgefäße sind in einer Duplikatur der Fascia obturatoria interna (Alcock-Kanal) eingebaut. Die einzelnen Äste des N. pudendus verlassen den Alcock-Kanal an verschiedenen Stellen. Die Nn. rectales inferiores ziehen durch das Fettgewebe in der Fossa ischioanalis zum M. sphincter ani externus und zur Haut der Analregion. Die Nn. perineales und scrotales bzw. labiales posteriores innervieren die Haut der Dammgegend und des Skrotums bzw. der Labia majora. Rr. musculares der Nn. perineales durchbohren die Fascia perinei superficialis und innervieren die Mm. transversus perinei superficialis, ischiocavernosus und bulbospongiosus. Der N. dorsalis penis bzw. clitoridis läuft als einziger Ast des N. pudendus durch die Pars interdiaphragmatica der Fossa ischioanalis. Rr. musculares durchstoßen dabei die Fascia inferior diaphragmatis urogenitalis, um den M. transversus perinei profundus und den M. sphincter urethrae externus zu innervieren. Der sensible Endast verläuft entlang dem unteren Schambeinast bis zum Lig. arcuatum pubis und von dort zum Dorsum penis bzw. clitoridis.

Vom Plexus pudendus aus wird außer den genannten Muskeln v. a. die Haut der Anal-, Genital- und Gesäßregion innerviert. Die Dermatome der zum Plexus gehörenden Spinalnerven sind durch eine Hiatuslinie gegen die lumbalen Segmente abgegrenzt, insbesondere dorsal über dem Kreuzbein, wo das Dermatom S 3 mit demjenigen des 2. Lumbalnervs in Kontakt tritt.

5.4.2 Typen der Beinplexusläsionen

Läsionen des Plexus lumbalis. Dieser leitet sich aus den Wurzeln L 1 bis L 4, manchmal noch aus einer Portion der Wurzel Th 12 ab und liegt im M. psoas eingebettet. Bei Läsionen werden einige sensible Äste zum Beckengürtel und zum Oberschenkel betroffen. Es kommt v. a. zu einer motorischen Lähmung der Hüftbeuger, der Kniestrecker sowie der Außenrotatoren und Adduktoren des Oberschenkels.

Läsionen des Plexus sacralis. Dieser wird aus den Wurzeln L 5 bis S 3 gebildet. Zu Läsionen kommt es bei Prozessen im kleinen Becken und in der Präsakralregion. Die Sensibilität ist v. a. an der Oberschenkelrückseite und am ganzen Unterschenkel und Fuß betroffen. Es kommt zu einer motorischen Lähmung der Hüftstrecker und -abduktoren, der Kniebeuger und aller Muskeln des Unterschenkels und des Fußes (Abb. 5.**4.2**).

Läsionen des Plexus pudendus. Der Plexus pudendus liegt auf dem Beckenboden und wird vom 1. bis 4. Sakralnerv aufgebaut, wobei er über Rami communicantes mit dem sakralen Teil des Grenzstranges verbunden ist. Der Plexus pudendus versorgt die quergestreifte Muskulatur des Beckenbodens, den M. sphincter ani externus, die Mm. bulbo- und ischiocavernosus sowie mit afferenten und autonomen Fasern das äußere Genitale. Der größte Nervenast des Geflechtes ist der N. pudendus, der das Becken durch das Foramen infrapiriforme verlässt. Bei einseitigen Läsionen sind sensible Reiz- und Ausfallserscheinungen im Anogenitalbereich die führende Symptomatik. Bei doppelseitigen Ausfällen kommt ein Verlust der willkürlichen Harn- und Stuhlkontinenz sowie der über Pudendusafferenzen laufenden reflektorischen Erektion von Penis bzw. Clitoris hinzu.

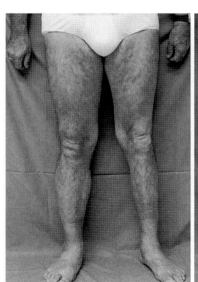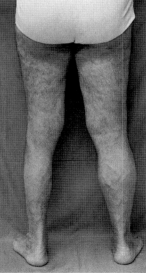

Abb. 5.**4.2** Beinplexusparese links mit leichtem Betroffensein der lumbalen Anteile (geringe Quadrizepsatrophie) und ausgeprägter Lähmung der vom Plexus sacralis versorgten Muskeln (Gesäß-, ischiokrurale, Unterschenkel- und Fußmuskulatur).

Läsionen des lumbalen Sympathikusgrenzstranges. Bei vielen retroperitonealen, paraaortalen Tumorinvasionen kann dieser Anteil des Sympathikus außer Funktion gesetzt werden. Alle zerebrospinalneurologischen Funktionen wie Motorik, Sensibilität und Reflexe können dabei intakt bleiben. Dennoch zeigen diffuse Beinschmerzen die nervale Irritation an. Man findet in solchen Fällen z. B. bei gynäkologischen Karzinomen, Rektum-, Blasen- und Prostatakarzinomen sowie Seminomen und Lymphogranulomatosen eine eindrucksvolle Temperaturerhöhung im betroffenen Fuß sowie eine totale Anhidrose der Fußsohle ohne jegliche Sensibilitätsstörungen.

Postproktektomiesyndrom. Dieses findet sich besonders nach Rektumamputation wegen eines Malignoms. Es beginnt 6 bis 10 Monate nach dem Eingriff zunächst mit einer dumpfen Schmerzempfindung in der Steißbein-Kreuzbein-Gegend. Diese dehnt sich allmählich im Verlauf von Wochen oder Monaten nach kranial bis in die Lendengegend aus, ergreift dann den ganzen Beckengürtel und kann bei Männern krisenartig in den Penis ausstrahlen. Es treten Miktionsbeschwerden hinzu sowie ischialgische Schmerzen. Die gestörte sympathische Innervation führt zu den oben beschriebenen Schweißsekretionsstörungen der Fußsohle. Dem Krankheitsbild liegt teilweise eine lymphogene Metastasierung des Malignoms zugrunde.

5.4.3 Ursachen von Beinplexusläsionen

Die entzündlich-allergischen Formen betreffen wesentlich häufiger den Armplexus, während umgekehrt eine diabetische Stoffwechselstörung ausschließlich zur Schädigung des Beinplexus führt.

Traumatische Beinplexusläsionen sind trotz der geschützten Lage des Beinplexus im Becken keineswegs selten. Traumatische Beinplexuslähmungen sind i. d. R. mit Beckenfrakturen vergesellschaftet. Bei Sprengung des Sakroiliakalgelenks mit kranieller Dislokation ist besonders der Truncus lumbosacralis aus L 4 und L 5 gefährdet.

Aufgrund der engen räumlichen Beziehungen ist es naheliegend, dass Sakrumfrakturen am häufigsten mit dieser Komplikation einhergehen (Abb. 5.**4.3**).

Die Behandlung der traumatischen Beinplexusparesen ist i. d. R. konservativ. Ein operatives Vorge-

hen ist nur zu erwägen, wenn eine Kompression durch dislozierte Knochenfragmente bzw. eine Einblutung vorliegt.

Eingriffe im Bereich des Hüftgelenks, besonders der totale Hüftgelenkersatz, sind die häufigste Ursache operativer Beinplexuslähmungen. Das klinische Bild ist vielfach durch ein Überwiegen der motorischen Ausfallserscheinungen aufgrund größerer Vulnerabilität der motorischen Nervenfasern gegenüber Dehnung charakterisiert. Bei den traktionsbedingten Beinplexusparesen nach Hüftgelenksoperationen dominieren vielfach die Paresen der proximalen Muskelgruppen, besonders der Hüftbeuger und der Glutealmuskulatur. Die Häufigkeit klinisch relevanter Nervenläsionen im Zusammenhang mit einem Hüftgelenkersatz wird mit 0,6 bis 3,5 % bei primären Eingriffen, 2,9 bis 7,6 % bei Revisionsoperationen angegeben.

Wesentlich seltener sind Beinplexusläsionen bei geschlossener oder offener Reposition von traumatischen Hüftluxationen, Hüftgelenksarthrodesen, Umstellungsosteotomien am Schenkelhals und osteosynthetischer Versorgung von Azetabulum- und Schenkelhalsfrakturen. Hierbei ist i. d. R. der Plexus sacralis mit seinem Ischiadikusanteil stärker oder ausschließlich betroffen. Da die Blutversorgung des Plexus lumbosacralis bevorzugt über Äste der A. iliaca interna erfolgt, können Embolisationen maligner Tumoren im Becken- und Hüftbereich von einer ischämischen Beinplexusparese gefolgt sein (Abb. 5.**4.4**).

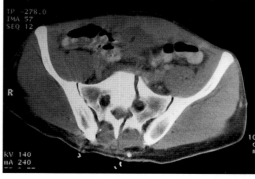

Abb. 5.**4.3**　Sakralplexusläsion bei Beckenringfraktur. Plexus sacralis Läsion li. bei paramedianer Sakrumlängsfraktur li. in Kombination mit einer vorderen und hinteren Beckenringfraktur.

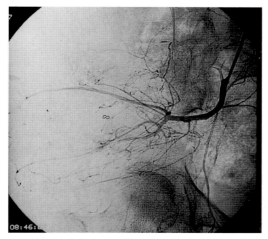 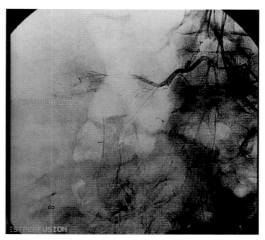

Abb. 5.**4.4**   Beinplexusläsion nach Embolisation eines Hämangioperizytoms mit Ausschaltung der lateralen Äste der A.iliaca interna (Arteriogramm li. vor-, re. nach erfolgter Embolisation) (Prof. Bohndorf, Direktor der Abt. für diagnostische Radiologie des Klinikum Augsburg).

Intrapelvine Prozesse

Tumoren. Eine durch Kompression oder Infiltration hervorgerufene tumoröse Beinplexusläsion kommt besonders bei kolorektalen primärenTumoren, weiterhin bei Uterus-, Prostata-, Ovarial-Karzinomen sowie bei vom unteren Nierenpol ausgehenden Malignomen vor. Bei der Endometriose zeigt sich eine zyklische Symptomatik mit Schmerzen und sensomotorischen Ausfällen. Die Tab. 5.**4.1** gibt einen Überblick über die kompressionsbedingten Beinplexusparesen.

Blutungen. Während Iliakushämatome lediglich eine Femoralislähmung zur Folge haben, führen Einblutungen unter die Psoasfaszie (s. Abb. 5.**5.12**) zu einer Plexus lumbalis Läsion. Diese Blutungen kommen besonders bei diversen Blutgerinnungsstörungen vor. Die Symptomatik ist durch Schmerzen in der Leiste mit Ausbreitung in die Innenseite des Beins, gefolgt von progredienten sensomotorischen Ausfallserscheinungen charakterisiert, wobei klinisch meist die Quadrizepsschwäche im Vordergrund steht.

Therapeutisch ist eine absolute Ruhigstellung des betroffenen Beins und eine rasche Normalisierung der Gerinnungsverhältnisse, evtl. auch ein Blutersatz angezeigt. Eine operative Entlastung führt zu keiner Verbesserung der meist ohnehin günstigen Prognose.

Aneurysmen. Große Aneurysmen der Aorta abdominalis, der A. iliaca communis oder iliaca externa sowie der A. hypogastrica können die jeweils benachbarten Beinplexusanteile durch Kompression in Mitleidenschaft ziehen.

Gravidität. Symptome einer Beinplexusläsion können gegen Ende einer Schwangerschaft oder während der Entbindung auftreten, wobei besonders der in den Plexus sacralis einlaufende Truncus lumbosacralis gefährdet ist. Es handelt sich hierbei um eine Druckschädigung durch den kindlichen Kopf im Bereich der Linea terminalis.

Initialsymptom einer Beinplexuskompression in der Gravidität durch die genannten Mechanismen ist meist ein in das Bein ausstrahlender Schmerz mit bevorzugter Lokalisation an der Außenseite und am Fußrücken, gefolgt von progredienten sensomotorischen Ausfallserscheinungen. Die Prognose ist i. d. R. gut. Eine Rückbildung der dominierenden Fußheberparese erfolgt innerhalb einiger Monate.

Strahlenspätsyndrome am Beinplexus

Radiogene Läsionen am Plexus lumbosacralis kommen nach einer Bestrahlung von Uterus-, Rektum-, Blasen- und Ovarial-Karzinomen, malignen Hodentumoren, M. Hodgkin und anderen infiltrierend wachsenden Tumoren im kleinen Becken vor.

Tumoren	Tumoren benachbarter Beckenorgane (Kompression und/oder Infiltration des Beinplexus durch Rektum-, Uterus-, Zervix-, Ovarial-, Prostata-, Hoden-, Nieren-, Nebennierenrindentumoren sowie osteogene Tumoren des Beckens)
	Metastasen extrapelviner Tumoren (maligne Lymphome, Mamma- und Lungenkarzinom, malignes Melanom)
Aneurysmen	Kompressions- (oder Ischämie-)Schäden des Beinplexus bei Aneurysma der Aorta abdominalis, der Aa. hypogastrica, iliaca communis und iliaca externa. (Pulsierender Tumor bei abdominaler bzw. rektaler Palpation)
Hämatome	Plexus lumbalis-Läsion bei Einblutung in die Psoasscheide im Zusammenhang mit Blutgerinnungsstörungen (besonders im Zusammenhang mit einer Antikoagulantientherapie)
	Postoperatives Hämatom (z. B. bei Hüftgelenks- und intrapelvinen Eingriffen)
	Aneurysmaruptur
Schwangerschaft und Entbindung	Kompressionsschäden des Plexus lumbosacralis bei einem Missverhältnis zwischen der Größe des mütterlichen Beckens und des kindlichen Kopfes, seltener bei Zangenentbindung

Tabelle 5.**4**.1   Kompressionssyndrome des Beinplexus

Das Intervall zwischen Abschluss der Bestrahlung und Auftreten der ersten Symptome ist sehr variabel und betrug im eigenen Patientengut zwischen 10 Monaten und 12 Jahren (m = 5,2 Jahre). Der Verlauf ist i. d. R. durch eine unterschiedlich rasche Progredienz der Ausfälle gekennzeichnet.

Differentialdiagnostisch muss in erster Linie eine Tumorinfiltration des lumbosakralen Nervengeflechts erwogen werden.

Idiopathische Beinplexusneuropathie (Beinplexusneuritis)

Die Beinplexusneuritis oder idiopathische Beinplexusneuropathie tritt wie die häufigere Armplexusneuritis in jedem Lebensalter auf. Die klinische Symptomatologie beginnt akut bis subakut mit heftigen Schmerzen. Nach einigen Tagen folgen Lähmungen. Die Schmerzen nehmen zwar ab, sind aber oft länger anhaltend als bei der neuralgischen Schulteramyotrophie und nehmen teilweise den Charakter der Allodynie an. Vorzugsweise ist der Plexus lumbalis betroffen mit Schmerzen an der Oberschenkelvorderseite, Paresen der Kniestrecker sowie der Beuger und Adduktoren im Hüftgelenk sowie einem Ausfall des Quadrizeps- und Adduktorenreflexes. Bei der selteneren Beteiligung des Plexus sacralis sind die Schmerzen an der Rückseite des Ober- und Unterschenkels lokalisiert, und die Paresen betreffen die Gesäß- und Unterschenkelmuskulatur. Parästhesien in den entsprechenden Hautarealen finden sich nur bei der Hälfte, Sensibilitätsstörungen nur bei 1/3 der Patienten.

Die Diagnose stützt sich auf den klinischen und/oder elektromyographischen Nachweis einer Beteiligung von Muskeln, die von mindestens 2 verschiedenen Beinnerven versorgt werden, wobei die EMG-Ableitung aus der paravertebralen Muskulatur i. d. R. keine Denervierungszeichen ergibt.

Therapeutisch sind meistens symptomatische Maßnahmen ausreichend mit initialer Schmerztherapie und anschließend krankengymnastischer Behandlung der Paresen, worunter meist eine spontane Rückbildung auftritt. Bei fehlender Besserung oder einem Rückfall wurden eindrucksvolle Besserungen unter einer hochdosierten intravenösen Immunglobulingabe beobachtet. Die Rückbildung der

Paresen kann Monate bis einige Jahre in Anspruch nehmen, wobei leichtere Restparesen bleiben können.

Heroin-assoziierte Beinplexusläsion

Bei Heroinabhängigen wurden neben Armplexus- auch Beinplexusneuritiden beobachtet. Die Symptome entwickeln sich typischerweise dann, wenn nach einer Abstinenzperiode erstmals wieder eine intravenöse Applikation von Heroin erfolgt. Die Symptomatik ist durch wochenlang persistierende brennende Schmerzen bevorzugt am Oberschenkel charakterisiert, während Paresen und Sensibilitätsstörungen eher zurücktreten.

Vaskulitis

Eine Vaskulitis im Rahmen einer rheumatoiden Arthritis, Periarteriitis nodosa, Wegener-Granulomatose oder eines Churg-Strauss- bzw. Sjögren-Syndroms kann zu einer ischämischen Beinplexusläsion führen; Allerdings sind hierbei Erkrankungen vom Typ einer Mononeuritis multiplex häufiger.

Psoasabszesse

Ein Psoasabszess mit Plexus lumbalis Beteiligung entwickelt sich gelegentlich im Rahmen einer Spondylitis tuberculosa oder bakteriellen Spondylodiszitis, wobei diese öfters nach operativen Eingriffen im Bereich der Wirbelsäule bzw. paravertebralen Injektionen auftritt. Außer den Symptomen einer Plexuslumbalis-Läsion bestehen bewegungsabhängig verstärkte Rückenschmerzen. Computertomographisch stellt sich die Psoasloge aufgetrieben und mit abnormer Strukturierung dar (Abb. 5.**4.5**). Grundlage der Behandlung ist die antibiotische bzw. tuberkulostatische Therapie, eventuell in Kombination mit einer operativen Ausräumung.

Diabetische Plexo-Radikulopathien

Besonders bei älteren Diabetikern in der 6. und 7. Lebensdekade tritt eine unilaterale oder asymmetrisch-bilaterale proximale Neuropathie auf, die als diabetische Amyotrophie, proximale diabetische Neuropathie oder diabetische Plexo-Radikulopathie

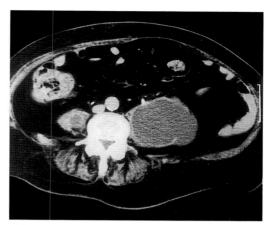

Abb. 5.**4.5**   Psoasabszess im Anschluss an eine Spondylodisziitis. Der Psoasabszess bildete sich im Anschluss an eine Spondylodiszitis LWK 1/2 aus. (Prof. Dr. Kretzschmar, Direktor der Abt. für Neuroradiologie des Klinikum Augsburg).

bezeichnet wird. Die Pathogenese dieser Erkrankung ist bislang ungeklärt. Die Symptome beginnen meist akut oder subakut, wobei in den ersten Tagen starke, in der Nacht exazerbierende Schmerzen und Dysästhesien, bevorzugt am ventralen Oberschenkel im Vordergrund stehen. Bereits nach einigen Tagen tritt eine oft erhebliche Muskelschwäche hinzu, die bevorzugt den M. quadriceps femoris betrifft, der in der Folgezeit eine oft ausgeprägte Atrophie entwickelt. Häufig sind auch die Hüftbeuger und die Adduktoren in stärkerem Maße betroffen. Sensible Ausfälle treten demgegenüber in den Hintergrund. Außer diesen akuten Verläufen gibt es mehr subakut bis chronisch verlaufende, z. T. schmerzlose Krankheitsfälle mit proximalen Paresen an beiden Beinen. Bei der Mehrzahl der Patienten besteht gleichzeitig eine meist leichte diabetische Polyneuropathie mit distal betonten symmetrischen sensomotorischen Ausfallserscheinungen an den unteren Extremitäten. Die Therapie beschränkt sich auf die Bekämpfung der Schmerzen, eine optimale Einstellung des Diabetes mellitus sowie eine krankengymnastische Übungsbehandlung. Die Prognose ist i. d. R. günstig mit partieller oder vollständiger Rückbildung der Paresen innerhalb von 6 (–12) Monaten. Rezidive kommen in etwa 20 % der Fälle vor.

Seltenere Ursachen

Injektionsschäden (intraarterielle Injektionen).
Direkte Spritzenschäden des geschützt im Becken
liegenden Beinplexus sind nicht möglich; dagegen
kommen im Rahmen intraglutaealer Injektionen
vasotoxischer Substanzen gelegentlich indirekte
Beinplexusläsionen bei versehentlicher intraarterieller Injektion in Äste der Iliakalarterien vor. Das klinische Bild ist gekennzeichnet durch Schmerzen
und sensible sowie motorische Ausfallserscheinungen im Versorgungsgebiet des Plexus lumbosacralis.
Diagnostisch sind oft Hautnekrosen im Gesäßbe-
reich wegweisend, wie sie auch von der Injektion
kristalliner Substanzen in eine der Glutealarterien
als Embolia cutis medicamentosa (*Nicolau-Syndrom*) bekannt sind (s. Abb. 5.**5.27**).

**Ischämische Beinplexusläsionen bei Erkrankungen
der Beckenarterien.** Nach intraarterieller Verabreichung von Zytostatika über die Iliakalarterien wurden Beinplexusläsionen beobachtet.

Außer strukturellen ischämischen Beinplexus-
schäden mit permanenten Ausfallserscheinungen
kommen belastungsabhängig auftretende vorrüber-
gehende Beinplexusischämien als Sonderform einer
Claudicatio intermittens vor. Meist liegen eine
hochgradige Stenose oder ein Verschluss der A. iliaca communis oder – interna bzw. Stenosen im Bereich der Aortenbifurkation vor (Abb. 5.**4.6**). Bei Belastung des betroffenen Beines kommt es zu einem
Steal-Phänomen zugunsten der arbeitenden Beinmuskulatur und zu Lasten der Beckenorgane, das
nach schmerzinduzierter Belastungspause reversibel ist. Diese Form von Claudicatio intermittens
könnte man als „belastungsabhängige Beinplexus-
ischämie" bezeichnen.

Lagerungs- und haltungsbedingte Läsionen. Bei
längeren Arbeiten in kniender oder hockender
Stellung sollen neben N. ischiadicus Läsionen auch
Beinplexusläsionen vorkommen, die mit dem Na-
men „Rübenzieherneuritis" belegt wurden.

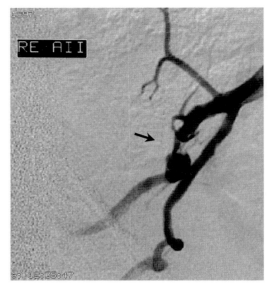

Abb. 5.**4.6** Claudicatio intermittens infolge ausgeprägter A.-iliaca-interna-Stenose mit belastungsabhän-
giger Ischämie des Beinplexus (Untersuchung durch
Oberarzt Dr. Höpfner, Zentralklinikum, Augsburg, diagnostische Radiologie (Prof. Dr. K. Bohndorf)).

Therapie der Beinplexusläsionen

Konservative Maßnahmen

Postoperative Beinplexuslähmungen werden i. d. R.
konservativ behandelt, da pathogenetisch meist
Dehnungsschäden anzunehmen sind. Nur bei direkten mechanischen Schädigungen des Beinnervenge-
flechts z. B. durch Blutungen oder intrapelvine Pala-
koszapfen ist ein operatives Vorgehen zu erwägen.
Bei ca. 3/4 der Fälle tritt unter konservativer Therapie eine mäßige bis gute Rückbildung der Lähmungen auf.

Operative Maßnahmen

Läsionen eines Plexus lumbalis werden von einem
Hautschnitt aus dargestellt, der von der Lendenge-
gend oberhalb der Crista iliaca und oberhalb des
Leistenbandes zum Os pubis führt.

Allgemeine Differentialdiagnostik der Beinplexusläsionen und der Schmerzsyndrome im Beinbereich

Beinplexuslähmungen werden häufig als Femoralis- oder Ischiadikuslähmung verkannt, da eine gezielte Funktionsprüfung der Gesäßmuskulatur und der Adduktoren oft unterbleibt. Zur exakten Feststellung neurogener Paresen ist deshalb eine EMG-Untersuchung der Hüft-, Gesäß- und Beinmuskulatur erforderlich.

Ein intraspinaler raumfordernder Prozess kann durch Kompression der Cauda equina und des Conus terminalis zu ausgedehnten Ausfällen ähnlich einer Plexusläsion führen. Die meist langsame Progredienz, die Beidseitigkeit der Symptome, das Vorhandensein von Miktionsstörungen und Liquorveränderungen werden i. d. R. eine Unterscheidung gegenüber einer Beinplexusläsion erlauben.

5.5 Läsionen einzelner Nerven im Beckenbereich und an den unteren Extremitäten

5.5.1 N. iliohypogastricus sive N. iliopubicus (Th 12 und L 1)

Anatomie

Dieser aus der 1. Lumbalwurzel, manchmal auch aus der 12. Thorakalwurzel hervorgehende gemischte Nerv (Abb. 5.**5.1**) verläuft auf einer kurzen Strecke zusammen mit dem N. ilioinguinalis, durchbohrt den M. psoas und zieht schräg ventral dem M. quadratus lumborum aufliegend nach kaudal bis zur Crista iliaca. Er kommt während dieses Verlaufes mit dem Binde- und Fettgewebe an der Dorsalfläche der Niere in Kontakt. 3 bis 4 cm vom lateralen Rand des M. quadratus lumborum entfernt dringt er durch den M. transversus abdominis hindurch und verläuft zwischen diesem und dem M. obliquus internus abdominis kranial über den Leistenkanal hinweg. Er versorgt teilweise die beiden letztgenannten Muskeln und sendet analog den Interkostalnerven einen Seitenast, den R. cutaneus lateralis, zur Haut über der Außenseite des Beckens und der Hüfte. Nach Abgabe der 2 Muskeläste durchbohrt der sensible Endast des N. iliohypogastricus als R. cutaneus anterior die Aponeurose des M. obliquus externus in Höhe des äusseren Leistenringes und versorgt die Haut in der Inguina und die Haut über der Symphyse.

Befunde

Klinik

Eine Parese des N. iliohypogastricus hat motorisch keine ins Gewicht fallenden Folgen, da die Mm. transversus abdominis und obliquus internus abdominis auch vom N. ilioinguinalis sowie von den letzten 2 Thorakalnerven mitversorgt werden. Wenn allerdings einmal beide Nerven zugleich lädiert werden, z. B. bei einer Lumbotomie, dann kann eine einseitige Parese des kaudalen Anteiles der schrägen Bauchwandmuskulatur sichtbar werden (Abb. 5.**5.2**). Sensibel kann es zu meist nur geringfügigen bandförmigen Ausfällen über dem Beckenkamm, in der Leiste oder über der Symphyse kommen.

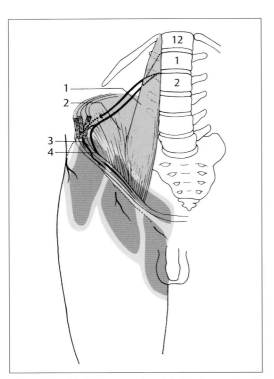

Abb. 5.**5.1**   N. iliohypogastricus (Th 12 – L 1) und N. ilioinguinalis (L 1).
1 M. psoas major
2 M. iliacus
3 N. iliohypogastricus
4 N. ilioinguinalis

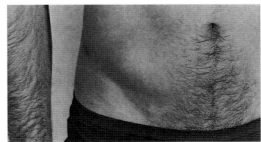

Abb. 5.**5.2**   Parese der Abdominalmuskulatur rechts nach Flankenschnitt zur Nephropexie mit Ausfall der Nn. ilioinguinalis und iliohypogastricus bei 28-jährigem Patienten.

Besondere klinische Tests

Beim Versuch, aus der Rückenlage aufzusitzen, wölbt sich u. U. der paretische Anteil der unteren Bauchwand hervor (s. Abb. 5.**5.2**). Der Bauchhautreflex wird hier isoliert fehlen. Die Testung der schrägen Bauchwandmuskulatur (Abb. 5.**5.3**) wird u. U. eine Schwäche im Vergleich zur Gegenseite ergeben.

*Synopsis (Tab. 5.**5.1**)*

Ursachen

Läsionen des N. iliohypogastricus können durch einen retroperitonealen Tumor bedingt sein oder aber auf eine iatrogene Läsion bei der Operation von Nierentumoren zurückgehen. Als Spätschädigung kann eine Läsion des Nervs auch im Gefolge von paranephritischen Prozessen auftreten. Ein isolierter Sensibilitätsausfall im Bereich des R. cutaneus lateralis des N. iliohypogastricus kann bei mechanischer Kompression dieses Astes am Darmbeinkamm z. B. durch Gürtel oder haltungsbedingt entstehen oder bei wiederholtem mechanischem Druck in der Leistengegend.

Therapie

Wenn überhaupt eine Therapie notwendig ist, dann kann es sich höchstens um den Versuch einer operativen Therapie, nämlich einer Neurolyse handeln, falls Verdacht auf eine Kompression in einem Operationsbereich besteht.

Differenzialdiagnose

Schmerzsyndrome in der Leistengegend, z. B. bei Leistenhernie, müssen in erster Linie erwogen werden. Auch muskulär bedingte Schmerzen bei Überlastung oder bei Coxarthrose kommen in Frage.

5.5.2 N. ilioinguinalis (L 1)

Anatomie

Der N. ilioinguinalis (s. Abb. 5.**5.1**) ist ein metamerer Nerv der Bauchwand und stammt wie der N. iliohypogastricus ebenfalls aus dem R. anterior der ersten Lumbalwurzel. Er trennt sich bald vom Iliohypogastricus und verläuft etwas kaudal von diesem und parallel zu ihm. Von den Nerven der dorsalen Bauchwand ist er der erste, der die Crista iliaca überschreitet und streckenweise in der Faszie des M. iliacus verläuft. Auch er versorgt motorisch die Mm. obliquus internus und transversus abdominis. Sein sensibler Endast, der R. cutaneus anterior, läuft unter der Aponeurose des M. obliquus externus abdominis über den Leistenkanal nach ventral, durchstößt die Aponeurose und versorgt die Haut oberhalb der Symphyse. Die Rr. scrotales bzw. labiales anteriores zweigen vom Hauptstamm des N. ilioinguinalis ab, nachdem dieser den Inguinalkanal überkreuzt hat. Seine Fasern durchbrechen die mediale Wand des Leistenkanals und treten medial des Samenstranges resp. Lig. teretis uteri am Anulus inguinalis superficialis in die Haut über der Symphyse bzw. der Peniswurzel, der proximalen Partie des Skrotums bzw. der Labia majora und einer kleinen daran anschließenden Zone an der Oberschenkelinnenseite. Ein sensibler R. recurrens versorgt im Allgemeinen einen schmalen, bandförmigen Hautbezirk über dem Leistenband bis hinauf zum Darmbeinkamm (s. Abb. 5.**5.1**).

Tabelle 5.5.1   Synoptische Darstellung der Auswirkungen einer N.-iliohypogastricus- und N.-ilioinguinalis-Läsion

Läsionsort	Befund	Funktionsausfall
wirbelsäulennahe (z. B. Lumbotomie)	Vorwölbung untere Bauchwandpartie	Sensibilitätsausfall über Beckenkamm und in Leiste. Bei Ilioinguinalisbefall auch Penis und Skrotum (Labium majus) und Oberschenkelinnenseite
im Leistenband	eventuelle Leistenschmerzen ("Ilioinguinalissyndrom")	Nur sensibler Ausfall

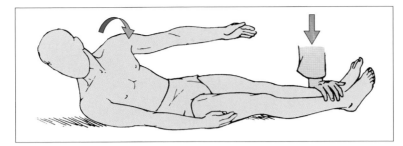

Abb. 5.**5.3**   Funktionsprüfung der schrägen Bauchmuskeln. Abheben der Schultern von der Unterlage und gleichzeitiges Drehen des Rumpfes.

Befunde

Klinik

Eine Läsion dieses Nervs kann zu Sensibilitätsausfällen und neuralgischen Schmerzen in seinem Ausbreitungsgebiet führen. Obwohl der partielle Ausfall der Abdominalmuskulatur kaum je ins Gewicht fällt, sei an dieser Stelle auf die klinische Prüfung der Mm. obliqui externus und internus abdominis hingewiesen (Abb. 5.**5.3**).

Besondere klinische Tests

Es sind dies die gleichen wie oben beim N. iliohypogastricus erwähnt. Der sensible Ausfall muss in der Leiste sowie am Scrotum (Labius majus) und an der Innenseite des Oberschenkels gesucht werden.

*Synopsis (s.o. Tab. 5.**5.1**)*

Ursachen

Zu einer Schädigung des N. ilioinguinalis kann es ausnahmsweise bei einer zu weit kranial über dem Beckenkamm platzierten intraglutealen Injektion kommen. Eine Schädigung entsteht u. U. bei einer Knochenspanentnahme aus dem Beckenkamm oder während einer Herniotomie bei der Präparation und der Versorgung eines indirekten Bruchsackes, wenn der Nerv in der Naht mitgefasst wird.

Ilioinguinalissyndrom

Das Ilioinguinalissyndrom ist ein nichttraumatisches Kompressionssyndrom des N. ilioinguinalis, bei dem der Nerv an den Durchtrittsstellen durch den M. transversus abdominis und obliquus internus abdominis mechanisch gereizt wird. Es finden sich Leistenschmerzen, eine schmerzhafte Einschränkung der Innenrotation und Extension des Hüftgelenkes und v. a. eine vornüber gebeugte Haltung beim Gehen, bei der jede Anspannung der Bauchdeckenmuskulatur vermieden wird.

Therapie

Eine operative Therapie mit lokaler Freilegung ist bei starken Schmerzen angezeigt.

Differenzialdiagnose

Die Abgrenzung gegenüber einer Läsion des N. iliohypogastricus ist nötig, ebenso das Erkennen von anderen Ursachen von Leistenschmerzen (s.o.).

5.5.3 N. genitofemoralis (L 1 und L 2)

Anatomie

Der aus den Wurzeln L 1 und L 2 hervorgehende N. genitofemoralis (Abb. 5.**5.4**) zieht an der Vorderfläche des M. psoas major senkrecht abwärts und verzweigt sich in den R. genitalis und den R. femoralis. Der R. femoralis versorgt nach Durchtritt durch die Lacuna vasorum die Haut der Leistenbeuge über dem Trigonum femorale Scarpae. Der R. genitalis gelangt lateral des Samenstrangs bzw. des Lig. teres uteri durch den Leistenkanal in das Skrotum bzw. in die Labia majora und versorgt die Haut des Skrotums und der Labia majora, die Hüllen des Hodens, eine kleine Zone medial am Oberschenkel sowie motorisch den M. cremaster.

Befunde

Klinik

Eine Läsion dieses Nervs führt wie beim N. ilioinguinalis zu Sensibilitätsausfällen und u. U. zu Schmerzen, die Spermatikusneuralgie genannt werden. Diese sind im Bereich des Hodens und des Penis bzw. im Labius majus und in der Vagina lokalisiert und sehr intensiv. Sie haben meist reißend-brennenden Charakter.

Besondere klinische Tests

Die sorgfältige Untersuchung der Sensibilität ist hier entscheidend. Homolateral fehlt (einseitig) der Cremasterreflex.

Synopsis (Tab. 5.5.2)

Ursachen

Der Nerv kann sowohl durch Tumoren im Bereiche des kleinen Beckens wie auch durch chirurgische Eingriffe lädiert werden.

Therapie

Bei intensiven Schmerzen (Spermatikusneuralgie), bei denen die Läsionsursache bzw. der Läsionsort identifiziert werden können, wurden Erfolge mit Gabapentin gemeldet. Gelegentlich ist eine operative Therapie mit Neurolyse bzw. Resektion des Nervs indiziert.

Differenzialdiagnose

Sie deckt sich mit jener des N. ilioinguinalis und z. T. jener des N. iliohypogastricus.

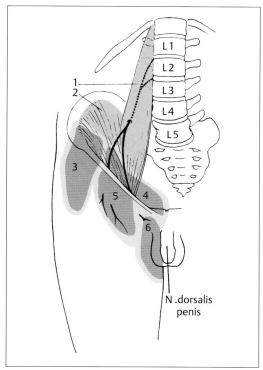

Abb. 5.5.4 N. genitofemoralis und sensible Hautzonen der Leistengegend
1 M. psoas major
2 M. iliacus
3 R. lateralis N. iliohypogastrici
4 R. anterior N. iliohypograstrici und N. ilioinguinalis.
5 R. femoralis N. genitofemoralis
6 R. genitalis N. genitofemoralis

Tabelle 5.5.2 Synoptische Darstellung der Auswirkungen einer N.-genitofemoralis-Läsion

Läsionsort	Befund	Funktionsausfall
Nervenstamm	keine sichtbare Veränderung	Sensibilität an der medialen Partie der Leiste sowie am Skrotum (Labius major) und am Penis vermindert

5.5.4 N. cutaneus femoris lateralis (L 2 und L 3)

Anatomie

Der N. cutaneus femoris lateralis (Abb. 5.**5.5**) ist ein rein sensibler Nerv. Er überquert die Crista iliaca und verläuft in einer Faszienduplikatur des M. iliacus auf die Spina iliaca anterior superior zu. Der Weg, auf dem er das Becken verlässt, ist sehr variabel. Meist verlässt er das Becken, indem er dicht unter oder durch den Ursprung des Ligamentum inguinale an der Spina zieht.

Je nach Beckenstellung wird der Nerv um einen Winkel von 75–90° abgeknickt. Bei Extension des Hüftgelenkes wird er gedehnt, bei Beugung entlastet. Die relativ oberflächliche, durch wenig Fettgewebe gepolsterte Lage lässt auch die Möglichkeit einer Druckeinwirkung von außen zu.

Der Nerv teilt sich in einen ventralen und einen dorsalen Hauptast, durchbohrt die Faszie 2 bis 3 cm distal vom Leistenband und versorgt die Haut an der anterolateralen Partie des distalen Oberschenkels. Das Versorgungsgebiet des Nervs umfasst die Haut an der lateralen Fläche des Oberschenkels bis auf Höhe des Kniegelenkes. Trotz einer gewissen Variabilität haben wir noch in keinem Fall gesehen, dass die Innervationszone nennenswert über die Mittellinie des Oberschenkels nach medial oder über den oberen Patellarand hinaus nach distal reicht (Abb. 5.**5.6**).

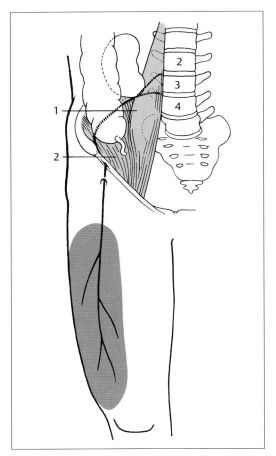

Abb. 5.**5.5**   N. cutaneus femoris lateralis (L 2 – L 3). Der Nerv biegt beim Durchtritt durch das „Leistenband" beim Stehenden aus einer mehr oder weniger horizontalen Verlaufsrichtung in eine fast vertikale Richtung um.
1 M. psoas major
2 M. iliacus

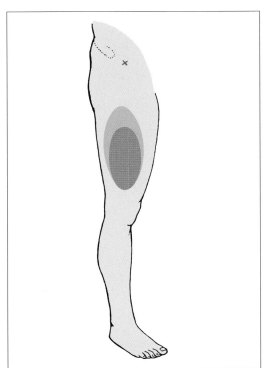

Abb. 5.**5.6**   Sensibles Versorgungsgebiet des N. cutaneus femoris lateralis. x = Druckpunkt bei der Meralgia paraesthetica.

Befunde

Klinik

Eine Läsion des N. cutaneus femoris lateralis hat Parästhesien bzw. Schmerzen und/oder einen Sensibiliätsausfall an der anterolateralen Partie des Oberschenkels zur Folge.

Besondere klinische Tests

Die Prüfung der Sensibilität ist das Wesentliche. Meist besteht bei der Meralgia parästhetica auch ein Druckpunkt im Leistenband 2–3 Querfinger medial von der Spina iliaca anterior superior sowie ein Dehnungsschmerz bei Überstreckung der Hüfte (*umgekehrter Lasègue*, s. Abb. 4.**24**).

Elektrophysiologische Befunde

Es ist in den meisten Fällen möglich, bei Reizung am lateralen Oberschenkel von der Inguina sensible Nervenaktionspotentiale zu registrieren.

*Synopsis (Tab. 5.**5.3**)*

Ursachen

Gelegentlich ist eine direkte Läsion des Nervs für einen Ausfall des N. cutaneus femoris lateralis verantwortlich. Dies kann z. B. im Beckeninneren durch einen Tumor verursacht werden. Eine direkte Schädigung des Nervs kann bei der Knochenspanentnahme im Bereich des Beckenkammes nahe der Spina iliaca anterior superior, bei Myelotomien und beim vorderen Zugang zur Hüfte nach Smith-Petersen erfolgen.

Meralgia paraesthetica

Viel häufiger als eine traumatische Läsion ist allerdings ein Kompressionssyndrom, das als Meralgia parästhetica bezeichnet wurde. Subjektiv klagen die Patienten zunächst über brennende Schmerzen und Parästhesien an der Oberschenkelaußenseite. Diese treten anfänglich meist intermittierend und oft im Zusammenhang mit längerem Stehen auf, um beim Bewegen des Beines oder bei Beugehaltung der Hüfte zunächst wieder zu verschwinden. Während dieser Schmerzschübe ertragen die Patienten kaum die Berührung der Kleidungsstücke auf der dysästhetischen Hautzone. In vielen Fällen kommt es anschließend zu einem oder mehreren Schüben von schmerzhaften Parästhesien mit einem dauernden Sensibilitätsausfall. Vereinzelt liegt dann eine längerfristige schmerzhafte Überempfindlichkeit auf Berührung vor.

Die Beschwerden werden in einzelnen Fällen durch lokale Momente ausgelöst, z. B. durch das Tragen eines zu engen Gürtels oder Kleidungsstückes. Manchmal findet sich ein Zusammenhang mit einer außergewöhnlichen Beanspruchung der Abdominalmuskulatur, so z. B. im Rahmen einer Schwangerschaft, während eines längeren forcierten Marsches oder auch bei starker Gewichtszunahme mit Hängebauch. Recht häufig werden die Beschwerden dadurch ausgelöst, dass der Patient während kürzerer oder längerer Zeit mit gestrecktem Hüftgelenk still stehen oder ruhig liegen muss. Viele Patienten geben an, dass die schmerzhaften Parästhesien bald verschwinden, wenn sie das Hüftgelenk beugen, indem sie den Fuß auf einen Schemel oder Stuhl stellen.

An Untersuchungsbefunden finden sich v. a. eine Sensibilitätsstörung in der oben beschriebenen Zone an der Vorder-Außen-Seite des distalen Oberschenkels. Sie umfasst alle sensiblen Qualitäten. Etwa 2/3 der Patienten weisen einen Druckpunkt

Tabelle 5.**5.3** Synoptische Darstellung der Auswirkungen einer N.-cutaneus-femoris-lateralis-Läsion

Läsionsort	Befund	Funktionsausfall
Nervenstamm (meist bei Durchtritt durch Leistenband)	meist keine sichtbare Veränderung. Eventuell lokalisierte Anhidrose oder verminderte Behaarung. Schmerzhaftigkeit beim „umgekehrten Lasègue": Eventuell spontane Schonhaltung durch Flexion des Hüftgelenkes	Sensibilitätsausfall in handtellergroßem Bezirk ventrolateral am Oberschenkel (s. Abb. 5.**5.6**)

knapp medial von der Spina iliaca anterior superior auf, dort, wo der N. cutaneus femoris lateralis durch die Sehnenfasern des Leistenbandes hindurchtritt. Eine Hyperextension im Hüftgelenk und gleichzeitige Flexion im Kniegelenk in Seitenlage (*umgekehrter Lasègue*, s. Abb. 4.**24**) provoziert beim Patienten oft Schmerzen in der dysästhetischen Zone.

Der spontane Verlauf ist keineswegs konstant. Etwa ein Viertel der Patienten wird im Laufe von Monaten bis Jahren wieder beschwerdefrei.

Pathogenetisch handelt es sich bei den meisten spontanen Fällen um ein Leistenbandsyndrom, d. h. um eine mechanische Schädigung des N. cutaneus femoris lateralis bei seinem Durchtritt zwischen den Sehnenfasern der Mm. obliqui abdominis, dort, wo der Nerv einen Knick um fast 90 Grad macht.

Eine Therapie der Meralgia paraesthetica ist in den meisten Fällen nicht notwendig, da die Beschwerden vorübergehend und mehr beunruhigend als behindernd sind. Hier genügt i. d. R. die Aufklärung des Patienten und das Vermeiden der belastenden Streckhaltung in der Hüfte. Wo aber einmal die Intensität der Beschwerden eine aktivere Behandlung rechtfertigt, kann eine Injektion von Novocain am Durchtrittspunkt des Leistenbandes Erleichterung schaffen. Wiederholte Injektion bringt eine Beschwerdefreiheit dann oft für Monate. Beschwerdefreiheit kann auch nach einer Neurolyse des N. cutaneus femoris lateralis an seiner Durchtrittsstelle durch das Leistenband auftreten.

Differenzialdiagnose

Der sensible Ausfall bei einer Läsion des N. cutaneus femoris lateralis muss von einer radikulär bedingten Sensibilitätsstörung bei Ausfall der Wurzeln L 3 oder L 4 abgegrenzt werden. Bei Koxarthrosen klagen die Patienten gelegentlich über Missempfindungen an der Außenseite des Oberschenkels.

5.5.5 N. femoralis (L 1 – L 4)

Anatomie

Der N. femoralis (Abb. 5.**5.7**) versorgt motorisch den M. iliopsoas, die Extensoren des Kniegelenkes und sensibel die Haut an der Ventralfläche des Oberschenkels, an der medialen Fläche des Unterschenkels und der Fußwurzel. Innerhalb der Psoasfaszie durchquert er die Lacuna musculorum. Bereits pro-

ximal vom Leistenband gibt er eine Anzahl von Ästen ab, darunter Rr. musculares für den M. iliopsoas. Ein R. muscularis gelangt unter den Vasa femoralia an den M. pectineus. Kleine sensible Äste gehen an die Oberschenkelhaut. Unter dem Leistenband zerfällt er in seine Endäste, die den Fasziensack des Psoas verlassen und sich fächerförmig im Trigonum femorale aufteilen. Man kann eine laterale, eine mediale und eine tiefe Gruppe unterscheiden, zu der jeweils motorische und sensible Äste gehören. Nach lateral ziehen die motorischen Äste für den M. sartorius. Rr. cutanei anteriores, durchbohren den M. sartorius oder treten an seinem medialen Rand auf verschiedener Höhe durch die Fascia lata. Sie laufen parallel zur V. saphena magna. Das Hüftgelenk wird über Rr. articulares coxae versorgt, die als stärkere Äste vom Stamm des N. femoralis abzweigen, aber auch streckenweise in der Perineuralhülle der Muskeläste für den M. rectus femoris und vastus medialis verlaufen. Kleiner Äste für Periost und Spongiosa des Femur verlaufen meist in Begleitung von Aufzweigungen der A. femoralis und A. profunda femoris. Über die Oberschenkelgefäße hinweg verzweigen sich sensible Äste in der Oberschenkelhaut zwischen dem Areal des N. genitofemoralis und des N. obturatorius. Zur tiefen Gruppe werden der N. saphenus und die Äste für den M. quadriceps femoris gerechnet.

Die Äste für den M. quadriceps gliedern sich in einen Nerv für den M. rectus femoris, der diesen im proximalen Drittel erreicht. Die Äste für den M. vastus lateralis ziehen unter dem M. rectus hindurch. Dann folgen Äste zum M. vastus intermedius und die ziemlich weit absteigenden Äste für den M. vastus medialis, die bis zum Eingang des Adduktorenkanals zu den Vasa femoralia parallel laufen. Der rein sensible N. saphenus ist der längste Ast des N. femoralis. Er begleitet die Oberschenkelarterie an ihrer Vorderfläche in den Canalis adductorius, verlässt diesen aber durch die Membrana vastoadductoria und folgt dem dorsalen Rand des M. sartorius. Distal vom Kniegelenk wird er epifaszial und schließt sich am Unterschenkel der V. saphena magna an. Proximal vom Condylus medialis femoris entlässt er den R. infrapatellaris, der die Haut medial am Knie bis unterhalb der Tuberositas tibiae versorgt. An der medialen Fläche des Unterschenkels gehen ventrale und dorsale Äste zur Haut bis an den medialen Fußrand.

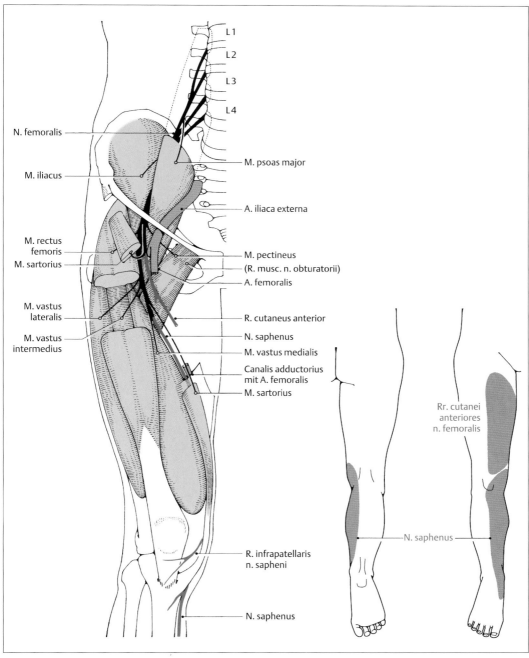

Abb. 5.**5.7**   Anatomie N. femoralis.

Befunde

Klinik

Diese ergibt sich einerseits aus der Parese der vom N. femoralis versorgten Muskeln. Der vom 12. Brustwirbelkörper bis zum Trochanter minor reichende M. iliopsoas ist der kräftigste Beuger im Hüftgelenk und gleichzeitig in Nullstellung ein Adduktor und ein Außenroller. Über seine Ursprünge an der Wirbelsäule beteiligt er sich am Vorwärtsbeugen des Rumpfes, insbesondere auch am Aufsitzen aus der Rückenlage. Als Hüftgelenksbeuger wirken außerdem noch der M. sartorius, der ebenfalls ein Außenrotator ist, und der M. rectus femoris. Die Vastusgruppe ist ausschließlich als Strecker im Kniegelenk wirksam. Durch den Übertritt seiner Sehne in den Pes anserinus wird der M. sartorius im Kniegelenk zu einem Beuger und Innenroller.

Andererseits findet sich eine Störung der Sensibilität in der vom N. femoralis innervierten Hautzone. Diese erstreckt sich von der Ventralfläche des Oberschenkels über die mediale Knieregion und entlang der medialen Fläche des Unterschenkels bis an den medialen Fußrand. Als autonome Zone wird ein Hautstreifen über der medialen Fläche der Tibia angegeben, der sich weitgehend mit dem Dermatom L4 deckt.

Die Lähmungsbilder sind vom Läsionsort des Nervenstammes abhängig. Bei einer Läsion des N. femoralis in seinem proximalen intrapelvinen Anteil fällt der M. iliopsoas nicht ganz aus, da insbesondere der M. psoas major durch direkte Plexusäste von L2 und L3 versorgt wird. Dies äußert sich in einer Schwäche beim Beugen der Hüfte, wobei selbst bei völligem Ausfall des Iliopsoas noch eine Restfunktion v. a. durch die Mm. sartorius, rectus femoris und tensor fasciae latae gewährleistet ist. Der Patient ist beim Gehen und beim Steigen behindert. Eine Läsion des N. femoralis nach dem Abgang der Äste zum Iliopsoas ist wesentlich häufiger. Es besteht dann eine Parese der Mm. quadriceps femoris, sartorius und pectineus. Wenn der M. sartorius am sitzenden Patienten bei gebeugtem Knie geprüft wird, ist er ein Beuger und zugleich ein Außenrotator der Hüfte. Der M. pectineus hilft bei der Adduktion der Hüfte mit. Der Ausfall der beiden Muskeln fällt jedoch kaum ins Gewicht, verglichen mit der Parese des M. quadriceps femoris. Diese hat die Unfähigkeit, das Knie aktiv zu strecken, zur Folge. Im Stehen wird die Patella etwas tiefer stehen als auf der gesunden Gegenseite (Abb. 5.**5.8**). Auf ebenem

Boden kann der Patient noch etwas mühsam mit leicht überstrecktem Knie gehen (Abb. 5.**5.9**), indem er das Bein als Stelze gebraucht. Jedes Hinaufgehen ist jedoch mit dem betroffenen Bein voraus nicht möglich, während beim Hinuntersteigen umgekehrt gerade das kranke Bein vorausgenommen werden muss.

Besondere klinische Tests

Die Funktion des M. ileopsoas, des wichtigsten Hüftbeugers, wird am sitzenden Patienten geprüft. Der Patient stabilisiert seinen Rumpf durch Abstützen der Arme nach hinten und flektiert dann das Hüftgelenk gegen den Widerstand des Untersuchers (Abb. 5.**5.10**). Den M. sartorius prüft man, indem der Patient versucht, den Schneidersitz einzunehmen (flektieren von Hüfte und Knie und zugleich Aussenrotation des Hüftgelenkes). Der Untersucher setzt diesen Bewegungen sowohl am Knie wie auch

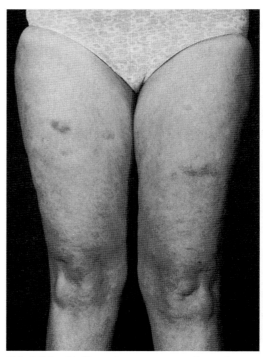

Abb. 5.**5.8**   52-jährige Frau mit einer N.-femoralis-Läsion, wahrscheinlich vaskulär. Atrophie des linken M. quadriceps femoris und Tiefstand der linken Patella (aus M. Mumenthaler: Didaktischer Atlas der klinischen Neurologie, 2. Aufl. Springer, Heidelberg, 1986).

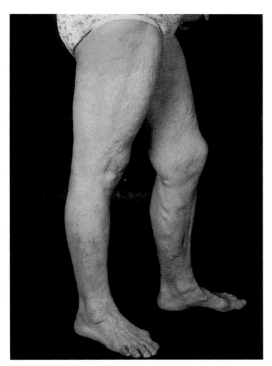

Abb. 5.**5.9**   Femoralisparese re. Mit genu recurvatum.

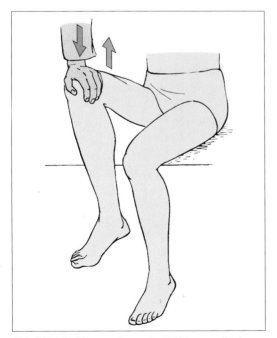

Abb. 5.**5.10**   Untersuchung der Hüftbeuger (N. femoralis).

am Knöchel Widerstand entgegen (Abb. 5.**5.11**). Zum Prüfen der Kniestrecker liegt der Patient auf dem Rücken mit über dem Rand des Untersuchungstisches hinausragenden Unterschenkeln. Er widersteht dann dem Versuch des Untersuchers, seinen Unterschenkel im Knie zu flektieren (Abb. 5.**5.12**). In dieser Haltung können alle vom N. femo-

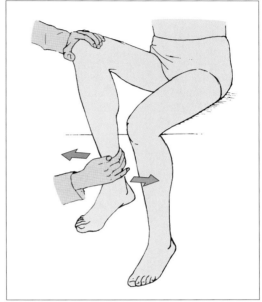

Abb. 5.**5.11**   Funktionsprüfung des M. sartorius (N. femoralis). Außenrotation des Oberschenkels bei gebeugter Hüfte, wie dies zum Einnehmen des „Schneidersitzes" erforderlich ist.

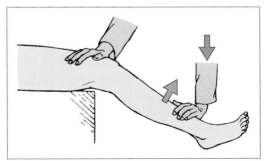

Abb. 5.**5.12**   Untersuchung der Kniestrecker (N. femoralis) aus Rückenlage bei frei herunterhängendem Unterschenkel. Durch diese Ausgangsstellung haben auch die am Becken entspringenden, zweigelenkigen Kniestrecker (M. rectus femoris und M. sartorius) einen optimalen Wirkungsgrad.

ralis innervierten Kniestrecker, im Besonderen auch die am Becken entspringenden Mm. rectus femoris und sartorius, ihre Kraft optimal entfalten. Bei der Prüfung der Kraft der Kniestrecker am sitzenden Patienten wird der M. rectus femoris ausgeschaltet.

Der Patellarsehnenreflex ist bei einer Femoralisparese abgeschwächt oder nicht auslösbar.

Elektrophysiologische Befunde

Neurogene Veränderungen im M. quadriceps femoris können bei einer Läsion des N. femoralis nachgewiesen werden. Da neurographische Untersuchungen proximal der Inguina nicht möglich sind, ist es schwierig, aufgrund elektrophysiologischer Befunde lokalisatorische Hinweise zu gewinnen.

Synopsis (Tab. 5.5.4)

Ursachen

Traumatische Ursachen. Direkte Läsionen in der Leistengegend, auch ein stumpfes Trauma bzw. eine starke Kompression von außen kann zu einer meist reversiblen Femoralisparese führen. Selten kann es durch eine plötzliche, unkontrollierte Überstreckung des Hüftgelenkes bei einem Unfall oder beim Sport zu einer Zerrlähmung des N. femoralis kommen.

Postoperative Ursachen. Der Nerv kann bei der Operation eines retrozökalen Appendix oder bei einer Nierentransplantation verletzt werden. Häufiger sind Femoralisläsionen im Zusammenhang mit einer abdominellen Rektopexie, nach radikaler Prostatektomie, nach Herniotomien oder nach Eingriffen in Steinschnittlage. Auch nach Einsetzen einer Totalprothese des Hüftgelenkes wurden Femoralisparesen beschrieben, die sich nicht immer zurückbildeten.

Ischämiebedingte N. femoralis Läsionen sind bei gefäßchirurgischen Interventionen an der Aorta abdominalis und den Iliakalarterien möglich.

Hämatome. Bei Blutgerinnungsstörungen ist der N. femoralis mit einer gewissen Prädilektion durch Einblutung in die Faszie betroffen, z. T. sogar beidseitig. Später zeigt sich nicht selten ein Hämatom in der Leiste. Der Nervenstamm am Leistenband ist in solchen Fällen besonders druckdolent. In einer Abdomenleeraufnahme kann das Verschwinden des Psoasrandes auf der paretischen Seite auf die Lähmungsursache hinweisen. Im Computertomogramm lässt sich das Hämatom gut darstellen (Abb. 5.5.13). Die Therapie kann konservativ sein. Die Lähmungen bildeten sich in unseren Fällen innerhalb mehrerer Monate zurück. Andere Autoren sahen nicht immer eine spontane Restitution. Bei großen Hämatomen wird deshalb eine operative Ausräumung empfohlen.

Andere Ursachen

Beschwerden wurden bei retroperitonealen malignen Lymphomen, bei länger dauerndem Koma, einem abdominalen Aortenaneurysma, bei Psoasabszessen, bei einem appendizitischen Exsudat oder einem Aneurysma der A. femoralis beobachtet.

Tabelle 5.5.4 Synoptische Darstellung der Auswirkungen einer N.-femoralis-Läsion

Läsionsort	Befund	Funktionsausfall
im Beckeninneren	Atrophie Oberschenkel	Hochgradige Parese für Flexion im Hüftgelenk sowie unten zusätzlich aufgeführte Ausfälle
in Leiste	Atrophie Oberschenkel	Parese aller Kniestrecker, leichte Schwäche für Flexion der Hüfte. Sensibilitätsausfall Oberschenkelvorderseite und Unterschenkelinnenseite

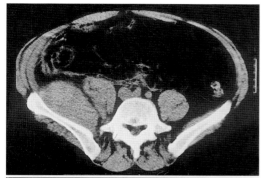

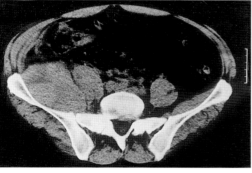

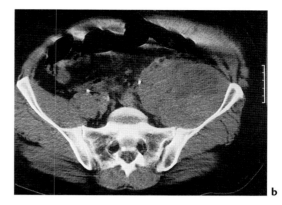

Abb. 5.**5.13a – b**   Retroperitoneale Hämatome.
a 44-jähriger Mann. Iliakushämatom rechts mit hoher Femoralisparese unter Phenprocoumon-Therapie zugleich mit Diclofenac und einem Quick von 8 %.
b 51-jähriger Mann. Psoashämatom links mit Plexuslumbalis-Parese. Koagulopathie bei Hepatopathie.

Therapie

Operative Maßnahmen

Bei den meisten Läsionen muss eine Darstellung des Nervs sowohl inner- wie außerhalb des Beckens ausgeführt werden. Fast immer müssen Transplantate verwendet werden, wenn die Kontinuität unterbrochen ist. Die chirurgische Behandlung von Läsionen des N. femoralis hat eine sehr gute Prognose.

Ersatzoperationen. Zum Ersatz eines Ausfalles der Hüftgelenksbeuger wurde die Verpflanzung des M. obliquus abdominis externus, der mittels Faszienzügel auf den M. iliopsoas übertragen wird, empfohlen.

Differenzialdiagnose

Diese umfasst zunächst eine Wurzelläsion L 3/L 4, z. B. bei hoher lumbaler Diskushernie, mit Quadrizepsparese, abgeschwächtem PSR und einem sensiblen Ausfall an der Oberschenkelstreckseite. Bei

Wurzelläsionen L 2 – L 3 finden wir auch Funktionsstörungen der Adduktoren. Bei einer L 4-Läsion ist der M. tibialis anterior mitbetroffen. Die Paresen des Plexus lumbalis (S. 159) sind wegen ihres ausgedehnten Befalles der hüftnahen Muskulatur meist leicht zu erkennen. Der isolierte Befall des M. quadriceps im Rahmen einer Dystrophin-assoziierten Myopathie zeigt einen langsam progredienten Verlauf, ist beidseitig und weist keine Sensibilitätsstörungen auf.

5.5.6 Isolierte N.-saphenus-Läsionen

Klinik

Der sensible Endast des N. femoralis, der N. saphenus wird häufig isoliert geschädigt. Es finden sich ein Sensibilitätsausfall und ein Fehlen der Schweißsekretion an der Innenseite des Unterschenkels (Abb. 5.**5.14**).

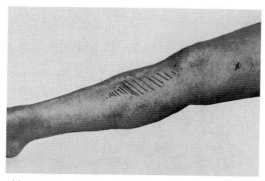

Abb. 5.**5.14** Bei einer 76-jährigen Frau hat eine Ein-klemmungsneuropathie des N. saphenus im Hunter-Kanal zu hartnäckigen brennenden Schmerzen an der Innenseite des rechten Unterschenkels geführt. In dem schraffierten Bezirk ist die Sensibilität weitgehend auf-gehoben und die Patientin schwitzt an dieser Stelle nicht. Mit einem X ist eine druckdolente Stelle markiert, die dem Austrittspunkt des Nervs aus dem Hunter-Kanal entspricht (aus M. Mumenthaler: Didaktischer Atlas der klinischen Neurologie, 2. Aufl. Springer, Heidelberg, 1986).

Elektrophysiologische Befunde

Vom N. saphenus können sensible Nervenaktions-potentiale abgeleitet werden.

Ursachen und Therapie

Mechanische Verletzungen. Endäste des N. infra-patellaris werden in 2/3 der Fälle nach medialer Meniskektomie lädiert. Bei der operativen Behand-lung der Varizen wird der Stamm des N. saphenus durch das Herausreißen längerer Abschnitte der V. saphena magna immer wieder verletzt, ebenso bei operativen Eingriffen an der A. femoralis und bei der Entnahme von Venentransplantaten.

Saphenusneuropathie. Diese kann am Häufigsten als Engpasssyndrom durch eine mechanische Kom-pression im Hunter-Kanal oder bei Reizung durch eine Phlebitis der begleitenden V. saphena interna zustande kommen. Frauen sind viel häufiger als Männer befallen. Es treten Schmerzen und ein Schweregefühl des distalen Oberschenkels und des Unterschenkels auf, die beim Gehen zunehmen. In fortgeschrittenen Fällen findet man auch einen Sen-sibilitätsausfall an der Innenseite des Unterschen-

kels. Gelegentlich nützt eine lokale Anästhesierung bzw. Hydrocortisoninjektion, sonst bringt die ope-rative Spaltung des Hunterschen Kanals immer Be-schwerdefreiheit.

Neuropathia patellae. Vom distalen sensiblen En-dast des N. femoralis, dem N. saphenus, durchbohrt der R. infrapatellaris die Faszie knapp proximal des Condylus medialis femoris. An dieser Stelle kann er mit oder ohne voraus gegangenem Trauma mecha-nisch chronisch gereizt werden und in seinem sen-siblen Ausbreitungsgebiet medial und distal vom Knie ein als Neuropathia patellae bezeichnetes Schmerzsyndrom erzeugen.

Bei operativen Eingriffen im Bereich des Knies z. B. bei medialer Meniskektomie, Pes Transfer, Arthroskopie und Arthroplastik, kann der R. infra-patellaris verletzt werden.

5.5.7 N. obturatorius (L 2 – L 4)

Anatomie

Der N. obturatorius (Abb. 5.**5.15**) ist der motorische Nerv der Adduktorengruppe und versorgt ein Haut-feld distal an der medialen Fläche des Oberschen-kels. Er verlässt den M. psoas an seinem medialen Rand, gelangt über die Articulatio sacroiliaca ins kleine Becken und zieht dann an der seitlichen Be-ckenwand entlang zum Canalis obturatorius. Die A. obturatoria nähert sich ihm von kaudal her bis zur gemeinsamen Verlaufsstrecke im Canalis obtu-ratorius.

Kurz vor dem Eintritt in diesen Kanal verbindet eine variable Anastomose über den Nerv hinweg die A. obturatoria mit der A. epigastrica inferior. Lymphknoten, welche parallel zu den genannten Gefäßen angeordnet sind, können mit dem Nerv in direkten Kontakt kommen. Auch der Ureter kreuzt nach dem Überqueren der Linea terminalis den N. obturatorius. Von den übrigen Beckenorganen ist die Nachbarschaft zur Fossa ovarica und zum obe-ren Pol des Eierstockes zu erwähnen. Im Inneren des Canalis obturatorius folgen von kranial nach kaudal der Nerv, die Arterie und die Vene. Fettgewe-be polstert den Inhalt gegen die Wandung ab. Der Kanal liegt lateral oben dem Corpus ossis pubis an und hinterlässt hier eine Einkerbung. Dieser Sulcus obturatorius kann durch Ausbildung stärkerer seitli-cher Knochenvorsprünge (Tuberculum obturatori-um anterius et posterius) den Kanal einengen.

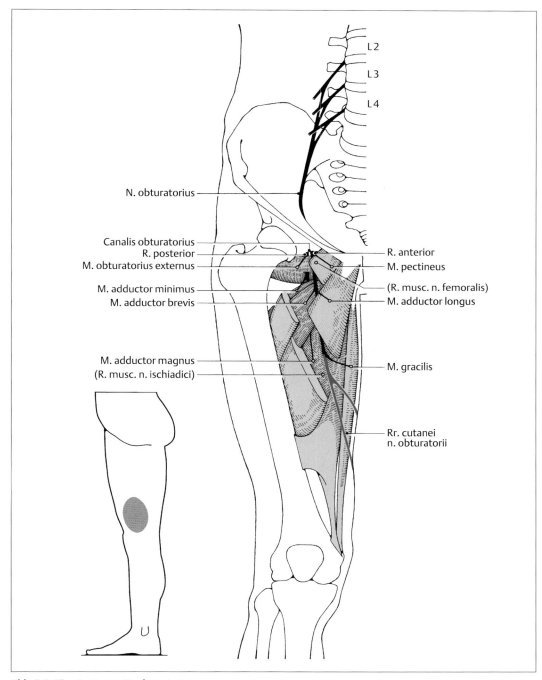

Abb. 5.**5.15**   Anatomie N. obturatorius.

Noch vor dem Austritt in die Adduktorengruppe erfolgt die Aufteilung des N. obturatorius in einen R. anterior und einen R. posterior. Außerdem zweigt für den M. obturatorius externus ein Ast ab. R. posterior und R. anterior werden nach dem Verlassen des Kanals durch den M. adductor brevis voneinander getrennt. Über der Vorderfläche des M. adductor brevis verzweigt sich der R. anterior an den M. pectineus, die Mm. adductores longus und brevis, den M. gracilis und endet im sensiblen R. cutaneus. Dieser Hautast tritt am Vorderrand des M. gracilis durch die Fascia lata zur Haut in der distalen Hälfte der medialen Fläche des Oberschenkels. Der R. posterior verläuft zwischen dem M. adductor brevis und dem M. adductor magnus und ist für die Innervation dieser Muskeln sowie des M. adductor minimus bestimmt. Ein R. articularis coxae zieht in die kaudalen Anteile der Hüftgelenkskapsel. Der längste Ast des N. obturatorius ist der R. articularis genu. Er durchbohrt den M. adductor magnus und liegt in der Fossa poplitea medial der Arterie. Seine vegetativen und sensiblen Neurone versorgen die dorsalen Anteile der Kniegelenkskapsel, das Lig. collaterale mediale und die Kreuzbänder.

Befunde

Klinik

Die Hauptaufgabe der vom N. obturatorius innervierten Muskeln ist die Adduktion des Oberschenkels. Die kürzeren Vertreter dieser Gruppe, M. obturatorius externus, M. pectineus und M. adductor brevis, unterstützen außerdem die Außenroller. Durch seine Beteiligung am Pes anserinus wird der M. gracilis noch zu einem Beuger und Innenroller des Kniegelenkes. An der Innervation des M. adductor longus beteiligt sich der N. femoralis. An der des M. adductor magnus beteiligt sich auch der N. ischiadicus. Bei einer Lähmung des N. obturatorius wird beim Gehen das Bein während der Schwungphase wegen des Übergewichtes der Abduktoren vermehrt zirkumduziert. Im Weiteren ist eine Atrophie der Adduktoren sowie eine Abschwächung des Adduktorenreflexes vorhanden. Konstant besteht auch ein Ausfall der Sensibilität in einem Handteller großen Bezirk an der Innenseite des Knies (s. Abb. 5.**5.15b**).

Obturatoriusneuralgie (Howship-Romberg-Phaeno-men). Verschiedene Ursachen können auch zu Schmerzen im Kniegelenk führen, da dessen Hinterseite von einem Gelenkast aus dem R. posterior des N. obturatorius versorgt wird. Wenn z. B. als Komplikation nach einer urologischen Operation eine Ostitis pubis sich entwickelt, bewirken die Schwellung und der entzündliche Reiz u. U. Schmerzen im Obturatoriusgebiet und Adduktorenspasmen. Schmerzen anderer Ursache sind z. B. Affektionen des Knies.

Besondere klinische Tests

Die Adduktoren des Oberschenkels können in Rückenlage getestet werden, wodurch auch ein Vergleich von rechts und links möglich wird (Abb. 5.**5.16a**). Beim Prüfen in Seitenlage versucht der Untersucher, den Patienten, der das Bein adduziert fixieren soll, an dessen Fuß in die Höhe zu heben: Das gestreckte Bein stellt dann einen Hebelarm dar. Bei intakten Adduktoren kann der ganze Patient *en bloc* von der Unterlage hochgekippt werden. Bei einer Adduktorenparese gibt das betroffene Bein im Hüftgelenk aber nach (Abb. 5.**5.16b**).

Elektrophysiologische Befunde

Als elektrophysiologische Untersuchungen bietet sich einzig die Nadelmyographie der entsprechenden Muskeln an.

Synopsis (Tab. 5.**5.5**)

Ursachen

Traumatische Ursachen

Zu einer Parese des N. obturatorius kann es sowohl nach Beckenfrakturen, aber auch in der Schwangerschaft und bei der Geburt kommen.

Postoperativ kommen evtl. beidseitige Obturatoriusparesen nach Totalexstirpation der inneren Genitalien, im Rahmen einer Blasenplastik, nach offener wie nach laparoskopischer pelviner Lymphadenektomie und im Rahmen einer radikalen Prostatektomie vor.

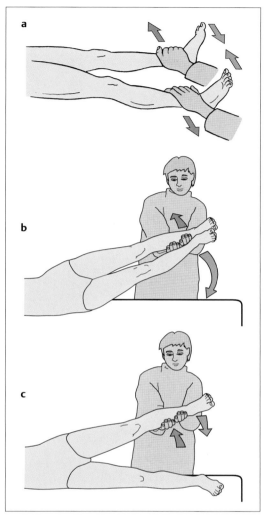

Übrige Ursachen

Obturatoriusparesen finden sich bei einer Hernia obturatoria, bei Tumoren des kleinen Beckens oder bei Metastasen in der knöchernen Umrandung des Foramen obturatorium. Diagnostische Klärung bringen eine CT oder ein MRI des Beckens.

Therapie

Bei scharfer Durchtrennung z. B. durch operative Eingriffe im Becken kann eine Kontinuitätswiederherstellung erwogen werden. Die Indikation ist wegen der nicht sehr gravierenden Funktionsstörung eine relative.

Differenzialdiagnose

Die Zirkumduktion bei Obturatoriusparese kann gegenüber einer ähnlichen, i. d. R. allerdings ausgeprägteren Gangart bei zentraler Hemiparese leicht abgegrenzt werden.

5.5.8 N. gluteus superior (L 4 – S 1)

Anatomie

Der Nerv tritt mit der gleichnamigen Arterie und Vene durch das Foramen suprapiriforme und begibt sich in die Bindegewebsschicht zwischen dem M. gluteus medius und minimus (Spatium intergluteale) (Abb. 5.**5.17**). Er versorgt die kleinen Glutealmuskeln und erreicht mit seinem Endast den M. tensor fasciae latae.

Abb. 5.**5.16a – c**   Funktionsprüfung Oberschenkeladduktoren.
a In Rückenlage, Vergleich re. und li.
b In Seitenlage bei intakter Kraft.
c Bei Parese der Adduktoren.

Tabelle 5.**5.5**   Synoptische Darstellung der Auswirkungen einer N.-obturatorius-Läsion

Läsionsort	Befund	Funktionsausfall
Nervenstamm	Atrophie der Adduktoren. Beim Gehen vermehrte Zirkumduktion des Beines	Adduktion des Oberschenkels gegen Widerstand reduziert. Adduktorenreflex fehlend oder vermindert (Adduktor magnus wegen der Mitinnervation durch den N. ischiadicus nie vollständig gelähmt). Sensibilitätsstörung Innenseite Knie

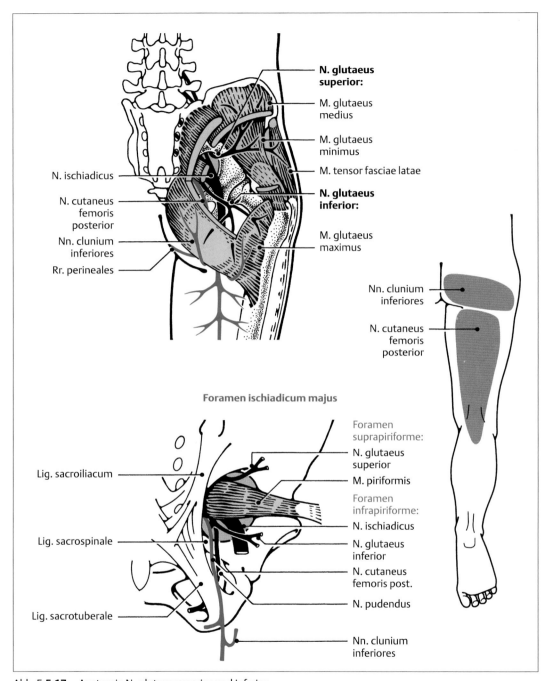

Abb. 5.**5.17**   Anatomie N. gluteus superior und inferior.

Befunde

Klinik

Die bei der N.-gluteus-superior-Parese resultierende Abduktionsschwäche im Hüftgelenk äußert sich v. a. beim Gehen: Wenn das Bein der paretischen Seite als Standbein benutzt wird, sinkt beim Gehen das Becken auf die Schwungbeinseite ab, da die paretischen Mm. glutaei medius und minimus es nicht zu halten vermögen. Dieses Seitwärtskippen des Beckens bei jedem Schritt, das *Trendelenburg-Zeichen*, der Watschelgang, ist in Abb. 5.**5.18** dargestellt. Manche Patienten kompensieren dieses Absinken des Beckens, indem sie beim Belasten der paretischen Seite gleichzeitig den Rumpf abnorm stark auf diese Seite hinüberneigen (*Duchenne-Zeichen*) (Abb. 5.**5.18b**). Das Trendelenburg-Hinken ist klinisch oft schon eindrücklich. Bei vollständiger Durchtrennung stellt sich eine allerdings wenig ins Auge fallende Atrophie der lateralen Hüftpartie oberhalb des Trochanter major ein.

Besondere klinische Tests

Beim Gehen kann schon das Trendelenburg- oder das Duchenne-Hinken auffallen. Beim Einbeinstand sieht man von hinten entweder ein Absinken des Beckens, dabei werden die Hände des Untersuchers horizontal auf dem Beckenkamm des Patienten beiderseits aufgelegt, oder der Patient muss sich auf die Seite des Standbeines hinüberneigen, um dies zu verhindern. Am auf der gesunden Seite liegenden Patienten testet man die Kraft für die Abduktion des gestreckten Beines (Abb. 5.**5.19**). Am sitzenden Patienten kann die Funktion des M. gluteus medius als Innenrotator getestet werden (Abb. 5.**5.20**).

Elektrophysiologische Befunde

Als elektrophysiologische Untersuchungen bietet sich einzig die Nadelmyographie der entsprechenden Muskeln an.

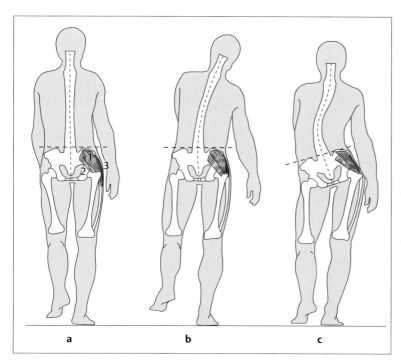

Abb. 5.**5.18a – c**   Gangstörung bei Schwäche der Hüftabduktoren (insbesondere des M. gluteus medius, N. gluteus superior). Normalerweise sinkt das Becken nicht auf die Seite des Schwungbeines ab (**a**). Bei leichter Parese wird durch Hinüberneigen des Oberkörpers auf die Seite des Standbeines ein Absinken des Beckens gegen die Schwungbeinseite hin verhindert (Duchenne-Hinken) (**b**). Bei starker Parese sinkt das Becken bei jedem Schritt auf die Schwungbeinseite hin ab (positives Trendelenburg-Zeichen) (**c**) (aus M. Mumenthaler: Neurologische Differentialdiagnostik, 4. Aufl. Thieme, Stuttgart 1997).
1 M. gluteus medius
2 M. gluteus minimus
3 M. tensor fasciae latae

a   b   c

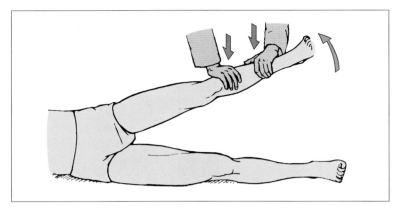

Abb. 5.**5.19**   Untersuchung der Oberschenkelabduktoren (vor allem Mm. gluteus medius und minimus: N. gluteus superior) in Seitenlage.

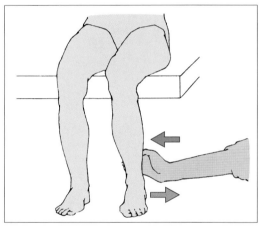

Abb. 5.**5.20**   Untersuchung der Innenrotation des flektierten Hüftgelenkes (vor allem M. gluteus medius: N. glutaeus superior).

*Synopsis (Tab. 5.**5.6**)*

Ursachen

Diese decken sich weitgehend mit jenen bei Läsionen des N. gluteus inferior (s. u.).

Therapie

Die operative Therapie mit Darstellung des N. gluteus superior transgluteal ist schwierig. Insbesondere nach schweren Verletzungen, wenn ausgedehnte Narben vorliegen, besteht die Gefahr der

zusätzlichen Verletzung des Nervs während der Präparation.

Differenzialdiagnose

Hierzu gelten sinngemäß die Ausführungen, die im Zusammenhang mit der Differenzialdiagnose einer N.-gluteus-inferior-Parese auf S. 186 gemacht werden.

5.5.9 N. gluteus inferior (L 5 – S 2)

Anatomie

Der Nerv verlässt das Becken durch das Foramen infrapiriforme dorsal vom N. ischiadicus und zweigt sich in mehrere Äste auf, die den M. gluteus maximus innervieren (s. Abb. 5.**5.17**). Einzelne Äste gehen zur Kapsel des Hüftgelenkes.

Befunde

Klinik

Durch eine Parese des N. gluteus inferior kommt es zu einem Ausfall des M. gluteus maximus. Dadurch wird die Streckung der Hüfte hochgradig behindert. Der Patient wird aus dem Sitzen nicht mehr aufstehen und nicht mehr eine Treppe hinaufgehen können. Die Infraglutäalfalte ist auf der paretischen Seite tiefer (Abb. 5.**5.21a**). Die Vertiefung in der seitlichen Glutäalregion, dorsal vom Trochanter major

Tabelle 5.**5.6** Synoptische Darstellung der Auswirkungen einer N.-gluteus-superior-Läsion

Läsionsort	Befund	Funktionsausfall
Nervenstamm	Atrophie seitliche Beckenregion oberhalb Trochanter major. Beim Gehen Absinken des Beckens (Trendelenburg-Zeichen) oder Hinüberneigen des Rumpfes (Duchenne-Hinken) auf die gesunde Seite	Abduktionsschwäche Bein. Keine sensible Störung

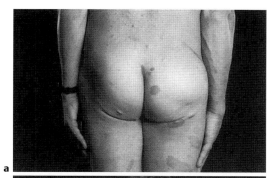

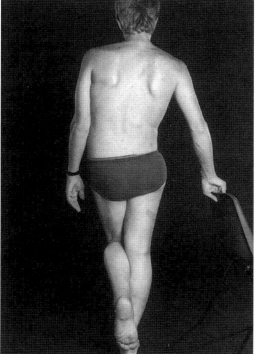

a

b

beim Anspannen des Muskels, fehlt auf der gelähmten Seite. Die Sensibilität ist intakt.

Besondere klinische Tests

Der auf dem Bauche liegende Patient wird aufgefordert, das gestreckte Bein gegen den Widerstand des Untersuchers von der Unterlage abzuheben (Abb. 5.**5.22**). Durch die gestreckte Haltung des Knies werden die vom N. ischiadikus innervierten isciokruralen Muskeln gedehnt und haben stellungsbedingt einen geringeren Wirkungsgrad. Sie tragen damit weniger zur Streckung der Hüfte bei.

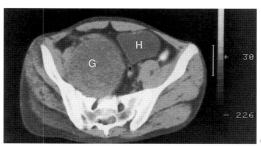

c

Abb. 5.**5.21a – c** 25-jähriger Patient mit Morbus Recklinghausen. Klinisch bestand unter anderem eine Läsion des N. gluteus inferior mit Parese des M. gluteus maximus (**a**) sowie eine Läsion des N. gluteus superior, was zu einem Trendelenburg-Zeichen rechts (**b**) führte. Die ätiologische Diagnose ergab sich einerseits aus den zahlreichen Café-au-lait-Flecken (**a**), andererseits aus dem CT (**c**), welches das große Neurinom im linken kleinen Becken zeigte (aus M. Mumenthaler: Didaktischer Atlas der klinischen Neurologie, 2. Aufl. Springer, Heidelberg, 1986).

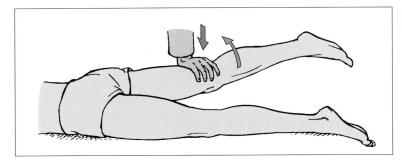

Abb. 5.5.22   Untersuchung der Hüftstrecker (vor allem M. gluteus maximus: N. gluteus inferior).

Tabelle 5.5.7   Synoptische Darstellung der Auswirkungen einer N.-gluteus-inferior-Läsion

Läsionsort	Befund	Funktionsausfall
Nervenstamm	Glutäalfalte steht tiefer. Beim Versuch zur Kontraktion fehlt die Einziehung hinter dem Trochanter major	Hochgradige Schwäche für das Strecken der Hüfte. Kein Sensibilitätsausfall

Elektrophysiologische Befunde

Als elektrophysiologische Untersuchung bietet sich einzig die Nadelmyographie der entsprechenden Muskeln an.

Synopsis (Tab. 5.5.7)

Ursachen

Eine Läsion des N. gluteus superior oder/und inferior kann z. B. durch eine mechanische Verletzung beim Austritt der Nerven durch das Foramen ischiadicum majus zustande kommen, wobei auch der N. ischiadicus oder der N. cutaneus femoris posterior mitbetroffen sein können. Auch im Rahmen der Entbindungslähmungen werden die Nn. glutaei gelegentlich mitbetroffen. Eine Einklemmungsneuropathie des N. gluteus superior, Evtl. zugleich mit dem N. gluteus inferior im Foramen infra- bzw. suprapiriforme, wurde bei Patienten mit Spondylolisthesis beschrieben.

Injektionslähmungen der Nn. Glutaei. Zu einer manchmal isolierten Parese des N. gluteus superior und seltener des N. gluteus inferior kann es durch eine intraglutäale Injektion kommen. Die Lähmung tritt meist sofort nach der Injektion in Erscheinung, wird aber im Gegensatz zur N.-ischiadicus-Läsion so gut wie immer im Verlauf von ein bis zwei Jahren befriedigend kompensiert. Bei korrekt im oberen äusseren Quadranten und in Achsenrichtung ausgeführter Injektion kommt eine Lähmung mit Latenz höchstens dadurch zustande, dass die Injektionslösung zwischen Faszienblättern sich bis zum Nervenstamm oder lediglich zu peripheren Ästen des N. gluteus superior hin ausbreitet.

Die Injektion in eine Arterie des Gesäßes kann zum lokalen ischämischen Infarkt von Muskeln und anderen Weichteilen führen mit einer eindrücklichen Blauverfärbung der Haut, dem Nicolau-Syndrom (s. Abb. 5.5.27).

Therapie

Für die operative Therapie gelten sinngemäß die gleichen Ausführungen wie für Läsionen des N. gluteus superior.

Differenzialdiagnose

Glutäusparesen müssen u. a. von einer Beckengürtelform der progressiven Muskeldystrophie und anderen proximalen Myopathien abgegrenzt werden.

5.5.10 N. ischiadicus (L 4 – S 3)

Anatomie

Der N. ischiadicus (Abb. 5.**5.23**) ist der kräftigste und längste periphere Nerv. Er wird aus sämtlichen ventralen Ästen des Plexus ischiadicus gebildet und verlässt das Becken durch das Foramen infrapiriforme. In der Gesäßregion zieht er zunächst etwas lateralwärts, um dann in die Längsrichtung des Oberschenkels umzubiegen. Dabei überquert er die Sehne des M. obturatorius internus mit den beiden Mm. gemelli und am Übergang zum Oberschenkel den M. quadratus femoris. An dieser Stelle liegt er etwa in der Mitte, häufig im medialen Drittel der Verbindungslinie zwischen Tuber ischiadicum und Trochanter major. Auf dieser ganzen Strecke wird der N. ischiadicus vom M. gluteus maximus bedeckt.

Unter diesem von einer kräftigen Faszie umhüllten Muskel liegt ein von lockerem Binde- und Fettgewebe gefüllter Raum, das Spatium subgluteale. Das lockere Gewebe bildet ein Gleitlager und enthält außer den Nerven reichlich Arterien und Venen. Da sich innerhalb dieser Schicht Krankheitsprozesse wie auch Injektionslösungen leicht ausbreiten und verteilen, ist die Kenntnis der Grenzen und Kommunikationen des Spatium subglutaeale von praktischer Bedeutung.

Beim Verlassen des Spatium subgluteale wird der N. ischiadicus spitzwinklig vom Caput longum des M. biceps femoris überkreuzt und liegt von da an in der Tiefe der Flexorenloge. In wechselnder Höhe des Oberschenkels, spätestens aber vor dem Übertritt in die Fossa poplitea, teilt er sich in seine beiden Endäste. Bereits proximal von der Teilungsstelle kann man die abgehenden Muskeläste der Tibialis- oder der Fibularisportion zuordnen. Aus der Tibialisportion werden der M. semitendinosus, der M. semimembranosus, der lange Kopf des M. biceps femoris und ein Teil des M. adductor magnus versorgt. Die Fibularisportion entlässt Rr. musculares zum Caput breve M. bicipitis und Rr. articulares zum Kniegelenk.

Der N. ischiadicus innerviert motorisch die ischiokrurale Muskulatur und sämtliche Muskeln des Unterschenkels und des Fußes. Sensibel wird vom N. ischiadicus ein großer Teil der Haut an der lateralen und der dorsalen Fläche des Unterschenkels sowie die Haut des Fußes versorgt mit Ausnahme der medialen Knöchelregion und eines schmalen Streifens am medialen Fußrand, die vom N. saphenus innerviert werden.

Die Gefäßversorgung des N. ischiadicus erfolgt über die A. comitans N. ischiadici, einem Ast der A. glutea inferior. Distalwärts anastomosiert diese mit Ästen aus der A. circumflexa femoris medialis und den Aa. perforantes.

Endäste des N. ischiadicus. Endäste des N. ischiadicus sind der N. fibularis (peroneus) communis und der N. tibialis. Die zu den beiden Ischiadikusästen gehörenden Nervenfasern sind weit proximal im Nervenstamm bereits gebündelt. Vielfach ist schon eine deutliche morphologische Trennung der zwei Hauptäste in Höhe des Austrittes durch das Foramen infrapiriforme feststellbar.

Befunde

Klinik

Eine Läsion des Stammes des N. ischiadicus hat zunächst eine Schädigung der im Ischiadicusstamm bereits als einheitliches Bündel verlaufenden Fasern seiner beiden Endäste N. fibularis (peroneus) (s. Abb. 5.**5.36**) und N. tibialis (s. Abb. 5.**5.29**) zur Folge. Die daraus resultierende klinische Symptomatologie wird in den entsprechenden Abschnitten unten geschildert. Darüber hinaus führt eine proximale Schädigung des Ischiadicusstammes nach seinem Austritt aus dem Becken zu einer Parese der ischiokruralen Muskeln, d. h. des lateral am Unterschenkel ansetzenden M. biceps femoris und der medial ansetzenden Mm. semitendinosus und semimembranosus. Ein Ast des Tibialisanteiles innerviert auch den M. adductor magnus. Eine proximale Ischiadicusläsion wird also neben den Ausfällen am Unterschenkel und Fuß auch eine hochgradige Parese für das Flektieren des Knies zur Folge haben. Der Reflex des M. biceps femoris und der Mm. semitendinosus und semimembranosus ist abgeschwächt oder aufgehoben. Selbst bei vollständigem Ausfall der ischiokruralen Muskelgruppe ist eine Beugung des Knies noch möglich, da diese durch den M. sartorius (N. femoralis) und durch den M. gracilis (N. obturatorius) stattfinden kann. Damit ist das Gehen bei intakten Gesäßmuskeln auch bei vollständiger Fußlähmung noch möglich.

Die sensible Versorgung der Haut über dem Gesäß (Nn. clunium inferiores) und an der Oberschenkelrückseite wird durch den N. cutaneus femoris posterior besorgt. Dieser geht selbständig aus dem Plexus sacralis hervor und ist nicht ein Ischiadicusast. Da er aber diesem benachbart ist und medial

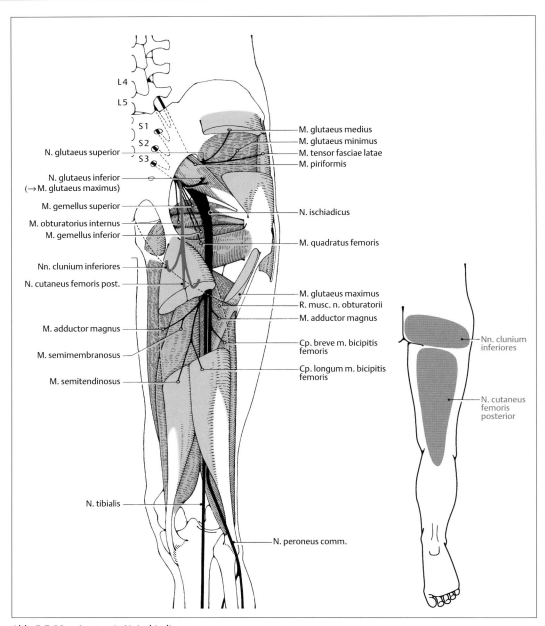

Abb. 5.**5.23**   Anatomie N. ischiadicus.

vom Ischiadicusstamm mit ihm zusammen aus dem Foramen infrapiriforme austritt, kann er hier mit verletzt werden. Dann finden sich auch entsprechende sensible Ausfälle am Gesäß und dorsal am Oberschenkel.

Besondere klinische Tests

Die Funktion der Kniebeuger testet man beim auf dem Bauch liegenden Patient. Man kann hierbei auch die Anspannung der Sehnen tasten, die medial (Mm. semitendinosus und semimembranosus) bzw. lateral (M. biceps femoris) die Begrenzung der Kniekehle bilden (Abb. 5.**5.24**).

Elektrophysiologische Befunde

Als elektrophysiologische Untersuchungen bietet sich bei proximalen Ischiadicusläsionen einzig die Nadelmyographie der entsprechenden Muskeln an.

Synopsis (Tab. 5.**5.8**)

Ursachen

Bei Hüftgelenktotalendoprothesen kommen Durchtrennungen bei der Ablösung der Außenrotatoren neben Druckschäden durch Instrumente und abgesplitterte Knochenfragmente vor. Hitzeschäden mit Denaturierung von Nervenproteinen sind bei der Polymerisation von Knochenzement möglich. Die größte pathogenetische Rolle spielen jedoch Dehnungs- und Zerrungsschäden bei Flexion von Hüftgelenk bzw. Extension des osteotomierten Oberschenkels nach distal. Verlängerungsteotomien des Femurs führen bei einer Längenzunahme von mehr als 3 cm fast regelmäßig zu Nervendehnungsschäden, sofern diese einseitig erfolgen, während protrahierte Dehnungen in wesentlich größerem Ausmaß toleriert werden.

Mechanische Schädigungen des N. ischiadicus durch Halteinstrumente, Bohrer, Sägen bzw. durch abgesprengte Knochenteile oder ausgedehnte Hämatome wurden nach verschiedenen Hüftoperationen beobachtet.

Eine einseitige schmerzhafte Ischialgie mit diffuser Atrophie der Beinmuskulatur kommt bei arteriosklerotischer Stenose der A. iliaca communis vor. Ein arterielles Aneurysma kann zu einer Ischiadi-

kuskompression mit Schmerzen und Parese führen. Eine vaskulitische Genese einer Ischiadikusneuropathie kommt z. B. im Rahmen einer Kollagenose vor.

Ischiadikussymptome kommen bei Tumoren in Nervennähe vor (Abb. 5.**5.25**) und selten bei Tumoren im Ischiadikusstamm, der mit dem CT oder dem MRT nachgewiesen werden kann (Abb. 5.**5.26**). Ein Tumor kann den Ischiadikus auch schon vor dem Verlassen des Beckens lädieren.

Eine Ischiadikusparese kann durch exogene Druckeinwirkung und Lagerung verursacht werden.

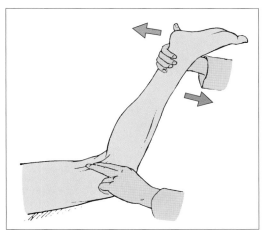

Abb. 5.**5.24** Untersuchung der Kniebeuger (v. a. Mm. semitendinosus, semimembranosus und biceps femoris: N. ischiadicus) in Bauchlage.

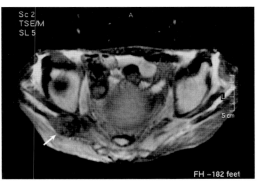

Abb. 5.**5.25** Metastase eines rectum-Karzinoms im N.ischiadicus rechts im MRT. (Bild wurde von Dr. Wohlgemuth, Klinik f.diagnostische Radiologie und Neuroradiologie, Dir. Prof. Dr. Bohndorf und Dr. Kretsschmar, Augsburg, zur Verfügung gestellt).

Tabelle 5.**5**.8   Synoptische Darstellung der Auswirkungen einer N.-ischiadicus-Läsion (mit N.-fibularis- bzw. N.-tibialis-Befall)

Läsionsort	Befund	Funktionsausfall
Beckenausgang	(Summe von N. fibularis communis- und N.-tibialis-Stamm-Läsionen)	Praktisch keine aktive Flexion des Knies mehr. Rest wie Summe von Fibularis-communis- und Tibialis-stamm-Läsion
N. fibularis communis (Kniekehle oder Fibulaköpfchen)	Fallfuß. Beim Gehen Steppern und Herunterhängen des lateralen Fußrandes in Supinationshaltung	Plegie für Dorsalextension des Fußes und der Zehen. Schwäche für Pronation des Fußes. Sensibler Ausfall lateraler Unterschenkel (bei Läsion proximal in Kniekehle und Fußrücken)
N. fibularis profundus	Fallfuß, jedoch keine Supinationshaltung	wie oben, aber kräftiges Anheben des lateralen Fußrandes möglich. Sensibilität nur dorsal an Fußrücken über erstem Spatium interosseum gestört
N. fibularis profundus am Fußrücken	Unauffällig	Plegie der kurzen Fußrückenmuskeln. Sensibilität wie oben
N. fibularis superficialis	Beim Gehen kein Steppern, aber Herunterhängen des lateralen Fußrandes	Schwäche für die Pronation des Fußes
N. tibialis proximal, z. B. in Kniekehle	Beim Gehen kein aktives Abrollen des Fußes Krallenstellung der Zehen	Unfähigkeit den Fuß und die Zehen aktiv zu flektieren und den Fuß zu supinieren. Unfähigkeit, die Zehen zu spreizen. Sensibilitätsausfall dorsal am Unterschenkel und an der Fußsohle
N. tibialis mitte Unterschenkel	Krallenstellung der Zehen (s. Abb. 5.**5**.30)	Geringfügige Plantarflexionsschwäche des Fußes, eventuell Supinationsschwäche. Plantarflexionsschwäche der Zehen. Sensibler Ausfall ganze Fußsohle
N. tibialis hinter Malleolus internus	oft Schmerzsyndrom und trockene Fußsohlenhaut	Parese für das Spreizen der Zehen. Sensibilitätsausfall Fußsohle (eventuell aber nicht an der Ferse)

Besonders bei Kindern und mageren Menschen reicht manchmal bereits das längere Sitzen auf einer harten Unterlage aus. Häufiger sind solche Kompressionsschäden bei komatösen oder narkotisierten Patienten.

In Steinschnittlage auftretende Ischiadikusparesen beruhen auf einer Überdehnung des Nervs infolge starker Außenrotation und/oder übermäßiger Flexion der gestreckten Beine im Hüftgelenk.

Zyklisch-progrediente Schmerzen und Lähmungserscheinungen im Ischiadikusgebiet bei Frauen können bei Endometriose innerhalb der Nervenscheiden des Ischiadikusstammes auftreten.

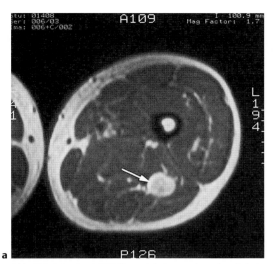

Abb. 5.**5.26** Im MRT lässt sich besonders deutlich in den T$_2$-gewichteten Sequenzen ein operativ bestätigtes, 3x3x2,5 cm messendes Neurinom des linken N. ischiadicus 18 cm distal des Tuber ischiadicum nachweisen. Der 57-jährige Patient hatte hartnäckige Schmerzen im Ischiadikusgebiet links, aber auch elektrisierende Sensationen im linken Fuß beim Sitzen auf einer harten Stuhlkante (MRT aus dem Institut für Diagnostische Radiologie der Universität Bern, Direktor Prof. P. Vock).

5.5.11 Piriformis-Syndrom

Dieses 1947 von Robinson beschriebene Beschwerdebild ist durch das Auftreten intensiver lokaler Schmerzen in der Glutäalregion charakterisiert. Die Beschwerden entwickeln sich manchmal im Anschluss an ein Trauma der Gesäßgegend. Sie wurden auch im Anschluss an länger dauernden Druck durch eine Toilettenbrille, durch eine Brieftasche oder durch eine Münzbörse beobachtet. Die Schmerzen strahlen zeitweise gegen das Sakrum, gegen das Hüftgelenk und manchmal auch in das Bein hinunter aus und werden durch Bücken und Heben von Lasten verstärkt. Bei der Untersuchung findet sich ein gut lokalisierbarer Druckschmerz im Bereich des Foramen ischiadicum majus und in der gleichen Zone eine Schmerzhaftigkeit bei forcierter Flexion der Hüfte und bei Innenrotation derselben. Unser Eindruck ist allerdings, dass dieses Syndrom eher zu oft diagnostiziert wird.

Injektionsschäden des N. ischiadicus

Häufigkeit

Unter den Schädigungen durch intramuskuläre Injektionen ist die Ischiadicusläsion die Häufigste.

Pathomechanismus. Das Auftreten solcher Spritzenlähmungen ist v. a. von der Injektionsstelle und der Nadelrichtung abhängig. Der N. ischiadicus verläuft nach seinem Austritt aus dem Becken unter dem M. gluteus maximus zur Rückseite des Oberschenkels. Eine Nervenläsion ist bei intraglutäaler Injektion im unteren medialen Quadranten möglich. Bei schräger Stichrichtung kann der Nerv auch beim Einstich in die übrigen Quadranten des Gesäßes erreicht werden.

Pathologische Anatomie. Es kommt zu einer intensiven Fremdkörperreaktion um den Nerv herum. Der Nerv wird durch das entstehende dichte narbige Bindegewebe stranguliert, wobei sich die Fibrose auch in die Nervenfaserbündel hinein fortsetzt.

Klinisches Bild. Die Spritzenlähmung des N. ischiadicus ist meist durch einen während der Einspritzung auftretenden und in das Bein ausstrahlenden Sofortschmerz charakterisiert, der oft vom Patienten als *Stromschlag* bezeichnet wird. Unmittelbar darauf folgen sensible und motorische Ausfallserscheinungen. Bei etwa 10 % der Fälle kommt es erst nach einem freien Intervall von Stunden oder gar Tagen zu Paresen. Da der Peroneusanteil des Nervs meist stärker geschädigt ist, dominieren i. d. R. Paresen der Fuß- und Zehenstrecker neben Hautempfindungsstörungen am medialen Fußrücken. Bei Schädigungen nur eines oder weniger Nervenfaszikel können wie ausgestanzt wirkende Ausfälle vorkommen.

Häufig sind die Schmerzen in Hautarealen von nur leichter geschädigten Nervenanteilen besonders intensiv. Bei Fällen von sofortigen schweren Ausfallserscheinungen können Schmerzen fehlen. Es stellen sich jedoch einige Tage oder Wochen später i. d. R. Schmerzen ein, sobald eine partielle Funktionsrückkehr reversibel geschädigter Fasern stattgefunden hat. Die Schmerzen entsprechen später meist dem Typ der Kausalgie und Hyperpathie.

Der Schweregrad der Nervenschädigung variiert von der leichten, rasch reversiblen Irritation von Nervenfasern über einen nach Wochen bis wenigen Monaten reversiblen Leitungsblock bis hin zur Degeneration der lädierten Nervenanteile. Die Prognose ist ungünstig bei Degeneration der lädierten Nervenanteile, zumal sich die intraneurale Fibrose negativ auf die Regenerationsvorgänge auswirkt, sodass mit bleibenden Funktionsausfällen zu rechnen ist.

Die einfachste und sicherste Unterscheidungsmöglichkeit von Spritzenlähmungen des N. ischiadicus gegenüber radikulär bedingten Lähmungen besteht in der Beachtung der Schweißsekretion: Eine Anhidrose der Fußsohle beweist, dass die Läsion außerhalb der Wirbelsäule gelegen ist.

Etwas Besonderes stellt das Auftreten einer oft ausgedehnten Gewebsnekrose von Muskeln und Haut nach einer intraglutäalen Injektion dar. Diese Embolia cutis medicamentosa, das Nicolau-Syndrom, ist auf eine intraarterielle Injektion zurückzuführen, wobei der Injektionsort topographisch korrekt sein kann. Charakteristisch sind der intensive Sofortschmerz, eine lokale Schwellung, livide Marmorierung der Haut und bald eine Nekrose (Abb. 5.**5.27**). Die Prognose ist schlecht.

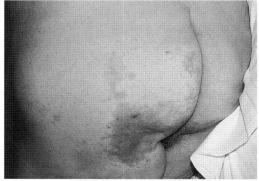
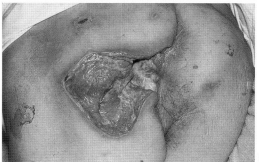

Abb. 5.**5.27a – b**   Livido racemosa mit Schwerpunkt im unteren inneren Gesäßquadranten (**a**). Lokaler Befund nach operativer Entfernung der faustgroßen demarkierten Weichteilnekrose (**b**).

Therapie der Spritzenlähmungen

Bis zum Zeitpunkt der etwaigen Funktionsrückkehr müssen Muskeln und Gelenke in einem funktionstüchtigen Zustand gehalten werden. Bei inkompletten Paresen ist eine konsequente krankengymnastische Übungsbehandlung indiziert, um Kontrakturen und Muskelatrophien entgegenzuwirken. Beim häufigsten Schmerztyp, der Kausalgie, versagen die üblichen Analgetika oder zeigen nur einen kurzfristigen Effekt. Aus diesen Gründen empfiehlt sich eine thymoleptische Schmerztherapie, möglicherweise in Kombination mit einem Antiepileptikum.

Sobald es klar ist, dass eine ausgedehnte Ischiadikusläsion gesetzt worden ist, empfehlen einzelne Autoren eine frühzeitige Exploration und Neurolyse, ohne dass deren Erfolg nachgewiesen ist.

Prophylaxe

Spritzenschäden des N. ischiadicus sind bei Injektion in den oberen äußeren Gesäßquadranten vermeidbar, sofern der Einstich in Bauchlage und mit sagitaler Stichhaltung erfolgt. Als bessere Alternative hat sich die von Hochstetter empfohlene ventrogluteale Technik mit Injektion in den vorderen Anteil der Mm. gluteii medius et minimus bewährt, und zwar bei Seiten- oder Rückenlagerung des Patienten (Abb. 5.**5.28**).

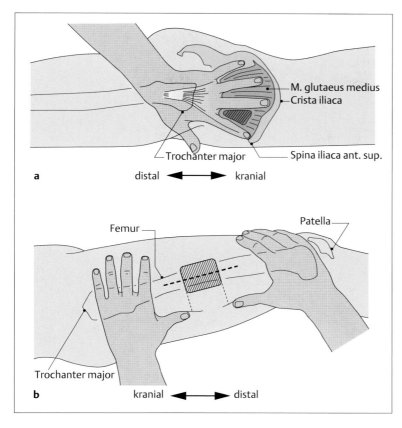

M. glutaeus medius
Crista iliaca

Trochanter major
Spina iliaca ant. sup.

a   distal ◄——► kranial

Femur

Patella

Trochanter major

b   kranial ◄——► distal

Abb. 5.**5.28a – b**   Technik der intramuskulären Injektionen. Der Injektionsort ist schraffiert hervorgehoben. Die Nadel soll senkrecht zur Körperoberfläche vorgestoßen werden. Die Injektion in den oberen äußeren Quadranten des Gesäßes (**a**) kann mit der gezeigten Technik auch beim Patienten in Rückenlage ausgeführt werden. Der Ansatz des M. gluteus medius ist unter der Hand des Arztes hindurch sichtbar gezeichnet worden. (**b**) Injektion in die laterale Oberschenkelmuskulatur (nach Müller-Vahl).

Therapie der Ischiadikusverletzungen

Operative Maßnahmen

Glatte Durchtrennungen und kleinere Defekte werden durch End-zu-End-Neurorrhaphie bei leichter Beugung des Kniegelenkes behandelt. Größere Defekte erfordern die Durchführung einer Nerventransplantation.

Differenzialdiagnose

Bei sorgfältiger Untersuchung kann kaum eine andere Monoparese eines Beines mit einer N.-ischiadicus-Läsion verwechselt werden.

5.5.12 N. tibialis (L 4 – S 3)

Anatomie

Dieser Nerv entstammt der ventralen Schicht des N. ischiadicus (Abb. 5.**5.29**). Im Fall einer hohen Teilung verlässt er das Becken bereits als selbständiger Stamm durch das Foramen infrapiriforme. Spätestens beim Eintritt in die Fossa poplitea wird er zu einem selbständigen Nervenstamm, der in der Richtung der Längsdiagonale durch die Kniekehle zieht. Er liegt dabei direkt unter der Faszie: In der Tiefe und nach medial gestaffelt folgen die V. und A. poplitea. In der Kniekehle gehen aus dem N. tibialis zwei oder mehr Rr. articulares genu zum Kniegelenk ab.

In der proximalen Hälfte der Kniekehle gibt der N. tibialis den N. cutaneus surae medialis ab. Erst in Höhe der Achillessehne durchbohrt er die Faszie

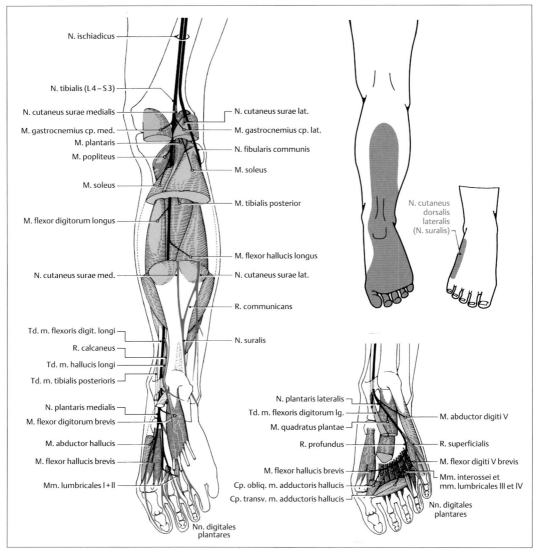

Abb. 5.**5.29**   Anatomie N. tibialis.

und verbindet sich mit dem R. communicans peroneus aus dem N. cutaneus surae lateralis zum N. suralis. Der N. suralis zieht gemeinsam mit der V. saphena parva lateral von der Achillessehne in den retromalleolaren Sulkus, von wo er Hautäste an die laterale Fläche der Ferse (Rr. calcanei laterales), an den seitlichen Fußrand und an die Außenfläche der kleinen Zehe abgibt (N. cutaneus dorsalis lateralis). Das sensible Versorgungsgebiet dieser Nerven kann

aber auch weiter nach medial übergreifen (Kompressionssyndrom s. S. 201). Distal in der Fossa poplitea zweigen vom N. tibialis zahlreiche Rr. musculares an die oberflächlichen Flexoren ab. Mit mehreren Ästen werden der mediale und laterale Gastroknemiuskopf, der M. soleus und der M. plantaris versorgt. Ein tiefer Ast für den M. popliteus setzt sich in den N. interosseus cruris fort, der auf der Membrana interossea distalwärts bis zum oberen

Sprunggelenk reicht und auf diesem Wege die benachbarten Gefäße und Knochen innerviert.

Der Stamm des N. tibialis verlässt die Rautengrube unter den beiden Gastroknemiusköpfen und tritt unter dem Arcus tendineus M. solei in die tiefe Flexorenloge über. Im Bereich des Unterschenkels liegen diese Leitungsbahnen zwischen dem langen Großzehen- und dem langen Zehenbeuger. Der Nerv hält sich an die laterale Seite der Arterie. Mehrere Äste gehen an die tiefen Flexoren (M. tibialis posterior, M. flexor digitorum longus und M. flexor hallucis longus) und an den M. soleus.

Im retromalleolaren Bereich, liegen Gefäße und Nerv ziemlich oberflächlich unter dem Retinaculum Mm. flexorum. Dieses haftet am Periost beider Unterschenkelknochen und gliedert zusammen mit bindegewebigen Septen den Canalis melleolaris medialis in mehrere Fächer. Das Fach für den Gefäß-Nerven-Strang liegt zwischen den Räumen für die Sehne des M. flexor digitorum longus und M. flexor hallucis longus. Am medialen Fußrand bildet der M. abductor hallucis die Wandung des Malleolenkanals. Beim Eintritt in den Malleolenkanal durchbohren die für die Haut an der medialen Fläche der Ferse und den anschließenden Teil der Fußsohle bestimmten Rr. calcanei mediales das Retinakulum. Im Kanal selbst teilt sich der N. tibialis in seine beiden Endäste, den N. plantaris medialis und N. plantaris lateralis, die unter dem M. abductor hallucis zur Fußsohle treten.

Der N. plantaris medialis tritt in den von der Plantaraponeurose größtenteils bedeckten Sulcus plantaris medialis zwischen M. abductor hallucis und M. flexor digitorum brevis ein. Hier teilt er sich in Nn. digitales plantares communes und proprii auf, die die laterale Seite der Großzehe bis mediale Seite der 4. Zehe einschließlich des Nagelbettes innervieren. Rr. musculares gelangen zum M. abductor hallucis, dem medialen Kopf des M. flexor hallucis brevis, dem M. flexor digitorum brevis und den Mm. lumbricales I und II. Rr. articulares ziehen zu den Tarsal- und Metatarsalgelenken. In seinem Innervationsmuster erinnert der N. plantaris medialis an den N. medianus der Hand.

Der N. plantaris lateralis zieht zwischen M. flexor digitorum brevis und M. quadratus plantae in den Sulcus plantaris lateralis und gibt auf diesem Wege Rr. musculares für den M. quadratus plantae und den M. abductor digiti minimi ab. Danach teilt er sich in einen R. superficialis und R. profundus. Der oberflächliche Ast bildet den N. plantaris communis, der sich in die Äste für die Kleinzehe und den lateralen Bezirk der 4. Zehe aufteilt. Vom R. superficialis werden auch die Mm. flexor digitorum minimi brevis, opponens digiti minimi sowie die beiden Mm. interossei des 4. Intermetatarsalraumes innerviert. Der R. profundus zieht mit dem gleichnamigen Ast der A. plantaris lateralis in eine Rinne zwischen Caput obliquum M. adductoris hallucis und Mm. interossei. Er innerviert die übrigen Interossei, sowie den M. adductor hallucis und die Mm. lumbricales II, III und IV. Das Innervationsmuster des N. plantaris lateralis erinnert an das Verhalten des N. ulnaris der Hand.

Das sensible Innervationsgebiet (s. Abb. 2.**1** sowie Abb. 5.**5.29**) erstreckt sich entlang der dorsalen Fläche des Unterschenkels über die Fersenregion auf die Fußsohle und die Beugeseite der Zehen. Wie bei den Fingern wird auch die Haut über der Streckseite des Zehenendgliedes von den Nerven der Beugeseite versorgt. Über den lateralen Fußrand greift die Innervationszone auf den Fußrücken über, insbesondere auch auf die Außenfläche und einen Teil der Streckseite der kleinen Zehe. Dagegen bleibt der mediale Fußrand dem N. saphenus überlassen. Als autonomes Feld des N. tibialis wird die Haut über der Planta pedis angegeben.

Klinik

Der N. tibialis innerviert alle Flexoren von Fuß und Zehen am Unterschenkel sowie die kleinen Fußmuskeln mit Ausnahme der Peroneus-innervierten Zehenextensoren am Fußrücken. Mit seinen sensiblen Endästen versorgt der N. tibialis die Haut am distalen Teil der Unterschenkel-Rückseite, die Haut der Ferse sowie der Fußsohle und die distale Dorsalseite der Zehen II-IV. Die vom N. tibialis versorgten Muskeln des Unterschenkels wirken als Beuger auf das obere und das untere Sprunggelenk und damit zwangsläufig auch als Supinatoren und Adduktoren. Die stärkste Supinationswirkung besitzt der M. tibialis posterior. Auch das Beugen, Spreizen und Adduzieren der Zehen wird ausschließlich von den vom N. tibialis versorgten Muskeln ausgeführt. Außerdem verspannen die Muskeln der Planta pedis zusammen mit den Sehnen des M. flexor hallucis longus und M. flexor digitorum longus den Längsbogen des Fußgewölbes. Eine besondere statische Aufgabe erfüllt der M. tibialis posterior, dessen Sehne das *Pfannenband* im Boden der vorderen Kammer des unteren Sprunggelenkes unterfängt und damit den Taluskopf und den medialen Fußrand anhebt. Ein Überwiegen des Tonus der Extensoren und der Peroneusgruppe beim Ausfall der Beuger führt zur Hackenfuß- und Knickfußstellung.

Das Lähmungsbild ist sowohl im Rahmen einer Ischiadikusparese als auch z. B. bei isolierter Läsion in der Kniekehle identisch. Wenn allerdings die Läsionsstelle im Unterschenkelbereich liegt, dann bewirken die intakten langen Zehenflexoren und die Peroneus-innervierten Extensoren eine Krallenstellung der Zehen (Abb. 5.**5.30**).

(Hinteres) Tarsaltunnelsyndrom

Dieses Lähmungsbild ist auf eine Läsion des N. tibialis hinter dem Malleolus internus zurückzuführen. Der N.-tibialis-Stamm verläuft gemeinsam mit den Sehnen des M. tibialis posterior und der Mm. flexores digitorum und hallucis longus sowie ihren Sehnenscheiden, zusammen mit der A. tibialis posterior und Begleitvenen hinter dem inneren Malleolus und unter dem Retinaculum musculorum flexorum (Lig. laciniatum). Da die Kompression entweder den ganzen Stamm des N. tibialis posterior oder aber weiter distal isoliert nur einen der beiden Nn. plantares betreffen kann, unterscheidet man gelegentlich auch ein proximales von einem distalen Tarsaltunnelsyndrom.

Klinik

Durch eine Kompression des N. tibialis bzw. seiner Äste, der Nn. plantares lateralis und medialis, kommt es zu schmerzhaften Missempfindungen der Fußsohle, manchmal auch nachts, die durch das Gehen verstärkt werden. Objektiv finden sich Sensibilitätsstörungen im Ausbreitungsgebiet der Nn. plantares, verminderte oder fehlende Schweißsekretion an der Fußsohle und eine Parese der kleinen Fußsohlenmuskeln (Abb. 5.**5.31**). Wie bei jeder distalen Tibialisparese findet sich eine Krallenzehenstellung (s. Abb. 5.**5.30**). Oft besteht eine Druckempfindlichkeit entsprechend dem Verlauf des N. tibialis.

Außer dieser durch objektiv fassbare neurologische Ausfälle gekennzeichneten Form gibt es Fälle, in denen die Patienten lediglich über schmerzhafte Sensationen in der Fußsohle, besonders beim Gehen klagen. Man findet eine Dolenz des Tibialisstammes hinter dem Malleolus. Die Beschwerden verschwinden bei einer Anästhesie des Nervs. Derartige Fälle

sind mit der Brachialgie ohne neurologische Ausfälle beim Karpaltunnelsyndrom vergleichbar. Ein operatives Vorgehen in solchen Fällen sollte allerdings erst beim Vorliegen eindeutiger pathologi-

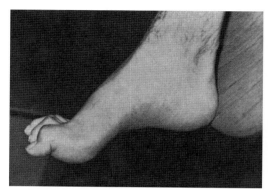

Abb. 5.**5.30**   21-jähriger Mann mit Druckläsion des rechten N. tibialis am Übergang vom mittleren zum distalen Drittel. Die Parese der kurzen Fußmuskeln bei intakten langen Zehenflexoren und intakten (fibularisinnervierten) Mm. extensores breves führt zur eindrücklichen Krallenstellung der Zehen (aus Fuhrmann u. Schliack: Krallenfußbildung bei distaler Tibialislähmung. Akt. Neurol. 7 [1980] 6).

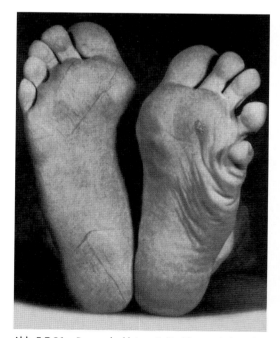

Abb. 5.**5.31**   Parese der kleinen Fußsohlenmuskeln rechts in einem Falle von Tarsaltunnelsyndrom (aus Mumenthaler u. Mitarb.: Schweiz. med. Wschr. 94 [1964] 681).

scher elektrophysiologischer Zusatzbefunde erwogen werden.

Pathogenese

Ein Tarsaltunnelsyndrom entsteht in den meisten Fällen im Gefolge einer traumatischen Läsion der Knöchelgegend, oft auch bloß einer Distorsio pedis. Viel seltener tritt dies spontan auf.

Hilfsuntersuchungen

Elektrophysiologisch erwartet man beim Tarsaltunnelsyndrom eine verlängerte distale Latenz und eine verzögerte sensible Leitgeschwindigkeit im distalen Segment. Vielfach sind die Ergebnisse der elektroneurographischen Untersuchung aber wenig ergiebig.

Therapie

Bei der operativen Freilegung dieser Gegend entspricht der Befund demjenigen des Karpaltunnelsyndroms.

Morton-Metatarsalgie

Eine Morton-Metatarsalgie ist Ausdruck einer isolierten Schädigung eines interdigitalen sensiblen Endastes des N. tibialis. Dieses Schmerzsyndrom ist auf ein kleines Neurom eines Digitalnerven zurückzuführen.

Klinik

4/5 der Patienten sind Frauen. Subjektiv empfinden die Patienten neuralgiforme, oft brennende Schmerzen an der Fußsohle, die meist in der Region des Köpfchens des III. und IV. Metatarsale und in den entsprechenden zwei Zehen lokalisiert werden. Der Schmerz tritt zunächst beim Gehen auf. Mit der Zeit kann sich aber auch ein Dauerschmerz einstellen, der sich dann auch nach proximal auszudehnen pflegt. Es findet sich gelegentlich ein Sensibilitätsausfall an den einander zugewandten Seiten der entsprechenden Zehen. Es kann durch Druck von der Sohle her oder durch Verschieben der Köpfchen

der Metatarsalia III und IV bzw. IV und V gegeneinander ein intensiver Schmerz ausgelöst werden.

Durch eine Testinjektion des entsprechenden plantaren Nervs mit Procain an oder proximal von seiner Gabelungsstelle im entsprechenden Interdigitalspalt von dorsal her werden die Beschwerden schlagartig behoben und gleichzeitig die Diagnose bestätigt.

Elektrophysiologisch kann die Affektion falls nötig auch bestätigt werden.

Therapie

In leichten Fällen kann durch Schuheinlagen mit retrokapitaler Abstützung und durch vorübergehende Entlastung eine Besserung erreicht werden. In Frühfällen ist auch eine wiederholte Infiltration mit Anästhetikum und Steroiden von dorsal her in das Spatium interosseum angebracht. Beim Fortbestehen störender neuralgiformer Schmerzen muss das Neurom exzidiert werden (Abb. 5.**5.32**).

Läsion der Endäste digitaler Nerven

Bei Druck durch schlecht passendes Schuhwerk, z. B. Ski- und Bergschuhe oder beim Vorliegen von Osteophyten der Phalangen kommen z. T. schmerzhafte Sensibilitätsstörungen im Ausbreitungsgebiet der Interdigitalnerven vor. Im Besonderen finden

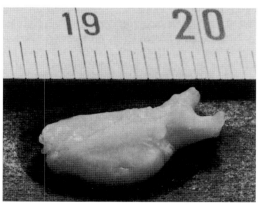

Abb. 5.**5.32** Exzidiertes Neurom eines Interdigitalnervs an der Verzweigung desselben in einem Fall von Morton-Metatarsalgie. (Operationspräparat Dr. A. Mumenthaler) (aus Mumenthaler, in Finke/Tölle: Aktuelle Neurologie und Psychiatrie. Springer, Berlin 1978).

sich Parästhesien und Sensibilitätsausfälle an der Innenseite der Großzehe.

Besondere klinische Tests

Bei einer N.-tibialis-Läsion kann zur Testung der üblicherweise sehr kräftigen Plantarflexoren des Fußes der Patient aufgefordert werden, sich auf nur einen Fuß zu erheben (Abb. 5.**5.33**) oder 10-mal auf einer Fußspitze zu hüpfen. Zur Testung der langen Zehenflexoren, die die Zehen in den Interphalangealgelenken beugen, flektiert der auf dem Rücken liegende Patient bei Rechtwinkelstellung des oberen Sprunggelenkes die Zehen gegen den Widerstand des Untersuchers (Abb. 5.**5.34**).

Der M. tibialis posterior geht hinter dem Malleolus internus an den medialen Fußrand und setzt hier an der medialen Fußwurzel am Os naviculare und am Os cuneiforme I (II und III) an sowie an Metatarsalia. Er flektiert den Fuß und hebt die mediale Fußkante, d. h. er supiniert ihn. Man testet seine Kraft, indem der Untersucher den Fuß des Patienten nach dorsal drückt und zugleich zu pronieren versucht (Abb. 5.**5.35**).

Elektrophysiologische Befunde

Diese wurden weiter oben beim Tarsaltunnelsyndrom schon beschrieben.

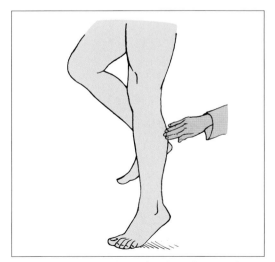

Abb. 5.**5.33**   Untersuchung der Plantarflexoren des Fußes (vor allem Mm. soleus und gastrocnemius: N. tibialis).

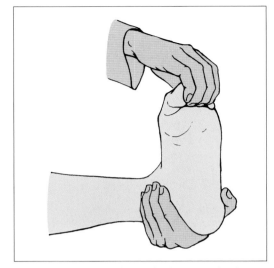

Abb. 5.**5.34**   Untersuchung der langen Zehenbeuger (N. tibialis), die in den Interphalangealgelenken flektieren.

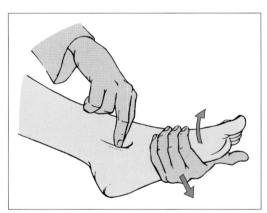

Abb. 5.**5.35**   Funktionsprüfung des M. tibialis posterior (N. tibialis). Der plantarflektierte Fuß wird supiniert (Heben des medialen Fußrandes).

Synopsis s.o. Tab. 5.**5.8**.

Ursachen

Frakturen. Suprakondyläre Femurfrakturen, Kniegelenkluxationen oder selten eine Tibiafraktur können zu Tibialisläsionen führen. Bei Frakturen des Malleolus medialis und der subtalaren Region kommt es primär oder im Verlauf des Heilungsprozesses zu einer Schädigung des N. tibialis.

Ärztliche Eingriffe. Ärztliche Eingriffe gefährden nur selten den N. tibialis. Injektionsschäden des N. ischiadicus tangieren selten einmal auch den N. tibialis. In seinem distalen Anteil ist der N. tibialis bei Osteosynthesen und bei Korrekturosteotomien gefährdet. Als Spätsyndrom kann sich nach solchen Eingriffen ein Tarsaltunnelsyndrom infolge Kompression des N. tibialis unter dem Retinaculum flexorum entwickeln. Der an der Unterschenkelrückseite zum Außenknöchel verlaufende N. suralis ist bei zahlreichen operativen Eingriffen gefährdet, so z. B. beim lateralen Zugang zum oberen Sprunggelenk und besonders häufig bei Varizenoperationen.

Druckschädigungen können den Tibialisstamm einmal in der Kniekehle treffen.

Therapie bei Tibialisläsionen

Diese ist von den Läsionsursachen und vom Läsionsort abhängig. Die Prognose operativer Eingriffe am N.tibialis ist im Allgemeinen gut und es kommt sehr häufig zur Funktionsrückkehr des M. triceps surae.

Differenzialdiagnose

Andere Ursachen einer Plantarflexionsschwäche des Fußes sind die allerdings immer beidseitigen, langsam progredienten Myopathien. Hier fehlen die Sensibilitätsstörungen. Eine rasch progrediente Parese der Wadenmuskulatur kann einmal als Initialsymptom einer ALS auftreten. Akut führt ein meist schmerzhafter Riss der Achillessehne zu einer nicht ganz vollständigen Plantarflexionsparese des Fußes. Eine Läsion der Wurzel S 1 hat eine oft deutliche Plantarflexionsschwäche der Füße und der Zehen zur Folge. Eine Sensibilitätsstörung der Fußsohle findet sich fast immer beidseitig z. B. bei einer Polyneuropathie.

5.5.13 N. fibularis (peroneus) communis (L 4 – S 2)

Anatomie

Der N. fibularis (peroneus) communis (L 4 – S 2) ist in Abb. 5.**5.36** dargestellt. Er folgt innerhalb der Fossa poplitea dem medialen Rand des M. biceps bis zum Caput fibulae, wo er in die Fibularisloge übertritt. Diese wird durch ein Septum intermusculare posterius cruris gegen die Flexorengruppe, durch ein Septum intermusculare anterius cruris gegen die Extensorengruppe abgegrenzt. Im Bereich des Caput fibulae liegt der N. fibularis (peroneus) communis dem Periost direkt auf. Im Bereich des Fibulariskröpfchens erfolgt die Aufteilung in einen N. fibularis (peroneus) profundus und superficialis. In der Kniekehle gehen vom Fibularisstamm außer den Rr. articulares für das Kniegelenk der N. cutaneus surae lateralis ab, der durch die Faszie an die Haut der lateralen Fläche des Unterschenkels bis zum Malleolus lateralis gelangt. Über einen R. communicans peroneus vereinigt er sich im Allgemeinen in Höhe der Achillessehne mit dem N. cutaneus surae medialis zum N. suralis.

N. fibularis (peroneus) superficialis. Dieser liegt proximal unter dem M. fibularis (peroneus) longus, weiter distal am Vorderrand des M. fibularis (peroneus) brevis (s. Abb. 5.**5.36**). Er gibt Rr. musculares an die Peroneusgruppe ab, ferner Hautäste für den Unterschenkel, den Fuß und die Zehen. Ein N. cutaneus dorsalis medialis zieht über den Fußrücken an den medialen Fußrand und die mediale Fläche der großen Zehe und mit einem lateralen Ast in das Spatium zwischen den Zehen II und III. Die Kontaktfläche zwischen der 1. und 2. Zehe hingegen wird vom Hautast des N. fibularis (peroneus) profundus innerviert. Der N. cutaneus dorsalis intermedius übernimmt die Hautinnervation der Streckseite der lateralen Hälfte der 3. Zehe, dazu die 4. und die mediale Hälfte der kleinen Zehe. Die Außenfläche der kleinen Zehe hingegen wird vom N. cutaneus dorsalis lateralis aus dem N. suralis versorgt.

N. fibularis (peroneus) profundus ist der motorische Nerv für die Extensorengruppe des Unterschenkels, die er nach dem Durchbohren des Septum intermusculare anterius erreicht (s. Abb. 5.**5.36**). Zwischen dem M. tibialis anterior und dem M. extensor hallucis longus zieht er auf der Membrana interossea distalwärts. Er gibt Äste an sämtliche Strecker ab. Auf seinem Verlauf überkreuzt er von lateral nach medial die A. tibialis anterior, mit der er über die Sprunggelenke auf den Fußrücken gelangt. Dort innerviert er den M. extensor hallucis brevis und den M. extensor digitorum brevis. Er gelangt dann mit der A. dorsalis pedis zum ersten Metatarsalraum, wo er sich in zwei Nn. digitales dorsales pedis aufspaltet. Die Nerven versorgen die einander zugekehrte Flächen der I. und II. Zehe. Es besteht eine Anastomose zum N. cutaneus dorsalis medialis.

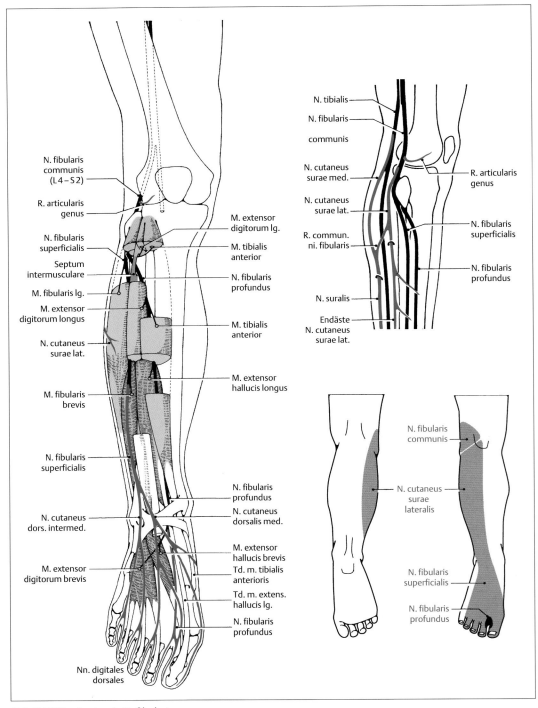

Abb. 5.**5.36**   Anatomie N. fibularis.

Befunde

Klinik

Bei einer Läsion des N. fibularis communis, sei es seines Anteiles im Ischiadicusstamm, sei es des distaleren selbständigen Nervenstammes, fallen alle langen Dorsalextensoren des Fußes und der Zehen, die Extensores digitorum und hallucis breves (Dorsalextension der Zehen I–IV im Grundgelenk) sowie die Mm. peronaei aus. Die ersteren sind Dorsalextensoren von Fuß und Zehen, die letzteren sind Plantarflexoren, zugleich aber auch Pronatoren des Fußes. Da die vom N. fibularis profundus innervierten Dorsalextensoren von Fuß und Zehen gelähmt sind, hängt der Fuß schlaff herunter, kann also nur noch mit der Spitze zuerst aufgesetzt werden. Der Fuß kann im Stand nicht aktiv dorsal extendiert werden (Abb. 5.**5.37**). Damit er nicht bei jedem Schritt mit der Fußspitze hängen bleibt, muss der Patient das Bein beim Gehen abnorm stark anheben, was als Steppergang (Gangart des Pferdes bei gewissen Übungen der Hohen Schule) oder Hahnentritt bezeichnet wird. Wenn nur der N. fibularis superficialis betroffen ist und dadurch die Mm. peronei ausfallen, dann wird der Fuß beim Gehen in abnormer Weise mit dem seitlichen Rand zuerst aufge-setzt. Bei Fibularisparesen ist die Sensibilität an der Haut dorsal über dem 1. Spatium interosseum (R. profundus) sowie an der lateralen Unterschenkelseite und am Fußrücken (R.superficialis) gestört.

Vorderes Tarsaltunnelsyndrom

So wird ein meist spontanes Kompressionssyndrom des gemischten Endastes des N. fibularis profundus am Fußrücken unter der Pars cruciformis vaginae fibrosae (Lig. cruciatum oder retinaculum extensorum) bezeichnet. Es ist durch Schmerzen und einen Sensibilitätsausfall über dem I. Spatium interosseum, Schmerzen über dem Fußrücken und einer subjektiv meist unbemerkten Parese der Mm. extensores digitorum breves gekennzeichnet. Wir konnten es nach einem Trauma des Fußes ohne Fraktur beobachten, wobei ein Knochenszintigramm eine lokale Aktivitätssteigerung ohne Fraktur ergab (Abb. 5.**5.38**).

Die Suralisläsion wird auf S. 206 beschrieben.

Läsion von Hautästen am Fußrücken. Durch ein lokales Trauma kann der N. cutaneus dorsalis intermedius des Fußrückens betroffen sein und zu einem hartnäckigen Schmerzsyndrom Anlass geben. Eine

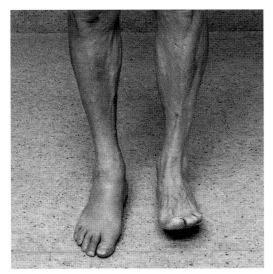

Abb. 5.**5.37** Fibularisparese rechts. Versuch, den Ha-ckengang auszuführen. Fußheberparese rechts. Am Fußrücken sind die Sehnen der Fuß- und Zehenextensoren nicht sichtbar.

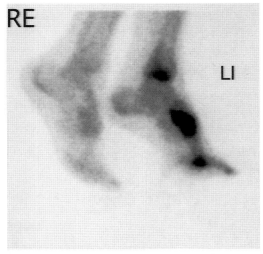

Abb. 5.**5.38** Knochenszintigramm bei vorderem Tarsaltunnelsyndrom links. (Röntgeninstitut der Klinik Bethanien, Zürich) Man beachte die vermehrte Anreicherung der distalen Tibia, der Fußwurzel und der Zehengrundgelenke.

sensible Lähmung der medialen Fläche der Hallux-
endphalanx entsteht durch den Druck harter Schu-
he bei osteophytischer Veränderung der Tuberositas
phalangis distalis oder auch bei Hallux valgus.

Besondere klinische Tests

Die Funktion des M. tibialis anterior wird am liegenden Patienten dadurch geprüft, dass der Fuß gegen
den Widerstand des Untersuchers dorsal extendiert
wird. Hierbei tastet man auch die Kontraktion des
Muskels in der Tibialisloge und die Anspannung der
Sehne über dem Sprunggelenk (Abb. 5.**5.39**). In ähnlicher Weise testet man die Extension der Großzehe
(M. extensor hallucis longus) und der übrigen Zehen
im Grundgelenk (M. extensor digitorum longus)
(Abb. 5.**5.40**).

Die Mm. peronei longus und brevis pronieren
den Fuß und extendieren ihn. Zum testen ihrer
Funktion muss der Patient diese kombinierte Bewegung gegen den Widerstand des Untersuchers ausführen (Abb. 5.**5.41**).

Elektrophysiologische Befunde

Bei Fibularisläsionen im Bereiche des Fibulaköpf-
chens kann häufig eine verzögerte Leitgeschwindigkeit in diesem Segment gefunden werden. In den
vom N. fibularis innervierten Muskeln finden sich
neurogene Veränderungen.

Synopsis s.o. Tab. 5.**5.8**

Ursachen

Alle jene Lähmungsursachen, die zu einer Ischiadicusläsion führen, können auch eine isolierte Fibularisparese verursachen.

Schädigungen des Fibularisstammes. Die häufigste Ursache einer isolierten Fibularislähmung ist eine
Druckläsion des Nervs am Fibulaköpfchen. Das
Übereinander schlagen der Beine, die ungeschickte
Lagerung eines Bewusstlosen oder Bewegungsbe-
hinderten, die Lagerung auf dem Operationstisch
oder der Druck durch Schienen oder einen Gipsver-
band genügen. Gefährdet sind besonders magere
Menschen bzw. solche, die im Rahmen einer Abma-

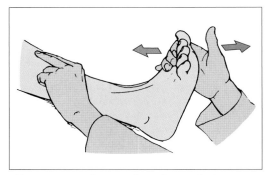

Abb. 5.**5.39**   Funktionsprüfung des M. tibialis anterior
(N. fibularis profundus).

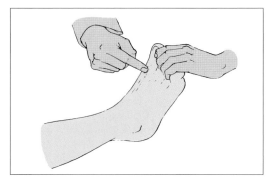

Abb. 5.**5.40**   Funktionsprüfung der Mm. extensor hallucis longus und extensor digitorum longus (N. fibularis
profundus), die in den Grundgelenken strecken.

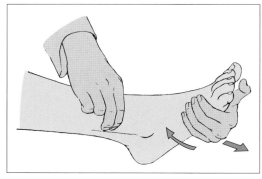

Abb. 5.**5.41**   Funktionsprüfung der Mm. peroneus longus und peroneus brevis (N. fibularis superficialis). Der
plantarflektierte Fuß wird proniert (Heben des seitlichen
Fußrandes).

gerungskur stark an Gewicht verloren haben (*slimmer's paralysis*).

Intraoperativ kann der N. fibularis communis z. T. gemeinsam mit dem N. tibialis bei verschiedenen Eingriffen eine Verletzung erleiden, z. B. bei einer Osteosynthese per- und suprakondylärer Femurfrakturen, bei Kniegelenkarthrodesen, subkapitalen Tibiakorrekturosteotomien etc.

Traumata können von einer Fibularisparese begleitet sein, z. B. Fibulaköpfchenfrakturen, Luxationen des Kniegelenkes, Meniskektomien etc. Die Revision ist in dieser Situation berechtigt.

Ein Ganglion geht i. d. R. vom Tibiofibulargelenk aus und kann den N. fibularis communis am Fibulaköpfchen chronisch schädigen. Klinisch stehen zunächst Schmerzen im Vordergrund, gelegentlich intermittierend, später eine gemischte Parese, die innerhalb von Tagen vollständig werden kann. In der Kniekehle kann eine gut tastbare Baker-Zyste von der Bursa gastrocnemio-semimembranosa ausgehend sowohl auf den N. fibularis wie u. U. auch auf den N. tibialis Druck ausüben.

Übrige Ursachen. In Frage kommen z. B. ein Osteochondrom, eine Muskelhernie, perineurale und intraneurale Neubildungen oder ein intraneurales Hämatom bei Antikoagulantientherapie.

Therapie

Diese hängt weitgehend von der Identifizierung der Lähmungsursache ab.

Konservative Maßnahmen

Bis zur Rückkehr der Funktion der gelähmten Dorsalextensoren wird manchem Patienten ein Peroneusschuh verschrieben, der durch eine Schiene oder Feder das Heruntersinken der Fußspitze bei jedem Schritt verhindert.

Operative Maßnahmen

Der N. fibularis communis hat eine relativ schlechte operative Prognose. Es gibt jedoch auch seltene Ausnahmen.

Bei irreparablen Fibularislähmungen muss durch Ersatzoperationen der den Gang behindernde Spitzfuß behoben werden.

Differenzialdiagnose

Wurzelsyndrome L 5 haben eine Dorsalextensionsschwäche des Fußes und v. a. der Großzehe zur Folge (s. Abb. 4.**14** u. 4.**17**). Das vertebrale Syndrom, die Sensibilitätsstörung, Evtl. die Liquoruntersuchung oder eine bildgebende Untersuchung werden bei der Differenzierung mithelfen. Bei Polyneuropathien steht oft die (beidseitige) Dorsalextensionsschwäche der Füße ganz im Vordergrund. Polyneuropathien bei Arteriitiden als *Mononeuritis multiplex* können sich ganz vorwiegend als einseitige Fibularisläsion äußern. Die distale Muskelatrophie bei der Dystrophia myotonica Steinert ist nie nur auf das Fibularisgebiet beschränkt, ist beidseitig und ist nicht von Sensibilitätsausfällen begleitet. Ein akuter oder chronischer Vorderhornprozess z. B. eine myatrophische Lateralsklerose kann auch eine Fibularisparese imitieren.

Tibialis-anterior-Syndrom s. S. 208.

5.5.14 Übrige Nerven des Plexus lumbosacralis

Eine Reihe weiterer Äste des Plexus lumbosacralis versorgen sensibel verschiedene Hautbezirke. In Abb. 5.**5.42** sind die rein sensiblen Nerven an der unteren Extremität insgesamt dargestellt und ihre Durchtrittsstelle durch Faszien oder andere Engpässe markiert.

N. pudendus

Anatomie

Dieser Nerv formiert sich am unteren Rand des M. piriformis kaudal des Plexus ischiadicus. Er dient der Innervation der Beckenbodenmuskulatur, der Muskulatur des Perineum sowie der Mm. sphincter ani externus und sphincter urethrae externus. Sensible Äste versorgen das Perineum, die Haut um den Anus sowie der äußeren Geschlechtsorgane. Dem Plexus pudendus lagern sich Fasern aus dem Plexus hypogastricus inferior (Plexus pelvinus) an, von denen v. a. die Nn. splanchnici pelvici (erigentes) zu nennen sind. Sie dienen der Innervation der Beckeneingeweide. Weitere Einzelheiten über Verlauf und Äste des N. pudendus s. S. 158.

Abb. 5.**5.42a**

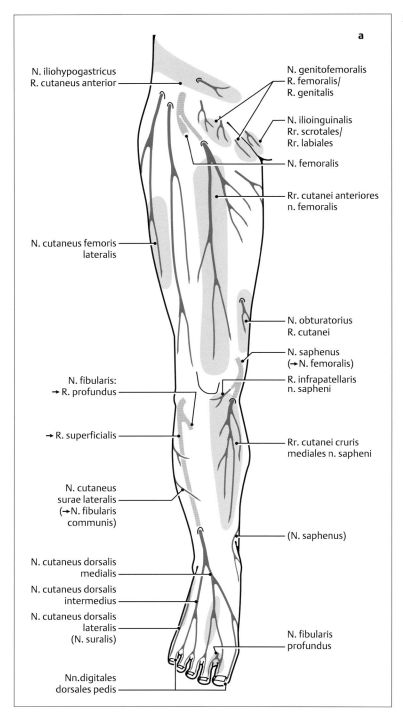

a

N. iliohypogastricus
R. cutaneus anterior

N. genitofemoralis
R. femoralis/
R. genitalis

N. ilioinguinalis
Rr. scrotales/
Rr. labiales

N. femoralis

Rr. cutanei anteriores
n. femoralis

N. cutaneus femoris
lateralis

N. obturatorius
R. cutanei

N. saphenus
(→N. femoralis)

N. fibularis:
→ R. profundus

R. infrapatellaris
n. sapheni

→ R. superficialis

Rr. cutanei cruris
mediales n. sapheni

N. cutaneus
surae lateralis
(→N. fibularis
communis)

(N. saphenus)

N. cutaneus dorsalis
medialis

N. cutaneus dorsalis
intermedius

N. cutaneus dorsalis
lateralis
(N. suralis)

N. fibularis
profundus

Nn. digitales
dorsales pedis

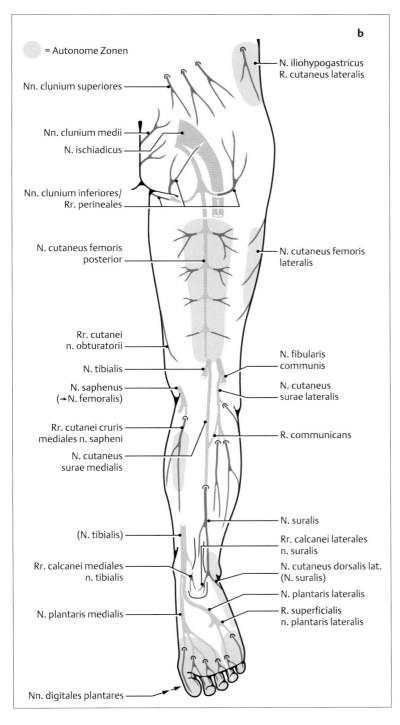

b

= Autonome Zonen

Nn. clunium superiores

Nn. clunium medii

N. ischiadicus

Nn. clunium inferiores/
Rr. perineales

N. cutaneus femoris
posterior

Rr. cutanei
n. obturatorii

N. tibialis

N. saphenus
(→N. femoralis)

Rr. cutanei cruris
mediales n. sapheni

N. cutaneus
surae medialis

(N. tibialis)

Rr. calcanei mediales
n. tibialis

N. plantaris medialis

Nn. digitales plantares

N. iliohypogastricus
R. cutaneus lateralis

N. cutaneus femoris
lateralis

N. fibularis
communis

N. cutaneus
surae lateralis

R. communicans

N. suralis

Rr. calcanei laterales
n. suralis

N. cutaneus dorsalis lat.
(N. suralis)

N. plantaris lateralis

R. superficialis
n. plantaris lateralis

Abb. 5.**5.42a** u. **b** Hautäste
der unteren Extremitäten in
der ventralen (**a**) und der dorsalen (**b**) Ansicht.

Ursachen

Eine Läsion dieser Nerven kann durch Tumoren, selten durch operative Eingriffe bewirkt werden. Bei einem beidseitigen und teilweise auch bei einseitigem Befall kommt es zu Störungen der Blasenentleerung in Form von Retention und Überlaufblase, des Analsphinkterschlusses und der Potenz. Perineale Äste des N. pudendus können bei Radfahrern chronisch komprimiert und geschädigt werden, sind häufiger aber nur vorübergehend durch Druck beeinträchtigt, sodass während einiger Minuten Sensibilitätsstörungen auftreten. Ein- und auch beidseitige Pudendusläsionen können traumatisch durch Gewalteinwirkung gegen das Gesäß verursacht werden.

Als eigenes Krankheitsbild wird ein Engpasssyndrom in der Fossa ischioanalis (Alcock-Kanal) beschrieben. Charakteristisch ist eine Zunahme der perinealen Schmerzen im Stehen oder bei lokalem Druck im Sitzen.

Diagnose

Diese ist v. a. klinisch. Motorisch evozierte Potentiale vom Cortex zum M. spincter ani externus können einen zusätzlichen Hinweis ergeben.

Therapie

Alle üblichen Behandlungsmethoden haben primär nur bei ca. 30–50 % der Fälle Erfolg und die Rezidivquote ist hoch. Operative Maßnahmen im Sinne einer Neurotomie z. B. bei Karzinomen im Beckenbereich können Schmerzfreiheit bringen.

N. cutaneus femoris posterior (S 1 – S 3)

Anatomie

Dieser Nerv geht direkt aus dem Plexus oder aus einem gemeinsamen Stamm mit dem N. gluteus inferior ab. Unterhalb des M. gluteus maximus liegt er medial vom N. ischiadicus, entlässt um den unteren Rand dieses Muskels die Nn. clunium inferiores und die Rr. perineales, welche die Haut im Bereich des Gesäßes, des Dammes und der medialen Oberschenkelfläche innervieren. Der Stamm zieht auf der Dorsalfläche des Oberschenkels unterhalb der Faszie bis zur Fossa poplitea und verzweigt sich dabei in Hautäste. Sein Innervationsareal reicht von der Gesäßregion nach medial und ventral bis zum Damm und Skrotum bzw. Labium majus und in der Mittellinie der Beugeseite des Oberschenkels bis in die Kniekehle. Als autonomes Feld kommt nur eine schmale Zone am oberen Rand der Fossa poplitea in Betracht.

Lähmungsursachen. Die Nervenäste können z. B. nach einem Sturz auf das Gesäß lädiert werden. Zusammen mit dem N. gluteus inferior kann der N. cutaneus femoris posterior beim Rezidiv eines kolorektalen Karzinoms befallen sein.

N. suralis (S 1 – S 2)

Klinik

Auch der aus dem N. cutaneus surae medialis (Ast des N. peroneus) und manchmal aus dem N. cutaneus surae lateralis (Ast des N. tibialis) entstehende N. suralis kann im Sinne eines spontanen Kompressionssyndromes oder bei Druck durch eine Raumforderung lädiert sein und zu Schmerzen an der lateralen Fußkante führen. Die Exhairese der V. saphena parva in ihrem Unterschenkelabschnitt kann zu einer Schädigung des N. suralis führen.

5.5.15 Synoptische Tabelle der Nervenläsionen an den unteren Extremitäten

In Tab. 5.**5.9** sind alle bei den einzelnen Nervenlähmungen der unteren Extremitäten betroffenen Muskeln, die entstehenden Funktionsausfälle und die häufigsten Ätiologien nochmals synoptisch zusammengefasst worden.

5.5.16 Kompartmentsyndrome und ischämische Muskelnekrosen

Unter einem Kompartmentsyndrom versteht man eine ischaemische Nekrose von Muskeln, die durch Bindegewebe ersetzt werden. Die betroffenen Muskeln sind jeweils in einer von Knochen und straffen Faszien eingehüllten Loge eingeschlossen. Klinisch charakteristisch für ein Kompartmentsyndrom sind im akuten Stadium ausgeprägte, durch Druck und Dehnung verstärkte Schmerzen und pralle Schwellung der Muskelloge. Man beachte außerdem die speziellen Auslösesituationen: dislozierte Frakturen, ausgedehnte Weichteilverletzungen und Gefäßverletzungen, selten eine übermäßige Beanspruchung der Muskulatur. Auch eine lagerungsbedingte lokale Druckeinwirkung kann dazu führen. Bei unsicheren klinischen Zeichen ist eine Messung des Gewebsdrucks von entscheidender diagnostischer Bedeutung.

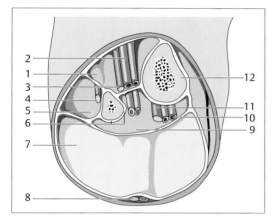

Abb. 5.**5.43** Unterschenkel mit Tibialisloge (modifiziert nach Lanz u. Wachsmuth). 1 M. extensor digitorum longus, 2 A. u. V. tibialis anterior, 3 N. fibularis profundus, 4 N. fibularis superficialis, 5 Mm. fibulares, 6 Fibula, 7 Wadenmuskulatur, 8 V. saphena parva und N. suralis, 9 M. tibialis posterior mit A. u. V. fibulares, 10 A. u. V. tibialis posterior, 11 N. tibialis, 12 Tibia.

Kompartmentsyndrome kommen am Häufigsten am Unterschenkel vor. Hier werden 4 Kompartments unterschieden (Abb. 5.**5.43**, und Tab. 5.**5.10**). Am Anfälligsten ist das vordere Kompartment wegen seiner exponierten Lage gegenüber Traumen, aber auch wegen der besonders straffen Struktur seiner Faszie.

Das Tibialis-anterior-Syndrom. Beim Syndrom des vorderen Unterschenkelkompartments (Tibialis-anterior-Syndrom) kann es zusätzlich auch zu einer ischämischen Läsion des in dieser Loge verlaufenden N. peronaeus profundus kommen. Differentialdiagnostisch bedeutsam ist die Sensibilitätsstörung im 1. Interdigitalraum zwischen Großzehe und 2. Zehe. Im Defektstadium führt die ischämische Kontraktur der Fuß- und Zehenextensoren zu einer Fixierung des Sprunggelenks ungefähr in Rechtwinkelstellung. Deswegen kann sich eine Parese des N. peroneus profundus nur wenig auswirken. Mitunter besteht die Behinderung vornehmlich in einer Hammerstellung der Zehen, v. a. der Großzehe (Abb. 5.**5.44**).

Das laterale Kompartmentsyndrom. Die isolierte ischämische Nekrose der Mm. peronaei ist eine große Seltenheit. Zusätzlich zur Läsion des N. peronaeus superficialis kann eine Lähmung des N. peronaeus profundus entstehen, da dieser in seinem proximalen Anteil diese Muskelloge durchquert.

Das tiefe hintere Kompartmentsyndrom des Unterschenkels. Dieses führt zu einer schwer wiegenden Fußdeformität (Hohlfuß, Krallenzehen), die mit ei-

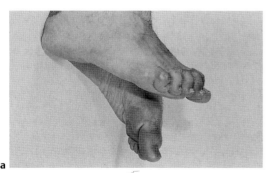
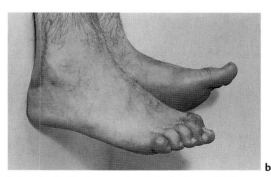

a

b

Abb. 5.**5.44a** u. **b** 40-jähriger Mann mit Tibialis-anterior-Syndrom rechts nach Unterschenkelfraktur.
a Hammerzehenstellung besonders der Großzehe. Ungenügende Dorsalextension rechts im Vergleich zu links.

b bei der Aufforderung, den Fuß plantar zu flektieren, ist dies rechts wegen der Sklerosierung und Verkürzung der Muskeln in der Tibialisloge nicht möglich.

Tabelle 5.**5.9**   Übersicht über die Plexuslähmungen und die Lähmungen der einzelnen peripheren Nerven an den unteren Extremitäten (aus M. Mumenthaler: Dtsch. med. Wschr. 87 [1962] 1887; 1967)

Nerv	Betroffene Muskeln	Sensibilitätsausfall
Plexus lumbalis L1–L4	vor allem Hüftbeuger (Rotatoren des Hüftgelenkes), Adduktoren des Oberschenkels, Kniestrecker	

1 N. iliohypogastricus   4 N. obturatorius
2 N. cutaneus femoris posterior 5 N. ilioinguinalis
3 N. cutaneus femoris lateralis

Plexus sacralis L5–S3	vor allem Gesäßmuskeln, ischiokrurale Gruppe, Dorsalextensoren und Plantarflexoren von Fuß und Zehen	
N. femoralis L1–L4	M. iliacus, M. pectineus M. sartorius M. quadriceps femoris	
N. cutaneus femoris lateralis L2–L3	ø	
N. ilioinguinalis L1 (–L2)	ø	
N. glutaeus superior L4–S1	M. gluteus medius M. gluteus minimus M. tensor fasciae latae	

6 N. saphenus
7 R. cutaneus anterior n. femoralis

→

Fortsetzung Tabelle 5.**5.9**

Funktion	Besondere Tests	Ätiologie	Bemerkungen	Differentialdiagnose
s. Muskeln		traumatisch, retroperitoneale Prozesse (Tumoren), Hockstellung, Diabetes mellitus		
s. Muskeln		Tumoren im kleinen Becken, Schwangerschaft und Geburt, operative Eingriffe		multiple Wurzelläsionen, Cauda-equina-Syndrome, Verschlüsse der Beckenarterien
Beugen und Innenrotation der Hüfte Flexion, Adduktion und Außenrotation der Hüfte Kniestreckung (und Hüftbeugung)	Prüfung am sitzenden Patienten mit herabhängendem Bein	operative Eingriffe, Verletzungen, Überstreckung des Hüftgelenkes, Blutungen		hohe lumbale Diskushernie, progressive Muskeldystrophie (isolierter Befall des Oberschenkels), arthrogene Muskelatrophie bei Kniegelenksläsionen, Femoralisform der diabetischen Neuropathie
rein sensibel	Druckdolenz knapp medial der Spina iliaca anterior superior, Beschwerden beim Überstrecken des Hüftgelenkes	mechanische chronische Schädigung an der Durchtrittsstelle durch das Leistenband	„Meralgia paraesthetica"	hohe lumbale Diskushernie
vor allem sensibel	Überstrecken des Hüftgelenkes	chronische mechanische Schädigung beim Durchtritt durch die Bauchmuskeln		Hüftgelenksaffektionen
Innenrotation der Hüfte bei leichter Beugestellung Abduktion im Hüftgelenk	Abduzieren des Beines bei Seitenlage, Absinken des Beckens auf Gegenseite beim Gehen (positiver Trendelenburg)	traumatisch, vor allem Spritzenlähmung		Beckengürtelform der progressiven Muskeldystrophie

→

Fortsetzung Tabelle 5.**5.9**

Nerv	Betroffene Muskeln	Sensibilitätsausfall
N. glutaeus inferior L5–S2	M. glutaeus maximus	
N. tibialis L4–S3	M. gastrocnemius	
	M. plantaris	
	M. soleus	
	M. popliteus	
	M. tibialis posterior	
	M. flexor digitorum longus	
	M. flexor hallucis longus	
	M. flexor digitorum brevis	
	M. flexor hallucis brevis	
	M. abductor hallucis	
	M. abductor digiti minimi	
	M. adductor hallucis	
	M. quadratus plantae	
	Mm. lumbricales	
	Mm. interossei	

8 N. suralis
9 N. tibialis
10 N. plantaris lateralis
11 N. plantaris medialis

Nerv	Betroffene Muskeln	Sensibilitätsausfall
N. fibularis communis L4–S2	M. tibialis anterior	
	M. extensor digitorum longus	
	M. extensor hallucis longus	
N. fibularis profundus	M. peronaeus tertius	
	M. extensor digitorum brevis	
	M. extensor hallucis brevis	
N. fibularis superficialis	M. peronaeus longus	
	M. peronaeus brevis	

12 N. peronaeus communis
13 N. peronaeus superficialis
14 N. suralis
15 N. peronaeus profundus

$\rightarrow$

Fortsetzung Tabelle 5.**5.9**

Funktion	Besondere Tests	Ätiologie	Bemerkungen	Differentialdiagnose
Strecken der Hüfte	Bauchlage, Kniebeugen 90 °, Abheben des Oberschenkels von der Unterlage			Muskeldystrophie
Planarflexion des Fußes (und Kniebeugung)	Flexion des Knies, erste 15 °	traumatisch in Kniekehle, u.U. isoliert bei Ischiadikusverletzungen		Diskushernie L5/S1
Beugung im Kniegelenk	Knie in Beugestellung 90 °			
Supination und Plantarflexion des Fußes	Zehenbeuger nicht betätigen			
Flexion der Endphalangen				
Flexion der Mittelphalangen				
Dorsalextension des Fußes				
Extension der Endphalangen und des Fußes				
	Hackengang	direktes Trauma		Diskushernie L4/L5, andere Wurzelläsionen, Polyneuropathien, peroneale Muskelatrophie, distale Muskelatrophie bei Myopathien (Steinert), (Arteria-)Tibialis-anterior-Syndrom
	Steppergang	Frakturen der Fibula		
Extension der Grundphalangen		Druckparese	gute Prognose	
		serogenetische Lähmung	selten	
Eversion und Plantarflexion des Fußes				

Tabelle 5.5.10   Muskeln und Nerven in den Kompartments des Unterschenkels

Kompartment	Muskeln	Nerv
vorderes Kompartment	M. tibialis anterior M. extensor hallucis longus M. extensor digitorum longus	N. peroneus profundus
laterales Kompartment	M. peroneus longus M. peroneus brevis	N. peroneus superficialis
tiefes hinteres Kompartment	M. tibialis posterior M. flexor hallucis longus M. flexor digitorum longus	N. tibialis
oberflächliches hinteres Kompartment	M. triceps surae	

ner Tibialisparese einhergeht. Es muss gegenüber einer distalen Tibialisläsion (s. Abb. 5.5.30) differenziert werden.

Syndrom der oberflächlichen hinteren Unterschenkelloge. Dieses kann zu einer Klumpfußbildung führen. Dieses Kompartment ist nur sehr selten isoliert betroffen.

Kompartmentsyndrome am Fuß. Diese kommen v. a. nach Kalkaneusfrakturen oder Quetschungen am Fuß vor. Das Defektsyndrom ist durch eine Fehlstellung der Zehen (Krallenzehen) gekennzeichnet.

Kompartmentsyndrome am Oberschenkel. Hier werden drei Kompartments unterschieden, das vordere mit dem darin verlaufenden N. saphenus, das hintere mit dem N. ischiadicus und das mediale Kompartment. Da die Logenräume des Oberschenkels einen beträchtlichen Volumenzuwachs kompensieren können, kommen Kompartmentsyndrome hier nur selten vor, selten auch nach einer Überbeanspruchung.

Kompartmentsyndrome der Glutäalmuskeln. Diese werden am Häufigsten durch lagerungsbedingten langanhaltenden Druck von außen bei Intoxikationen, selten auch durch Operationen von ungewöhnlich langer Dauer hervorgerufen. Bei etwa der Hälfte führt der raumfordernde Effekt der vergrößerten Kompartments zu einer Lähmung des außerhalb von ihnen gelegenen N. ischiadicus.

Chronische Form der Unterschenkellogensyndrome. Dieses wird bei Militärpersonen und Leistungssportlern nicht so selten beobachtet (*shin splint*). Nach anstrengender Betätigung kommt es zu starken Schmerzen und einer Schwellung meist über der Tibialisloge. Ruhe bringt die Beschwerden innerhalb von Minuten zum Verschwinden. Die Diagnose wird gesichert durch den Nachweis eines abnormen Anstiegs des subfaszialen Drucks bei Belastungsversuchen. Therapeutisch reicht es oft aus, die körperliche Belastung entsprechend einzuschränken. Die chirurgische Therapie besteht in einer Fasziotomie des betroffenen Kompartments.

6 Läsionen des peripheren vegetativen Nervensystems

Auf die Klinik der Läsionen des peripheren vegetativen Nervensystems kann in diesem Buche nicht eingegangen werden. Hierfür wird auf ausführlichere Werke und auf spezielle Abhandlungen verwiesen Einzig die anatomischen Verhältnisse seien nachfolgend beschrieben und in den Abb. 6.**1**. und Abb. 6.**2** dargestellt.

Die thermoregulatorischen Nervenfasern entspringen in einem hypothetischen *Wärmezentrum*, das im Hypothalamus lokalisiert ist. Die emotionellen vom Kortex herkommenden Impulse haben bereits auf einem höheren Niveau hinübergekreuzt.

Sie konvergieren im Hypothalamus mit den thermoregulatorischen Impulsen. Die Sympathikusbahn verläuft dann von hier aus ungekreuzt weiter und zieht im Seitenstrang des Rückenmarks abwärts etwa zwischen Pyramidenseitenstrang und Tractus spinothalamicus. Eine Umschaltung erfolgt im Rückenmark in den Nuclei intermediolaterales. Die Neuriten dieser Nervenzellen verlassen das Rückenmark über die vorderen Spinalnervenwurzeln, erreichen über die Rr. communicantes albi den Grenzstrang, werden hier in seinen Ganglien auf das letzte distale Neuron umgeschaltet und gelangen über

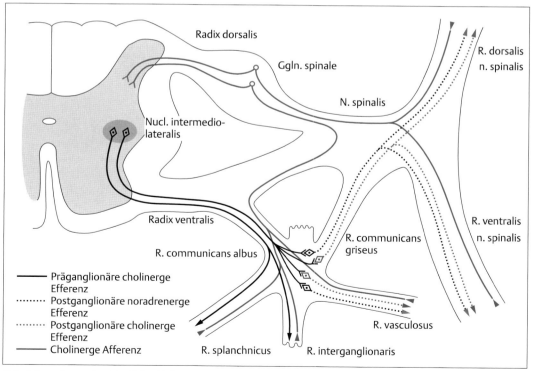

Abb. 6.**1a**   (Legende siehe Seite 214)

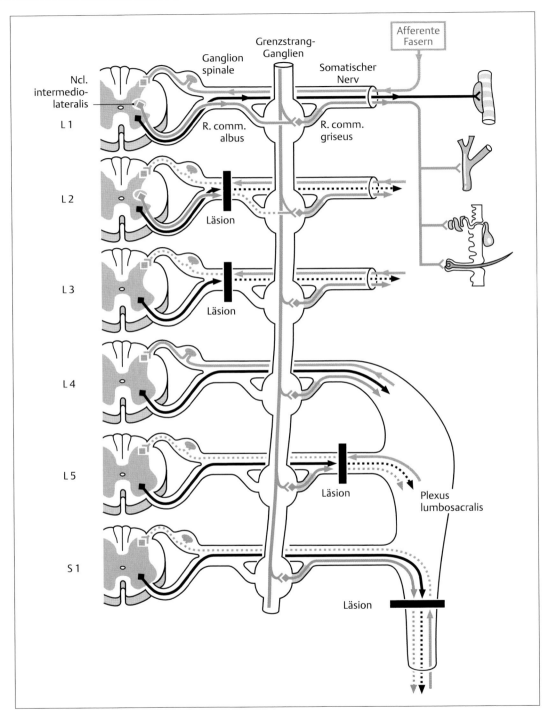

Abb. 6.1a u. b

a Schematische Darstellung der Schweißdrüseninner-
vation. Die Endverzweigung erfolgt mit den sensiblen
Nervenfasern.

b Schema über die Verbindungen des Truncus sympathicus zum N. spinalis im Bereich der Pars thoracalis
und Pars lumbalis.

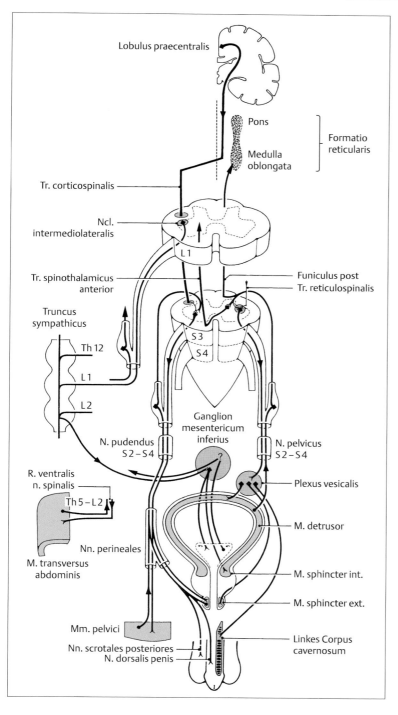

Lobulus praecentralis

Pons

Medulla
oblongata

Formatio
reticularis

Tr. corticospinalis

Ncl.
intermediolateralis

L 1

Tr. spinothalamicus
anterior

Funiculus post
Tr. reticulospinalis

Truncus
sympathicus

S 3
S 4

Th 12

L 1

L 2

Ganglion
mesentericum
inferius

N. pudendus
S 2–S 4

N. pelvicus
S 2–S 4

R. ventralis
n. spinalis

Plexus vesicalis

Th 5–L 2

M. detrusor

Nn. perineales

M. transversus
abdominis

M. sphincter int.

M. sphincter ext.

Mm. pelvici

Nn. scrotales posteriores

N. dorsalis penis

Linkes Corpus
cavernosum

Abb. 6.2   Neuroanatomie
der Beckenorgane. Es ist sowohl die zentrale Bahn wie
auch die sympathische und
parasympathische Innervation der Blase, der Beckenmus-
kulatur und der Abdominalmuskulatur dargestellt.

die Rr. communicantes grisei zu den Spinalnerven zurück. Sie begleiten dieselben nun in enger Anlehnung an die sensiblen Nervenfasern bis zu den in der Kutis gelegenen Schweißdrüsen (Abb. 6.**1**).

Die Verteilung der Axone der Ganglienzellen im Nucleus intermedio-lateralis des Rückenmarkes bis hin in die Peripherie ist in der Abb. 6.**1a** ersichtlich.

Die Verteilung der peripheren sudorisekretorischen Fasern im Bereich des Gesichtes weicht allerdings von diesem Schema ab. Wir gehen darauf nicht näher ein, weil die Läsionen der Hirnnerven hier nicht berücksichtigt werden. Eine Sonderstellung haben außerdem die Schweißdrüsen der Handfläche und der Fußsohle. Der Weg der hierher gelangenden sudorisekretorischen Fasern unterscheidet sich anatomisch nicht von dem oben dargestellten Verlauf. Nur funktionell unterliegen diese Drüsen anderen Impulsen. Sie dienen nicht der Thermoregulation und bleiben z. B. trocken bei Heißluftschwitzbädern. Sie sprechen auf emotio-

nelle Reize leicht an. Phylogenetisch sind sie auch älter als die ubiquitär verteilten ekkrinen Drüsen.

Da die sudorisekretorischen Fasern an die Strukturen des Grenzstranges gebunden sind, folgen sie auch der ihm eigenen Zuordnung zur Metamerie: Nur innerhalb der Segmente Th 2/3 bis einschließlich L 2/3 enthalten die vorderen Wurzeln Schweißfasern. Alle Körperabschnitte oberhalb des 2. Thorakalsegments bzw. unterhalb von L 3 müssen deshalb von den genannten Bereichen aus versorgt werden. Die vegetative Versorgung weicht in ihrer metameren Gliederung stark von der bekannten Dermatomeinteilung ab. Kopf und Hals erhalten ihre sudorisekretorischen Fasern aus Th 3 bis Th 4, die Arme einschließlich der Achselhöhle aus Th 5 bis Th 7 und die Beine aus Th 10 bis L 2/3. Bei hohen Querschnittsläsionen kann deshalb durch Ausfall der gesamten thermoregulatorischen Schweißsekretion und damit der Wärmeabgaberegulation ein zentrales Fieber, eine Wärmestauung, entstehen.

7 Invaliditätsgrade bei Läsionen peripherer Nerven und von Nervenwurzeln

7.1 Gutachterliche Einschätzungen

Die Invaliditätsgrade sind nach den Kriterien verschiedener Versicherungen in Deutschland und in der Schweiz in den Tab.7.**1**, 7.**2** und 7.**3** wiedergegeben.

Tabelle 7.**1** Invaliditätsgrade bei Armnervenläsionen (Prozentwerte bzw. Gliedertaxe)

Betroffener Nerv	Versorgungswesen (BVG)	Gesetzliche Unfallversicherung				Private Unfallversicherung (D)
		D GBH[1]	GEH[2]	CH GBH	GEH	
N. accessorius		20	15			
N. phrenicus		20				
Armplexus (total)	80	75	65			1/1 Arm
" (oberer)	50	40	30	30		
" (unterer)	60	60	50	35		
N. axillaris	30	30	25	25		2/5 Arm
N. thoracicus longus	20	25	20	15		3/10 Arm
N. suprascapularis		15	10			1/5 Arm
N. radialis						
" (incl. Triceps)	30	30	25	25	25	2/5 Arm
" (incl. Brachioradialis)	20	25	20			3/10 Arm
" (R. profundus)	20	20	15			1/5 Arm
N. musculocutaneus	20	25	20			3/10 Arm
N. ulnaris	30	25	20	15	15	3/10 Arm
N. medianus						
" (proximal)	40	35	30	20	20	2/5 Arm
" (distal)	30	30	25	15	15	3/10 Arm
Nn. radialis + axillaris	50	60	50			4/5 Arn
Nn. radialis + ulnaris	50	60	50			4/5 Arm
Nn. radialis + medianus	50	60	50			4/5 Arm
Nn. medianus + ulnaris	50	60	50			4/5 Arm
Nn. radialis, medianus + ulnaris (Oberarm)		75	65			1/1 Arm
(dto. Unterarm)	60	60	50			4/5 Arm

$\rightarrow$

Fortsetzung von Tabelle 7.**1**

Betroffener Nerv	Versorgungswesen (BVG)	Gesetzliche Unfallversicherung				Private Unfallversicherung (D)
		D GBH[1]	GEH[2]	CH GBH	GEH	
Volkmann-Kontraktur		60	50			4/5 Arm
Armverlust						
" (Schulter)	70	80	80	80		1/1 Arm
" (Ellenbogen)		70	70	50		
Handverlust	50	60	60	50	40	4/5 Arm

1) Gebrauchshand
2) Gegenhand

Die gesetzliche Unfallversicherung in Deutschland hat seit einigen Jahren die Unterscheidung zwischen Gebrauchshand und Hilfshand aufgehoben mit der Begründung, dass bei der Arbeit heutzutage die Feinmotorik beider Hände in einem zweckmäßigen Zusammenspiel gefordert würde. Auch die schweizerische Unfallversicherungsanstalt (SUVA) hat diesen Standpunkt übernommen. Dies mag für eine Reihe von Tätigkeiten zutreffen, während für andere z. B. Schreibtätigkeiten oder Werkzeuggebrauch sicher eine Lähmung der Gebrauchshand ein schwerwiegenderes Handikap darstellt als die gleiche Nervenschädigung an der Gegenhand. Die jeweilige Einstufung sollte deshalb unseres Erachtens individuell erfolgen.

Tabelle 7.**2** Invaliditätsgrade bei Beinnervenläsionen (Prozentwerte bzw. Gliedertaxe)

Betroffener Nerv		Versorgungswesen (BVG)	Gesetzliche Unfallversicherung		Private Versicherung
			D	CH	
Beinplexus (total)		80	75	50	1/1 Bein
Plexus lumbalis			40		3/5 Bein
Plexus sacralis		60	60		4/5 Bein
N. ischiadicus	(proximal)	60	50		7/10 Bein
	(distal)	50	45		3/5 Bein
N. femoralis		40	35		1/2 Bein
N. obturatorius			10		1/10 Bein
N. glutaeus	superior		20		3/10 Bein
"	inferior		20	10	3/10 Bein
N. cutaneus femoris lateralis			10		1/10 Bein
N. fibularis	communis	30	25		3/10 Bein
"	superficialis	20	15		1/5 Bein
"	profundus	30	20		3/10 Bein
N. tibialis	(proximal)	30			2/5 Bein
"	(distal)	15			1/5 Bein
Kompartmentsyndrom (Unterschenkel)					
– Extensorenloge			20		3/10 Bein
– alle Muskellogen			50		7/10 Bein
Beinverlust					
oberhalb Knie		80	80	50	1/1 Bein
unterhalb Knie		50	50		7/10 Bein
Blasenlähmung		50	50		7/10 Bein
Mastdarmlähmung		30	30		2/5 Bein
Erektile Dysfunktion			10–40		1–3/5 Bein

Tabelle 7.**3** Minderung der Erwerbsfähigkeit (Invalidität). Grade bei Nervenwurzelläsionen

Spinalnerv	Wesentliche Funktionsstörung	Mde (%-Grade)
C 4	Schulterblattmuskeln und Zwerchfell	5–10; bei stärkerer Atemstörung bis 30
C 5	M. deltoideus sowie meist leichtere Paresen der Unterarmbeuger und Außenrotatoren im Schultergelenk	10–20
C 6	Vor allem Unterarmbeuger	10–20
C 7	Bevorzugt Unterarmstrecker; eventuell leichte Paresen der Unterarmmuskulatur	10–20
C 8	Handmuskulatur, gering auch Fingerbeuger und -strecker	10–20
L 3	Hüftbeuger, Adduktoren und Kniestrecker	10–20
L 4	V.a. M. quadriceps femoris	10–25
L 5	Fuß- und Zehenheber und seitliche Glutealmuskulatur	15–30
S 1	Fußsenker, Mm. peronei und gluteus maximus	15–25
L 5 + S 1	Gesäß- und Unterschenkelmuskulatur	30–40
Kaudalähmung	Blasenmastdarmlähmung, Gluteal- und Unterschenkelmuskulatur (bei einem Schädigungsniveau ab L 4 und höher außerdem Quadriceps femoris)	100

Sachregister

Die fettgedruckten Zahlen verweisen auf den Haupteintrag.

A

Abszess, epiduraler, spinaler 58
Accessorius-Parese siehe N. accessorius
Achillessehnen-Reflex 5
Adduktoren, Oberschenkel, Funktionsprüfung,
    Abbildung **181**
Adduktoren-Reflex 5
Adson-Manöver, Abbildung **79**
Alföldi-Nagelbettzeichen, Abbildung **8**
Allodynie 10 f.
Anaesthesia dolorosa 11
Analgesie 11
Anästhesie 11
Arachnoidal-Zysten 54
Arkade von Frohse 117
Armnerven-Läsionen, Invaliditätsgrade, Tabelle **217**
Armplexus siehe Plexus brachialis
Armplexus, Anatomie **64**
Arrestanten-Lähmung 119
Axillaris-Parese siehe N. axillaris

B

Bandscheibenläsionen **40**
– zervikale **41**
Bandscheibenvorfall siehe Diskushernie
Basiläre Impression 59
Bauchdecken, Funktionsprüfung, Abbildung **153**
– Parese, Abbildung **153**
– – diabetische 154
Bauchhautreflex 5, 153
Bauchwandmuskulatur, Funktionsprüfung, Abbildung
    168
Bechterew siehe Morbus Bechterew
Beckenorgane, Neuroanatomie, Abbildung **215**
Beinnerven-Läsionen, Invaliditätsgrade, Tabelle **218**
Beinplexus siehe Plexus lumbosacralis
Beinplexus-Neuritis 162
Biceps-femoris-Reflex 5
Bizeps-Reflex 4
Bizepssehne, lange, Abriss, Abbildung **111**
– – Ruptur 88
Blase, Innervation, Abbildung **215**
Blitzschlag **22**
Borreliose **56**
Bowlers-Thumb 132

Brachialgien 87
Brachioradialis-Reflex 4
Bujadoux-Bannwarth-Syndrom 57

C

C1-C3-Syndrome **30**
C2-Syndrom, Anatomie, Abbildung **30**
C4-Syndrom 39
– Anatomie, Abbildung **30**
C5-Syndrom **31**, 39
– Anatomie **31**
C6-Syndrom **31**, 39
– Anatomie **31**
C7-Syndrom 32, 39, 72
– Anatomie, Abbildung **32**
– Pektoralisatrophie, Abbildung **32**
C8-Syndrom **32**, 39
– Anatomie, Abbildung **32**
Café-au-lait-Flecken, Abbildung **185**
Carpaltunnel s. Karpaltunnel
Cheiralgia paraesthetica 119
Chiquenaude, Abbildung **139**
Claudicatio intermittens, Cauda equina 49
– – CT, Abbildung **50**
– neurogene 49
CRPS 12

D

Daumen-Reflex 4
Deafferenzierungsschmerz 12
Déjerine-Klumpke-Lähmung **71**
Digitalgia paraesthetica 143
Diskushernie, lumbale **45**
– – CT, Abbildung **47**
– – Fussheberlähmung, Abbildung **35**
– – Operationen 48
– – schematisch, Abbildung **45**
– – Therapie 47
– – Zwangshaltung, Abbildung **46**
Diskushernie, thorakale **44**
– – MRT, Abbildung **44**
Diskushernie, zervikale **41**
– – CT, Abbildung **42**
– – MRT, Abbildung **41**

Diskusläsionen **40**
Double-Crush-Syndrom **16**
Droopy-Shoulder-Syndrom 81
Duchenne-Erb-Lähmung 70
Duchenne-Hinken, Abbildung **183**
Dysästhesien 11 f.

E

Effort-Thrombose **88**
Elektromagnetische Wellen 23
Elektrotrauma **22**
Engpass-Syndrome **16**
– multiple 16
– Schulterbereich, Abbildung **82**
Ependymom, Kauda-Kompression, Abbildung **55**
Epigastrischer Reflex 4
Erythema chronicum migrans 57
Extremitäten, untere, Hautäste, Abbildung **204f**

F

Fallhand, Abbildung **114**
– beidseitige, Abbildung **117**
Faszikulationen, schmerzhafte 87
Fehlsprossung 10
Femoralis-Parese siehe N. femoralis
Fesselungs-Lähmung 119
Fibularislähmung, vertebrale, Abbildung **37**
Fingerflexoren-Reflex 4
Fingergrundgelenks-Reflex, Mayer 4
Flaschenzeichen 124
– Abbildung **124**
– Zeichnung, Abbildung **127**
Frohse-Syndrom 117
Froment-Zeichen, Abbildung **139**
Fussextensoren-Reflex 5
Fussrücken, Hautäste 201

G

Ganglien-Zysten 54
Gangstörungen, Abbildung **183**
Genitofemoralis-Parese siehe N. genitofemoralis
Genu recurvatum, Abbildung **175**
Glomus-Tumor 88
Glutäalparese, Abbildung **36**
Glutäal-Reflex 5
Guyon-Loge, Syndrom 143

H

Hahnentritt 201
Halsrippe, Abbildung **77f**
Halswirbelsäule, Distorsionsverletzung **51**
– Schleudertrauma **51**
Hämatom, retroperitoneales, Abbildung **177**
Hand, blinde 10
Handgelenks-Reflex 4
Hautäste, untere Extremitäten, Abbildung **204f**

Head-Zonen **155**
Heroin, Neuritis, Plexus brachialis 85
Herpes zoster **56**
Hexenschuss 45
HIV-Infektion 21
– Polyradikulopathie 58
Horner-Syndrom 73
Howship-Romberg-Phänomen 180
Hüftabduktoren, Parese, Abbildung **183**
Hüftbeuger, Funktionsprüfung, Abbildung **175**
Hypalgesie 11
Hypästhesie 11
Hyperabduktions-Syndrom **81**
– Abbildung **82**
Hyperalgesie 11
Hyperästhesie 11
Hyperpathie 11 f.

I

Iliohypogastricus-Läsion siehe N. iliohypogastricus
Ilioinguinalis-Syndrom **168**
Immersion Foot 22
Impression, basiläre 59
Incisura scapulae 95
Injektion, Technik, Abbildung **193**
Injektionsschaden **17**
Innere Organe, Segmentbezug, Tabelle 155
Interosseus-anterior-Syndrom **128**
– Operationsbefund, Abbildung **129**
Invaliditätsgrade, Nervenwurzeln, **217**
– periphere Nerven **217**
Ionisierende Strahlen 23
Ischämie **19**
Ischiokruralismuskel-Reflex 5

J

Juxtafacetten-Zysten 54

K

Karpaltunnel-Syndrom **129**
– Daumenballen-Atrophie, Abbildung **125**
– Operationsbefund, Abbildung **133**
– Phalen-Test 132
– Thenar-Atrophie, Abbildung **131**
– Therapie 132
– Tinel-Zeichen 132
Kauda-Läsion, Bechterew, Abbildung **59**
– Strahlenschädigung 60
Kauda-Syndrom **37**
– bei Bechterew 58
– Ependymom, Abbildung **55**
Kaudatumoren **54**
Kausalgie 11
Kegler-Daumen 132
Kiloh-Nevin-Syndrom **128**
Kniebeuger, Funktionsprüfung, Abbildung **189**
Kniestrecker, Funktionsprüfung, Abbildung **175**
Kokzygodynie 39

Kompartment-Syndrom 19
– chronisches **20**
– Fuss 212
– Glutäal-Muskulatur 212
– Hand 145
– Oberschenkel 212
– pathogenetische Mechanismen, Tabelle **19**
– Unterarm, dorsales 145
– – volarer **145**
– untere Extremitäten, hinteres 207
– – laterales 207
– Unterschenkel, chronisches 212
– obere Extremitäten **145**
– untere Extremitäten 206
– Unterschenkel, hinteres 212
– Tabelle **212**
Kontrakturen, ischämische, obere Extremitäten **145**
Kostoklavikuläre Passage 69
Kostoklavikuläres Syndrom **81**
– Abbildung **81**
Krallenhand, Abbildung **137**
Kremaster-Reflex 5

L

L3-Läsion **34**
– Anatomie, Abbildung **34**
L3-Syndrom 39
L4-Läsion **34**
– Anatomie, Abbildung **35**
L4-Syndrom 39
L5-Läsion, Abbildung **35**
– Anatomie, Abbildung **35**
L5-Syndrom 39
Lacertus fibrosus 128
Laségue, gekreuzter 46
– umgekehrter 46, 172
– – Abbildung **46**
Laségue-Zeichen 45
Late-whiplash-Syndrom 52
Lepra **20**
Livido racemosa, Abbildung **192**
Loge de Guyon 138
Lumbago, akute 45

M

M. abductor pollicis brevis, Funktionsprüfung,
   Abbildung **127**
M. abductor pollicis longus, Funktionsprüfung,
   Abbildung **116**
M. biceps brachii, Funktionsprüfung, Abbildung **110**
– Parese, Abbildung **110**
M. brachioradialis, Funktionsprüfung, Abbildung **115**
M. deltoideus, Funktionsprüfung, Abbildung **107**
– Parese, Abbildung **106**
M. extensor carpi radialis, Funktionsprüfung,
   Abbildung **115**
M. extensor digitorum communis, Abbildung **115**
M. extensor digitorum longus, Funktionsprüfung,
   Abbildung **202**

M. extensor hallucis longus, Funktionsprüfung,
   Abbildung **202**
M. extensor pollicis brevis, Funktionsprüfung,
   Abbildung **116**
M. extensor pollicis longus, Funktionsprüfung,
   Abbildung **116**
M. flexor carpi ulnaris, Funktionsprüfung, Abbildung
   138
M. flexor digitorum profundus, Funktionsprüfung,
   Abbildung **126, 138**
M. flexor digitorum superficialis, Funktionsprüfung,
   Abbildung **126**
M. flexor pollicis longus, Funktionsprüfung, Abbildung
   127
M. gastrocnemius, Funktionsprüfung, Abbildung **198**
M. glutaeus maximus, Funktionsprüfung, Abbildung
   186
– Parese, Abbildung **185**
M. glutaeus medius, Funktionsprüfung, Abbildung **184**
M. infraspinatus, Funktionsprüfung, Abbildung **96**
M. latissimus dorsi 101
– Funktionsprüfung, Abbildung **102**
M. palmaris brevis, Funktionsprüfung, Abbildung **137**
M. pectoralis, Agenesie, Abbildung **105**
M. pectoris major, Funktionsprüfung, Abbildung **104**
M. pronator teres, Funktionsprüfung, Abbildung **126**
M. quadriceps femoris, Parese, Abbildung **174**
M. rectus femoris, Funktionsprüfung, Abbildung **175**
M. sartorius, Funktionsprüfung, Abbildung **175**
M. semimembranosus, Funktionsprüfung, Abbildung
   189
M. semitendinosus, Funktionsprüfung, Abbildung **189**
M. serratus anterior, Funktionsprüfung, Abbildung **100**
M. sternocleidomastoideus, Funktionsprüfung,
   Abbildung **90**
M. subscapularis, Funktionsprüfung, Abbildung **98**
M. supraspinatus, Funktionsprüfung, Abbildung **96**
M. tibialis anterior, Funktionsprüfung, Abbildung **202**
M. tibialis posterior, Funktionsprüfung, Abbildung **198**
M. trapezius, Funktionsprüfung, Abbildung **90**
– Parese 90
– – Abbildung **90**
M. triceps brachii, Funktionsprüfung, Abbildung **115**
Magnetstimulation 13
Massen-Innervation 10
Mayer'scher Fingergrundgelenks-Reflex 4
Medianus-Parese siehe N. medianus
Meningeale Zysten 54
Meningeosis lymphomatosa, MRT, Abbildung **56**
Meningeosis neoplastica 54
Meningo-Radikulitis, Borreliose **56**
Meralgia paraesthetica **171**
Metamerie **28**
Metatarsalgia Morton **197**
Mm. fibulares, Funktionsprüfung, Abbildung **202**
Mm. interossei, Funktionsprüfung, Abbildung **139**
Mm. peronaei siehe Mm. fibulares
Mm. rhomboidei, Funktionsprüfung, Abbildung **94**
Mononeuropathia multiplex 21
Morbus Bechterew, Kauda-Syndrom 59
Morbus Hansen **20**
Morbus Recklinghausen, Abbildung **185**
– Neurinom, CT, Abbildung **185**

Morton-Metatarsalgie **197**
– Neurom, Abbildung **197**
Musculocutaneus-Parese siehe N. musculocutaneus
Muskeldefekte, kongenitale 88
Muskelfaszikulations-Syndrom, schmerzhaftes **87**
Muskeln, Aplasien 88
– Kontraktur, ischämische, Hand 145
Muskeltestung, Schema **2**
Myelopathie bei Zervikalspondylose **42**
– Zervikalspondylose, Abbildung **43**
Myofasziales Syndrom 61

N

N. accessorius **89**
– Anatomie, Abbildung **89**
– Läsion, Synopsis, Tabelle **92**
– Parese, Abbildung **91**
N. axillaris **105**
– Anatomie, Abbildung **106**
– Läsion, Synopsis, Tabelle **107**
– Parese, Abbildung **106**
N. cutaneus antebrachii lateralis **144**
N. cutaneus antebrachii medialis **144**
N. cutaneus antebrachii posterior **144**
N. cutaneus brachii lateralis **144**
N. cutaneus brachii medialis **144**
N. cutaneus femoris lateralis **170**
– Anatomie, Abbildung **170**
– Läsion, Synopsis, Tabelle **171**
– sensibles Versorgungsgebiet, Abbildung **170**
N. cutaneus femoris posterior **206**
N. digitalis dorsalis, Druckparese 119
N. dorsalis scapulae **94**
– Anatomie, Abbildung **94**
– Läsion, Synopsis, Tabelle **95**
N. femoralis **172**
– Anatomie, Abbildung **173**
– Läsion, Synopsis, Tabelle **176**
– Parese, Abbildung **174**
– – Genu recurvatum, Abbildung **175**
N. fibularis communis **199**
N. fibularis profundus 199
N. fibularis superficialis 199
N. fibularis, Anatomie, Abbildung **200**
– Läsion, Synopsis, Tabelle **190**
– Parese, Abbildung **201**
N. genitofemoralis **168**
– Anatomie, Abbildung **169**
– Läsion, Synopsis, Tabelle **169**
N. glutaeus inferior **184**
– Anatomie, Abbildung **182**
– Läsion, Synopsis, Tabelle **186**
N. glutaeus superior **181**
– Anatomie, Abbildung **182**
– Läsion, Synopsis, Tabelle **185**
N. iliohypogastricus **166**
– Anatomie, Abbildung **166**
– Läsion, Synopsis, Tabelle **167**
N. ilioinguinalis **167**
– Anatomie, Abbildung **166**
– Läsion, Abbildung **166**
– – Synopsis, Tabelle **167**

N. iliopubicus **166**
N. intercostobrachialis, Läsion 154
– Sensibilitätsausfall, Abbildung 154
N. interosseus anterior, Läsion 125
– Parese, Abbildung **125**
N. interosseus posterior, Läsion 119
N. ischiadicus **187**
– Anatomie, Abbildung **188**
– Neurinom, MRT, Abbildung **191**
– Spritzenlähmung **191**
– Läsion, Synopsis, Tabelle **190**
– Tumor, Abbildung **189**
N. medianus **120**
– Anatomie 120 ff.
– Druckschädigung, Oberarm 127
– Hand, Abbildung **136**
– Läsion, Synopsis, Tabelle **128**
– Parese, Daumenstellung, Abbildung **125**
N. musculocutaneus **108**
– Anatomie, Abbildung **109**
– Läsion, Synopsis, Tabelle **111**
– Parese, Abbildung **110**
N. obturatorius **178**
– Anatomie, Abbildung **179**
– Läsion, Synopsis, Tabelle **181**
N. peronaeus siehe N. fibularis
N. phrenicus **92**
– Läsion, Synopsis, Tabelle **93**
– Parese, Abbildung **93**
N. pudendus **203**
N. radialis **112**
– Anatomie, Abbildung **113**
– Läsion, Synopsis, Tabelle **116**
– Parese, Abbildung **114**
– Ramus profundus, Läsion 117
– – Läsion, Abbildung **118**
– Ramus superficialis, Läsion, Abbildung **119**
N. saphenus **177**
– Läsion, Abbildung **178**
N. subclavius **144**
N. subscapularis **98**
– Anatomie, Abbildung **98**
– Läsion, Synopsis, Tabelle **99**
N. suprascapularis **95**
– Anatomie, Abbildung **95**
– Läsion, Synopsis, Tabelle **97**
– Operationsbefund, Abbildung **97**
– Parese, Abbildung **96**
N. suralis **206**
N. thoracicus longus **99**
– Anatomie, Abbildung **99**
– Läsion, Synopsis, Tabelle **101**
– Parese, Abbildung **99**
N. thoracodorsalis **101**
– Anatomie, Abbildung **101**
– Läsion, Synopsis, Tabelle **103**
N. tibialis **193**
– Anatomie, Abbildung **194**
– Läsion, distale, Abbildung **196**
– Läsion, Synopsis, Tabelle **190**
N. ulnaris **133**
– Anatomie, Abbildung **134ff**
– Hand, Abbildung **136**
– Läsion, Synopsis, Tabelle **140**

– Luxation **141**
– – Abbildung **141**
– – Symptome, Tabelle **141**
– – Untersuchungstechnik, Abbildung **141**
– Parese, Abbildung **137**
– Pseudoneurom, Abbildung **142**
– Ramus profundus, Läsion, Abbildung **137**
– Spätparese 142
– Volarverlagerung, Abbildung **143**
Nasenstüber-Bewegung, Abbildung **139**
Nervensystem, vegetatives, Läsionen 8, **213**
Nervenwurzeln, einzelne, Schädigung, Abbildung **29**
– hypertrophische, Magnetresonanzbild **15**
– Läsion, Injektion 60
– – obere Extremität, Tabelle **71**
– Punktion 60
– Läsionen, Invaliditätsgrade **217**
– – Invaliditätsgrade, Tabelle **219**
Neuralgie 11
Neuralgische Schulteramyotrophie siehe Schulter-
    amyotrophie
Neurinom bei Morbus Recklinghausen, Abbildung **185**
– Sonogramm, Abbildung **14**
– Wurzel, Abbildung **53**
Neuritis 11
– lepröse 20
Neuroborreliose **20**
– Bauchdecken, Abbildung **153**
Neurom, schmerzhaftes **10**
Neuropathia patellae 178
Neuropathie 11
– hereditäre, Armplexus 85
– – Neigung zu Druckläsion 23
– multifokale, demyelinisierende 88
– thorako-abdominale, diabetische 154
Nicolau-Syndrom 18, **192**
– Abbildung **192**
Nn. digitales, Fuss 197
Nn. glutaei, Spritzenlähmung 186
Nn. intercostobrachiales **144**
Nn. thoracales **103**
– Anatomie, Abbildung **103**
– Läsion, Synopsis, Tabelle **104**
Non-Contact Injury 51
Notalgia paraesthetica **154**
– Abbildung **155**

━━ O ━━━━━━━━━━━━━━━━━━

Obturatorius-Neuralgie 180
Organe, Segmentbezug, Tabelle 155

━━ P ━━━━━━━━━━━━━━━━━━

Paget-von Schroetter-Syndrom **88**
Pancoast-Tumor **82**
– Abbildung **83**
Paralysie des amants 127
Paralysie des ivrognes 116
Paralysie du Paquetage 77
Parästhesien 11 f.
Parese, motorische **1**

– – Quantifizierung 1
Parkbanklähmung 116
Passage, kostoklavikuläre 69
Patellarsehnen-Reflex 5
Pathogenetische Mechanismen 16
Pektoralisatrophie, Abbildung **32**
Perineural-Zysten 54
Periphere Nerven, Abkühlung 22
– Computertomographie **14**
– Druckeinwirkung **16**
– Frostschaden 22
– Herpesviren 21
– Ischämie **19**
– Läsionen, erregerbedingte **20**
– – Invaliditätsgrade **217**
– – Physiotherapie **24**
– – Reizerscheinungen 9
– – Therapie **24**
– – Therapie, operative **24**
– – untere Extremitäten, Tabelle **208 ff.**
– Magnetresonanz-Tomographie **14**
– mechanische Einwirkung **16**
– obere Extremitäten, Lähmungen, Übersicht, Tabelle
    146 ff.
– pathogenetische Mechanismen **16**
– Schädigung, immunologischer 22
– Schädigung, strahlenbedingt **23**
– Schädigung, thermische 22
– Schmerzsyndrome, Tabelle **11**
– Schussverletzung 17
– Sonographie **14**
– Struktur, Abbildung **16**
– untere Extremitäten, Läsion **166**
– Zoster 21
– Zugwirkung 17
Peronäuslähmung siehe Fibularislähmung
Peronäusmuskel-Reflex 5
Phalen-Test **132**
Phantomglied 73
Phantomschmerz 12
– sekundärer 13
Phantomsensationen 12
Phrenicus-Parese siehe N. phrenicus
Piriformis-Syndrom **191**
Plantarflexoren, Funktionsprüfung, Abbildung **198**
Plexus brachialis, Abbildung **66 f.**
– Anatomie **64**
– Kompressionssyndrome **77**
– Läsion, Differenzialdiagnose 87
– – geburtstraumatische **76**
– – Herzoperation, Abbildung **75**
– – obere 70
– – obere, Abbildung **70**
– – traumatische **74**
– – untere **71**
– – untere, Abbildung **72**
– – vollständige, Abbildung **75**
– Läsionen **64**
– – Typen 70
– Neuritis, parainfektiöse 85
– Neuritis, postvakzinale 85
– – serogenetische 85
– Neuropathie, Heroin 85
Plexus brachialis, Parese, Lagerung 86

Plexus brachialis, Parese
– Läsion, vollständige 72
– – operativ 86
– – Punktion 87
– – Punktion, Abbildung **87**
– – radiogene **85**
– – radiogene, Abbildung **86**
– Schema, Abbildung **68**
– Tumoren **82**
– Variationen 69
Plexus cervicalis, Anatomie **65**
– – Abbildung **65**
– Läsionen **64**
Plexus ischiadicus 158
Plexus lumbalis, Läsionen 159
Plexus lumbosacralis **156**
– Abbildung **157**
– Claudicatio intermittens, Abbildung **164**
– Kompressions-Syndrome, Tabelle **162**
– Läsion, Abbildung **159**
– – heroinbedingt 163
– – ischämische 164
– – Ursachen 160
– – vaskulär, Abbildung **161**
– Neuritis 162
– Neuropathie, diabetische 163
– Parese, Hämatom, retroperitoneales, Abbildung **177**
– Strahlenschädigung 161
Plexus pudendus, Läsionen 159
Plexus sacralis 158
– Läsion, Sakrumfraktur, Abbildung **160**
– – 159
Polyradikulopathie, HIV-Infektion 58
Postproktektomie-Syndrom 160
Processus supracondylaris humeri 127
Pronator-teres-Syndrom 128
Pseudoneurom 142
Pseudoradikuläre Syndrome **61**
Pseudospondylolisthesis 51
Psoas-Abszess 163
– CT, Abbildung **163**
Punktionsschaden 17

Q

Quadriceps-femoris-Reflex 5

R

Radfahrer-Lähmung 132, 143
Radialis-Parese siehe N. radialis
Radiusperiost-Reflex 4
Recklinghausen-Krankheit siehe Morbus
    Recklinghausen
Rectus abdominis, Rhabdomyolyse 154
Referred-pain 155
Reflexe, Tabelle **4**
Reflexstörungen **1**
Regeneration, Abweichungen 9
Regenerationsneurom 10
Reithosenanästhesie 37
RET 23

Röntgenschaden **23**
– Plexus brachialis **85**
Rückenmark und Wirbelsäule, Abbildung **27**
Rucksack-Lähmung 77
Rumpfnerven, Anatomie 152
– Läsionen 152
– – Ursachen 153

S

S1-Läsion, Anatomie, Abbildung **36**
S1-Syndrom **36**, 39
Sakrumfrakturen 53
Saphenus-Neuropathie 178
Saturday night palsy **116**
Scapula alata, Abbildung **99 f.**
Schleudertrauma, Halswirbelsäule **51**
Schmerz, neurogener 11
– neuropathischer 11
– zentraler 11
Schmerzschwelle 11
Schmerzsyndrom, komplexes, regionales 12
Schmerzsyndrome 10
– irritative 11
– Tabelle **11**
Schmerztoleranz 11
Schulteramyotrophie, neuralgische **83**
– – beidseitige, Abbildung **84**
– – hereditäre 85
Schussverletzung 17
Schweißdrüsen-Innervation, Anatomie, Abbildung **213**
Schwurhand 124
– Abbildung **124**
Semitendinosus-Reflex 5
Sensibilität, Schema, Abbildung **6**
Sensibilitätsstörung **1**
– Quantifizierung 7
– Untersuchungsmethoden 6
Serratus-Parese, Abbildung **100**
Siebenmann-Syndrom, Abbildung **91**
Signe de Jeanne 138
– Abbildung **137**
Signe de la Chiquenaude 139
Skalenuslücke 69
– Abbildung **77**
Skapulo-humeral-Reflex 4
Slimmer's paralysis 203
Spätparese, N. ulnaris 142
Spinalkanal, lumbaler, enger **49**
– Anatomie, Abbildung **26**
– Läsionen **26**
Spondylolisthesis **50**
Spondylolyse **50**
Spondylose **40**
– zervikale, Myelopathie **42**
– – Radikulopathie 42
Spritzenlähmung, N. ischiadicus 191
– Nn. glutaei, 186
– Tabelle **18**
Steinträger-Lähmung 77
Steppergang 201
Struthers Ligament 127
Stumpfschmerz 13

Subscapularis-Parese siehe N. subscapularis
Supinator-Reflex 4
Supinator-Syndrom **117**
– Abbildung **118**
Suprascapularis-Parese siehe N. suprascapularis
Sympathikus-Grenzstrang, lumbaler, Läsion 160
Synästhesien 9
Syndrom der Loge von Guyon 143
Syndrom, kostoklavikuläres **81**
– myofasziales 61
– pseudoradikuläres **61**
Synovial-Zysten 54

T

Tarlov-Zysten 54
Tarsaltunnel-Syndrom, hinteres **196**
– – Abbildung **196**
– vorderes 201
– – Knochenszintigramm, Abbildung **201**
Tathered-Cord-Syndrom **60**
Teleskop-Effekt 12
Tendomyalgien 61
– Lokalisation, Abbildung 62
Tendomyosen 61
Th1-Läsion **34**
Thenar-Atrophie, Abbildung **131**
Thoracic-outlet-Syndrom **78**
Thoracicus longus, Parese siehe N. thoracicus longus
Thoracodorsalis-Parese siehe N. thoracodorsalis
Thorakale Wurzeln, Läsionen **33**
Tibialis-anterior-Reflex 5
Tibialis-anterior-Syndrom 207
– Abbildung **207**
Tibialis-posterior-Reflex 5
Tibialis-Loge, Anatomie, Abbildung **207**
Tinel-Hoffmann-Zeichen **9**
Tinel-Zeichen **9**
– Karpaltunnel-Syndrom 132
Toleranzdosis 85
Torticollis, akuter 41
TOS **78**
Trench Foot 22
Trendelenburg-Hinken, Abbildung **183**
Trendelenburg-Zeichen, Abbildung **185**
Triceps-surae-Reflex 5

Trigger-Punkte 61
Trizeps-Reflex 4
Trömner-Reflex 4
Trophik, Störung **8**
Truncus sympathicus, Abbildung **214**
Tumoren, spinale 53

U

Überlastungsbrachialgien 88
Ulnaris-Parese siehe N. ulnaris
Untersuchung, elektrophysiologische, Indikation 13
– klinische **1**

V

Vibrationsschaden 17
Volkmann-Kontraktur 128, **145**

W

Wartenberg-Syndrom 119
Wirbelkörper, Berstungsbruch, CT, Abbildung **53**
Wirbelsäule, Tumoren 53
Wurzelausriss 73
– MRT, Abbildung **73**
– Zeichen, Tabelle **73**
Wurzeln, thorakale **33**
Wurzelneurinom, Abbildung **53**
– MR, Abbildung **54**
Wurzelschädigung, zervikale, Spondylose 42
Wurzelschädigungen **26**
Wurzelsyndrome, Charakteristika **29**
– Synopsis, Tabelle **39**

Z

Zehenbeuger, Funktionsprüfung, Abbildung **198**
Zoster 21, **56**
Zoster, Abbildung **57**
Zugwirkung 17
Zwerchfell-Parese, Abbildung **93**